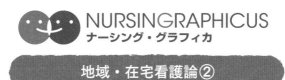

NURSINGRAPHICUS
ナーシング・グラフィカ

地域・在宅看護論②

在宅療養を支える技術

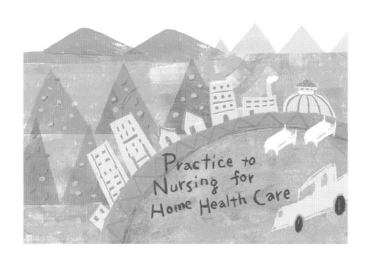

Practice to Nursing for Home Health Care

MC メディカ出版

「メディカAR」の使い方

「メディカ AR」アプリを起動し，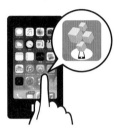マークのある図をスマートフォンやタブレット端末で映すと，飛び出す画像や動画，アニメーションを見ることができます．

アプリのインストール方法   で検索

お手元のスマートフォンやタブレットで，App Store（iOS）もしくは Google Play（Android）から，「メディカ AR」を検索し，インストールしてください（アプリは無料です）．

アプリの使い方

①「メディカAR」アプリを起動する

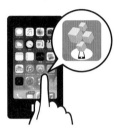

※カメラへのアクセスを求められたら，
「許可」または「OK」を選択してください．

②カメラモードで，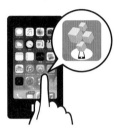マークがついている **図表全体** を映す

↓

コンテンツが表示される

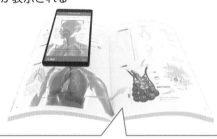

⭕ 正しい例　❌ 誤った例

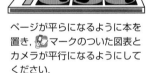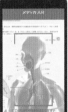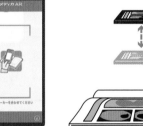

ページが平らになるように本を置き，マークのついた図表とカメラが平行になるようにしてください．

マークのついた図表全体を画面に収めてください．マークだけを映しても正しく再生されません．

読み取れないときは，カメラをマークのついた図表に近づけたり遠ざけたりしてください．

正しく再生されないときは
・連続してARコンテンツを再生しようとすると，正常に読み取れないことがあります．
・不具合が生じた場合は，一旦アプリを終了してください．
・アプリを終了しても不具合が解消されない場合は，端末を再起動してください．

※アプリを使用する際は，WiFi等，通信環境の整った場所でご利用ください．
※iOS，Android の機種が対象です．動作確認済みのバージョンについては，下記サイトでご確認ください．
※AR コンテンツの提供期間は，奥付にある最新の発行年月日から4年間です．

関連情報やお問い合わせ先等は，以下のサイトをご覧ください．
https://www.medica.co.jp/topcontents/ng_ar/

はじめに

　日本では，進展する高齢化の中，地域包括ケアシステムを基盤に，病院から暮らしの場へ，生活を重視した地域完結型の医療へと，在宅ケアが推進されています．

　2022（令和4）年度の看護基礎教育カリキュラム改正では，「在宅看護論」が「地域・在宅看護論」へ名称変更されました．看護職には，人々の生活を支える看護特有の視点を前提に，予防から医療ケア，療養生活支援などに至るまで看護サービスを提供するとともに，地域包括ケアシステムの一員として，多岐にわたる役割がますます期待されています．

　このような背景から，本書は，生活モデルかつ地域完結型を見据えた，次世代の看護職の育成に役立てられるよう，地域・在宅看護実践ならではの技術に焦点を当てたものとなっています．

　第2版では，時代の動向を見据え，次の点をさらに充実させました．

・1〜4章では，自立支援やリスクマネジメントを目的とした地域・在宅看護実践ならではの看護技術を取り上げています．

・5章では，これからの看護に欠かせない健康危機管理（感染症・災害対策）における，在宅療養者やその家族への対応，看護職自身の安全確保，事業継続のための方略，健康危機発生時に看護職に期待される役割を盛り込みました．

・6章では，地域の生活の中で看護を必要とする多様な事例を紹介し，支援の実際をイメージしやすいようにしています．

・7章では，学習の総まとめができるよう演習の例を紹介しました．

　さらに，将来の看護実践への視野を広げる手掛かりとしてのコラム，ナーシング・グラフィカシリーズ他巻へのリンクやARを掲載していますので，授業はもちろん，自己学習や実習でも大いに活用してください．

　地域・在宅看護論を学ぶ看護学生や，地域で生活・療養する方々への支援に携わる看護職の方々が，社会や時代の変化に柔軟に対応しながら，多様な看護の場において，看護職ならではの役割や機能を発揮できる一助となれば幸いです．

編者一同

読者の自己学習を促す構成とし，必要最低限の知識を簡潔明瞭に記述しました．
全ページカラーで図表を多く配置し，視覚的に理解しやすいよう工夫しました．

学習目標

各章のはじめに学習目標を記載．ここで何を学ぶのか，何を理解すればよいのかを明示
し，主体的な学習のきっかけをつくります．

リンク G

関連の深いナーシング・グラフィカシリーズの他巻を挙げています．一緒に学ぶと理解が
深まり，より高い学習効果が得られます．

用語解説 *

本文に出てくる*のついた用語について解説し，本文の理解を助けます．

plus α

知っておくとよい関連事項についてまとめています．

このマークのある図表や写真に，「メディカAR」アプリ（無料）をインストールした
スマートフォンやタブレット端末をかざすと，関連する動画や画像を見ることができます
（詳しくはp.2「メディカAR」の使い方をご覧ください）．

重要用語

これだけは覚えておいてほしい用語を記載しました．学内でのテストの前や国家試験に
むけて，ポイント学習のキーワードとして役立ててください．

学習達成チェック

理解したことをどのように活用できればよいのかを明示しています．学んだことを看護実
践に結びつけていく上で役立ててください．

◆ 学習参考文献

本書の内容をさらに詳しく調べたい読者のために，読んでほしい文献や関連ウェブサイト
を紹介しました．

看護師国家試験出題基準対照表

看護師国家試験出題基準（令和5年版）と本書の内容の対照表を掲載しました．国家試験
に即した学習に活用してください．

Contents

在宅療養を支える技術

* 地域で生きる〜働く場所〜〈動画〉 ………… 231
* やってみよう! 訪問看護演習〈動画〉……… 262
＊ 複数ページで同一のコンテンツが表示されます.

はじめに ………………………………………… 3
本書の特徴 ……………………………………… 5

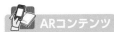
ARコンテンツ

「メディカAR」の使い方はp.2をご覧ください.
* 訪問の準備〈動画〉………………………… 20
* 文字盤を使ったコミュニケーション〈動画〉… 37
* 意思伝達装置〈動画〉……………………… 37
* IT機器の活用〈動画〉……………………… 38
* 呼吸音の聴取部位〈アニメーション〉………… 43
* 肺(呼吸器系)の打診〈動画〉……………… 44
* 遠隔看護─テレナーシング〈動画〉………… 45
* 住環境〈動画〉……………………………… 47
* 生活リハビリテーション〈動画〉…………… 51
* 感染予防〈動画〉…………………………… 56
* 新型コロナウイルス感染症蔓延時の訪問看護
　〈動画〉……………………………………… 59
* 部分浴〈動画〉……………………………… 86
* 洗髪方法の一例〈動画〉…………………… 86
* 関節可動域訓練(ROM訓練)〈動画〉……… 90
* 移動に関わる機能のアセスメント〈動画〉…… 90
* スライディングシートの活用〈動画〉……… 92
* グローブの利用〈動画〉…………………… 92
* 体位排痰法〈動画〉………………………… 121
* スクイージング〈動画〉…………………… 122
* 気管カニューレの交換〈動画〉…………… 126
* 酸素供給装置〈動画〉……………………… 129
* NPPVマスクの着け方〈動画〉…………… 133
* 膀胱留置カテーテルの管理〈動画〉……… 140
* ストーマ装具の交換〈動画〉……………… 144
* 経鼻経管栄養〈動画〉……………………… 148
* 胃瘻〈動画〉………………………………… 149
* 注入の手順〈動画〉………………………… 153
* 褥瘡の実際〈動画〉………………………… 157
* 褥瘡処置の手順〈動画〉…………………… 158
* 正しい靴の履き方〈動画〉………………… 163
* 血糖自己測定〈動画〉……………………… 168
* インスリン自己注射〈動画〉＊ ………… 169, 205
* CAPDバッグの交換〈動画〉……………… 173
* オピオイド(医療用麻薬)の服薬指導〈動画〉… 178
* レスキュー・ドーズの投与方法〈動画〉…… 179
* 補完代替療法〈動画〉……………………… 180
* 在宅療養における災害対策〈動画〉………… 188
* 地域包括ケアシステムにおける災害対策〈動画〉
　……………………………………………… 193
* ALS療養者からのメッセージ〈動画〉……… 220

1　訪問看護技術

1 家庭訪問・初回訪問……………………… 18
　1　家庭訪問の意義・目的　18
　2　訪問看護導入時の療養者と家族　18
　3　初回訪問の目的と配慮　18
　4　療養方針の明確化　19
　5　訪問の手順と倫理・心構え　19
　■1　訪問の手順　**AR**　19
　■2　倫理と心構え　20
　■3　リスクマネジメント　21
　6　学生実習における同行訪問　21
　■1　学生の基本的姿勢・態度　21
　■2　情報収集のポイント　22
2 在宅療養における看護過程の展開技術…… 22
　1　在宅療養における看護過程の特徴　22
　■1　療養者・家族の生き方や思いに応じてゴールを
　　　設定し適宜見直す　22
　■2　療養者の生活の場に合わせて医療ケアを展開す
　　　る　22
　■3　療養生活の要となる家族成員をケアする　23
　■4　療養環境や周囲の人々との関係性を把握する　23
　■5　経済力や価値観に応じて社会資源を活用する　23
　2　在宅におけるヘルスアセスメント　23
　■1　在宅におけるヘルスアセスメントとは　23
　■2　在宅におけるヘルスアセスメントの基本　24
　3　情報収集の項目とアセスメントのポイント　24
　■1　ICFを用いた情報の統合　25
　■2　図を用いた情報の統合　28
　4　在宅療養における看護過程の展開のポイン
　　ト　28
　■1　ゴール設定における優先順位のポイント　28
　■2　計画立案におけるポイント　30
　■3　評価の項目とポイント　30

2 在宅療養生活を支える基本的な技術

1 コミュニケーション ··· 34
  1 在宅療養を支えるコミュニケーションの基本 34
  1 療養者・家族とのコミュニケーション 34
  2 組織内のコミュニケーション 34
  3 多職種チームのコミュニケーション 34
  2 コミュニケーション障害と支援 35
  1 コミュニケーション障害の種類と原因 35
  2 コミュニケーション障害の意味と支援の目的 35
  3 コミュニケーション障害者支援におけるチーム連携 36
  3 コミュニケーション障害のある療養者の特徴と支援のポイント **AR** 36
2 在宅におけるアセスメント技術 ················ 41
  1 ヘルスアセスメントの基本 41
  2 生活からみるヘルスアセスメント 42
  3 身体状態のアセスメント **AR** 43
3 環境整備 ··· 46
  1 在宅療養環境の基本 46
  2 療養環境が引き起こす障害の予防 46
  3 居住環境のアセスメント 46
  4 住環境整備 **AR** 47
  5 福祉用具 49
  6 環境整備に活用できる社会資源 49
  1 介護保険制度 49
  2 障害者総合支援法 50
  3 その他の給付制度 50
  4 多職種連携 50
4 生活リハビリテーション ························· 50
  1 生活リハビリテーションの基本 50
  1 生活リハビリテーションとは 50
  2 在宅療養における生活リハビリテーションとその対象 **AR** 50
  3 在宅療養での生活リハビリテーションの目的・適応 51
  2 障害や状態に応じた生活リハビリテーション 52
  3 在宅移行に向けての環境整備 53
5 感染予防 ··· 54
  1 在宅における感染防止の基本 54
  2 日常的なケア（平常時） 54
  1 療養者の体調管理 54
  2 スタンダードプリコーション（標準予防策） 54
  3 家族への指導 55
  4 訪問看護師などの健康管理 55
  5 環境整備および医療器具の清潔保持 55
  6 感染性廃棄物の取り扱い **AR** 55
  3 療養者に感染症が発症した場合の対応 57
  1 初期症状の早期発見から速やかに医療につなげる 57
  2 療養者が利用しているサービスの関係職種・機関への指導 57
  3 感染症を発症した療養者への訪問看護 **AR** 57
  4 感染症流行期・地域における訪問看護 59
6 ターミナルケア ··· 60
  1 ターミナルケアの基本 60
  2 症状マネジメント 60
  3 生活環境の整備 61
  4 医療・介護チームの連携 61
  1 療養者・家族の意思決定を支援する 61
  2 看取りの援助と調整を行う 61
  3 介護職に身体状況の変化に応じた対応を伝える 62
  4 主治医や訪問看護師に家族がいつでも連絡できるようにする 62
  5 エンゼルケアを家族のケアの場にする 62
  5 家族へのケア 62
  6 自然死を迎える療養者へのケア 63
  7 悪性新生物（がん）により死を迎える療養者へのケア 63

3 日常生活を支える看護技術

1 食生活 ··· 70
  1 在宅療養の場における食生活の特徴 70
  2 食に関する包括的アセスメント 70
  3 援助の技術と実際 73
  4 トラブル時の対応 75
  5 社会資源の活用 77
  1 食支援における地域連携 77
  2 食事内容の選択，食材の調達の方法に関する援助 77
2 排　泄 ··· 78
  1 在宅療養の場における排泄の基本 78

　　2 排泄のアセスメント・78
　　3 排泄援助の技術と実際・80
　　4 社会資源の活用と調整・83
　　1 公費の助成・83
　　2 排泄環境の整備・83
　3 清　潔 ……………………………… 84
　　1 在宅療養の場における清潔の特徴・84
　　1 清潔の援助方法と自立支援・85
　　2 清潔のアセスメント・85
　　3 清潔ケアの技術と実際 **AR**・86
　　4 社会資源と多職種連携・87
　4 肢位の保持と移動 …………………… 88
　　1 在宅における移動と肢位の保持の重要性・88
　　2 移動能力に関わる身体機能のアセスメント **AR**・88
　　3 肢位の保持と移動の実際・91
　　4 家族への支援 **AR**・91
　　5 多職種との連携・92
　5 呼　吸 ……………………………… 93
　　1 在宅療養の場における呼吸ケアの特徴・93
　　2 呼吸に関するアセスメント・93
　　3 呼吸ケアの実際・94
　6 睡　眠 ……………………………… 96
　　1 在宅療養の場における睡眠の特徴・96
　　2 睡眠のアセスメント・96
　　3 睡眠援助の技術と実際・98

4 療養を支える看護技術（医療ケア）

　1 医療ケアの原理原則 ……………… 106
　　1 意義・目的（医療ケアの対象者と自立支援）・106
　　2 観察とアセスメント・106
　　3 リスクマネジメント（トラブルや合併症の予防と対応）・106
　　4 在宅療養者と家族のセルフマネジメント力の維持・向上のための支援・107
　　5 多機関・多職種との連携・107
　　6 資材の調達と管理・107
　　7 社会資源の活用・調整・108
　2 薬物療法 …………………………… 108
　　1 在宅における薬物療法の意義・目的・108
　　2 薬物療法におけるアセスメント・109
　　3 薬物療法における援助の実際・110

　　4 在宅療養の場で生じる薬物療法に関するトラブル・111
　　5 療養者・家族への支援・112
　　6 多職種との連携・社会資源の活用・112
　　1 多職種との連携・112
　　2 社会資源の活用・112
　3 がん外来化学療法 ………………… 113
　　1 がん外来化学療法の目的と対象者・113
　　2 がん外来化学療法におけるアセスメント・114
　　3 リスクマネジメント・115
　　4 外来通院中の在宅療養者に対する援助・115
　　5 社会資源の活用・調整・116
　　1 外来における院内連携・116
　　2 外来と地域との連携・116
　　3 制度の利用・116
　4 排痰ケア …………………………… 117
　　1 在宅における排痰ケアの意義・目的と対象者・117
　　2 排痰ケアにおけるアセスメント・118
　　3 援助の実際 **AR**・120
　　4 排痰ケアで生じやすい合併症・トラブル・123
　　5 療養者・家族への支援・123
　　6 多職種との連携・123
　5 気管カニューレ管理 ……………… 123
　　1 在宅における気管カニューレ管理の意義・目的と対象者・123
　　2 気管カニューレ管理におけるアセスメント・124
　　3 気管カニューレ管理における援助の実際 **AR**・125
　　4 療養者・家族への支援・127
　6 在宅酸素療法（HOT）……………… 127
　　1 在宅酸素療法の意義・目的と対象者・127
　　2 在宅酸素療法におけるアセスメント・128
　　3 在宅酸素療法の実際 **AR**・128
　　4 安全管理と援助・130
　　5 社会資源の活用・調整・130
　7 在宅人工呼吸療法（HMV）：非侵襲的陽圧換気療法（NPPV）………… 132
　　1 在宅における非侵襲的陽圧換気療法の意義・目的・132
　　2 非侵襲的陽圧換気療法におけるアセスメント・133
　　3 リスクマネジメント **AR**・133

　　4 在宅における安全管理と援助　134

　　5 療養者・家族への支援　134

　　6 社会資源の活用・調整　134

8 在宅人工呼吸療法（HMV）：気管切開下間欠的陽圧換気療法（TPPV）　135

　　1 気管切開下間欠的陽圧換気療法の意義・目的　135

　　2 気管切開下間欠的陽圧換気療法におけるアセスメント　135

　　3 リスクマネジメント　135

　　4 在宅における安全管理と援助　136

　　5 療養者・家族への支援　136

　　6 社会資源の活用・調整　137

9 排尿ケア　137

　　1 在宅における排尿ケアの意義・目的　137

　　2 排尿ケアにおけるアセスメント　137

　　3 リスクマネジメント　138

　　4 在宅における安全管理と援助　**AR**　139

　　5 療養者・家族への支援　141

　　6 社会資源の活用・調整　141

10 ストーマ管理　142

　　1 在宅におけるストーマ管理の意義・目的　142

　　2 ストーマ管理におけるアセスメント　142

　　3 リスクマネジメント　143

　　4 援助の実際　**AR**　143

　　5 療養者・家族への支援　144

　　6 社会資源の活用・調整　145

　　1 多職種との連携　145

　　2 資材の調達と管理　145

　　3 制度の利用　145

11 在宅経管栄養法（HEN）　145

　　1 在宅における経管栄養法の意義・目的と対象者　146

　　2 経管栄養法におけるアセスメント　146

　　3 リスクマネジメント　146

　　4 援助の実際　**AR**　147

　　5 療養者・家族への支援　149

　　6 社会資源の活用・調整　150

12 輸液管理（在宅中心静脈栄養法，末梢静脈栄養法）　150

　　1 在宅における輸液管理の意義・目的と対象者　151

　　2 輸液管理におけるアセスメント　151

　　3 リスクマネジメント　151

　　4 援助の実際　**AR**　152

　　5 療養者・家族への支援　154

　　6 社会資源の活用・調整　155

13 褥瘡管理　155

　　1 在宅における褥瘡ケアの意義・目的　155

　　2 褥瘡発生のリスクアセスメントと予防　156

　　3 リスクマネジメント　157

　　4 援助の実際（褥瘡のアセスメントと処置）　**AR**　157

　　5 療養者・家族への支援　159

　　6 多職種との連携　159

14 足病変のケア　159

　　1 足病変のケアの意義・目的と対象者　159

　　2 足病変のアセスメント　160

　　3 リスクマネジメント　161

　　4 援助の実際　**AR**　162

　　5 療養者・家族への支援　165

　　6 社会資源の活用・調整　165

　　1 多職種との連携　165

　　2 制度　165

15 インスリン自己注射　165

　　1 在宅におけるインスリン自己注射の意義・目的と対象者　165

　　2 インスリン自己注射におけるアセスメント　166

　　3 インスリン自己注射における援助の実際　**AR**　167

　　4 インスリン自己注射に生じやすいトラブル・対処　169

　　5 療養者・家族への支援　170

　　6 社会資源の活用・調整　170

　　1 多職種連携　170

　　2 医療資材の管理　170

　　3 患者会・家族会　170

16 在宅CAPD管理　171

　　1 在宅におけるCAPD管理の意義・目的と対象者　171

　　2 在宅CAPD管理におけるアセスメント　171

　　3 リスクマネジメント　172

　　4 援助の実際　**AR**　173

　　5 療養者・家族への支援　174

　　6 社会資源の活用・調整　175

　　1 多職種との連携　175

　　2 資材の調達と管理　175

　　3 制度・社会資源の活用　175

17 疼痛管理 ･･････････････････････････････ 175
　　1 在宅療養における疼痛管理の意義・目的と
　　　　対象者　176
　　2 疼痛管理におけるアセスメント　176
　　3 疼痛マネジメント　AR　177
　　4 援助の実際　AR　178
　　5 療養者・家族への支援　179
　　6 社会資源の活用・調整　179
　　1 資材の調達と管理　179
　　2 多職種連携と制度　179
　　7 補完代替療法の活用　AR　180

　5　在宅療養を支える健康危機・災害対策

1 在宅療養における健康危機・災害対策 ･････ 188
　　1 健康危機・災害対策に関わる施策・制度
　　　　188
　　2 在宅療養における健康危機・災害対策の必
　　　　要性　AR　188
　　3 災害サイクルと在宅療養者支援　189
**2 地域包括ケアシステムにおける健康危機・
　災害対策** ････････････････････････････････ 193
　　1 地域包括ケアシステムによる健康危機・
　　　　災害対策と連携　AR　193
　　2 訪問看護ステーションにおける健康危機・
　　　　災害対策と対応　193
3 訪問看護師による健康危機・災害時対応
　　･･ 194
　　1 訪問看護師による対応技術　194
　　1 アウトリーチ　194
　　2 日ごろからの多職種連携　195
　　3 物がない中での工夫による看護の実践　195
　　4 災害前看護の実践　195
　　2 訪問看護事業所における災害時の事業継続
　　　　計画（BCP）　195
　　1 BCPとは　195
　　2 訪問看護事業所における災害時のBCP　196
　　3 訪問看護における災害別の特徴と対応　196
　　4 訪問看護師の対応の実際　196
　　1 新型コロナウイルス感染症への訪問看護の対応
　　　　196

　6　事例で学ぶ在宅看護の技術

**1 在宅での自己管理を続けている独居の糖尿病
　療養者** ････････････････････････････････････ 204
　　1 Aさんの状況　AR　204
　　　　問1－1（インスリン自己注射を継続するため
　　　　　　の社会資源）　205
　　　　問1－2（自宅内で生じるリスクの高い事故）
　　　　　　205
　　2 初回訪問後3カ月の状況　205
　　　　問1－3（介護保険を利用できる条件）　206
　　　　問1－4（介護保険認定の申請先）　206
　　　　問1－5（在宅療養者・家族への防災対策の指導）
　　　　　　206
　　　　問1－6（シックデイ対策の指導）　206
2 在宅で老老介護を開始する高齢の療養者
　　･･ 206
　　1 退院前のBさんの状況（試験外泊）　206
　　　　問2－1（ADL・IADLの評価ツール）　208
　　　　問2－2（介護力のアセスメント）　208
　　　　問2－3（ケアプランの立案）　208
　　2 退院後3カ月の状況　208
　　　　問2－4（摂食嚥下リハビリテーションの訪問
　　　　　　看護計画）　209
　　　　問2－5（介護負担軽減のための支援）　209
　　　　問2－6（サ高住）　209
3 被虐待が疑われる認知症高齢者 ･･･････････ 210
　　1 Cさんの情報（初回訪問）　210
　　　　問3－1（認知症療養者の訪問看護計画の立案）
　　　　　　211
　　　　問3－2（訪問看護計画の伝達）　211
　　2 初回訪問6カ月の状況　211
　　　　問3－3（在宅療養継続のための療養者の健康
　　　　　　危機管理）　212
　　　　問3－4（地域ケア会議のメンバー）　212
　　　　問3－5（在宅療養のための家族支援）　212
**4 在宅での生活を希望する脳梗塞後遺症のある
　高齢者** ････････････････････････････････････ 213
　　1 退院前のDさんの状況　213
　　　　問4－1（障害高齢者の日常生活自立度判定基準）
　　　　　　214
　　　　問4－2（退院支援看護師の役割）　214
　　　　問4－3（試験外泊）　214
　　　　問4－4（退院後に導入するサービス）　214

2 退院後１週間の状況・214
　問4-5（生活空間の調整）・215
　問4-6（1）（看護計画の立案）・215
　問4-6（2）（サービスの導入と目的）・215

**5 最期まで自宅で過ごしたいターミナル期の
がん療養者**・・・・・・・・・・・・・216
1 緊急入院～退院まで・216
　問5-1（がん患者の在宅療養移行への条件）
　・217
　問5-2（在宅療養で利用できる制度や社会資源）
　・217
　問5-3（退院移行期のケアプランの立案）
　・217
2 退院後６カ月の状況・218
　問5-4（悲嘆のプロセスとそのケア）・219
　問5-5（補完代替療法）・219
　問5-6（臨死期のケア）・219

**6 在宅での生活に不安を抱きつつ退院する
ALS療養者**・・・・・・・・・・・・・220
1 Ｆさんの情報 AR ・220
　問6-1（合同カンファレンスの目的，メンバー）
　・221
　問6-2（在宅療養で利用可能な制度）・221
2 在宅療養移行期の状況・222
　問6-3（介護負担の軽減と支援）・223
　問6-4（人工呼吸器装着者の災害対応）・223

7 事故により中途障害者となった成人男性
・・・・・・・・・・・・・・・・・・・224
1 Ｇさんの情報・224
　問7-1（福祉サービスの根拠法と申請窓口）
　・226
　問7-2（1）（脊髄損傷者の排尿ケア／看護の
　ポイント）・226
　問7-2（2）（脊髄損傷者の排便ケア／看護の
　ポイント）・226
2 １人暮らし開始後２カ月の状況・226
　問7-3（うつ熱・熱中症の予防／看護のポイ
　ント）・227
　問7-4（褥瘡の予防／看護のポイント）・227
3 緊急携帯への連絡・227
　問7-5（自律神経過反射のケア／看護のポイ
　ント）・228

8 在宅での生活を希望する精神障害者・・・228
1 Ｈさんの情報・229

問8-1（退院前指導で訪問する目的）・230
問8-2（1）（精神障害者保健福祉手帳の利用）
　・230
問8-2（2）（障害者総合支援法の利用）・230
問8-2（3）（障害年金の利用）・230
2 退院後４カ月の状況 AR ・230
　問8-3（訪問看護目標・計画）・231
　問8-4（Ｈさんに適したサービス）・231
　問8-5（療養者の自立支援とQOLの維持・向
　上のための在宅療養支援）・231

9 地域で生活する重症心身障害児・・・・・・232
1 Ｉちゃんの状況・232
　問9-1（在宅療養する小児の訪問看護）・234
　問9-2（療養者の自立支援とQOLの維持・向
　上のための在宅療養支援）・234
　問9-3（1）（在宅療養継続のための療養者の
　健康危機管理）・234
　問9-3（2）（重症心身障害児の呼吸ケア／人
　工呼吸器管理）・234
　問9-4（重症心身障害児の経管栄養とケア）
　・234
2 退院後１カ月の状況・234
　問9-5（訪問学級）・235
　問9-6（在宅療養継続のための家族支援）
　・235
3 放課後等デイサービスの利用・236

10 誤嚥性肺炎を生じた超高齢者・・・・・・・236
1 Ｊさんの状況・236
　問10-1（緊急性と重症度を考えるポイント）
　・237
2 誤嚥性肺炎の診断後・237
　問10-2（特別訪問看護指示書）・237
　問10-3（超高齢者における急性症状の対処）
　・237

11 回復期にある高次脳機能障害療養者・・・・238
1 退院前合同カンファレンスの実施・238
　問11-1（退院前合同カンファレンス）・238
2 合同カンファレンス後・238
　問11-2（高次脳機能障害の症状）・239
　問11-3（在宅療養での高次脳機能障害の支援）
　・239

12 独居で終末期を迎える療養者・・・・・・・239
1 Ｌさんの状況・239

問12−1（ターミナル期に生じやすい身体症状）
　　　　240
　2　ターミナル期　240
　　　問12−2（サービス担当者会議）　241
　3　Lさんの看取り　241
　　　問12−3（在宅看取りの場合の死亡診断）　241
13 マルトリートメントが疑われる
**　医療的ケア児**……………………………… 242
　1　Mちゃんの状況　242
　　　問13−1（医療的ケア児の定義）　242
　2　訪問看護開始後1カ月　243
　　　問13−2（児童虐待のリスク要因）　243
　　　問13−3（児童虐待が疑われる事例の相談窓口）
　　　　243

■ 設問解答・解説……………………………… 244
　1　在宅での自己管理を続けている独居の糖尿病
　　療養者　244
　2　在宅で老老介護を開始する高齢の療養者　245
　3　被虐待が疑われる認知症高齢者　246
　4　在宅での生活を希望する脳梗塞後遺症のある
　　高齢者　247
　5　最期まで自宅で過ごしたいターミナル期の
　　がん療養者　248
　6　在宅での生活に不安を抱きつつ退院する
　　ALS療養者　249
　7　事故により中途障害者となった成人男性
　　　250
　8　在宅での生活を希望する精神障害者　251
　9　地域で生活する重症心身障害児　252
　10　誤嚥性肺炎を生じた超高齢者　254
　11　回復期にある高次脳機能障害療養者　254
　12　独居で終末期を迎える療養者　255
　13　マルトリートメントが疑われる医療的ケア
　　児　255

7 やってみよう！ 訪問看護演習

　1　演習Ⅰ　テーマ：初回訪問　AR　262
　1 学習目標　263
　2 行動目標　263
　3 学習方法　264
　2　演習Ⅱ　訪問看護における医療保険と介護
　　保険の調整　265
　3　演習Ⅲ　テーマ：在宅看護過程　267

　1 学習目標　267
　2 行動目標　267
　3 学習方法　267
　4　演習Ⅳ　テーマ：ケアマネジメント（サー
　　ビスの調整）　268
　1 学習目標　268
　2 行動目標　268
　3 学習方法　268

コラム
　● ユマニチュード　38
　● ICTを活用したヘルスモニタリング　AR　45
　● 認知行動療法を応用したリハビリテーション　53
　● ロボット技術開発がもたらす在宅療養支援の未
　　来　67
　● ノーリフト　102
　● 3.11の経験から地域ネットワークのありかたを
　　振り返る　200
　● 熊本地震と在宅療養者支援　202

看護師国家試験出題基準（令和5年版）対照表
……………………………………………… 272

索引 ……………………………………………… 278

■本書で使用する単位について
　本書では，国際単位系（SI単位系）を表記の基本としています．
　本書に出てくる単位記号と単位の名称は次の通りです．

cm	：センチメートル	L	：リットル
m	：メートル	m²	：平方メートル
g	：グラム	kcal	：キロカロリー
kg	：キログラム	mmHg	：水銀柱ミリメートル
℃	：セルシウス度	cmH₂O	：水柱センチメートル
mL	：ミリリットル	Torr	：トル
dL	：デシリットル	MPa	：メガパスカル

地域・在宅看護論① 地域療養を支えるケア Contents

1章 地域・在宅看護の概念

1 地域と生活
2 地域・在宅看護の背景
3 地域・在宅看護の基盤
4 地域療養を支える在宅看護の役割・機能
5 地域・在宅看護を展開するための基本理念
6 地域・在宅看護における倫理

2章 在宅療養者と家族の支援

1 地域・在宅看護の対象者
2 在宅看護の対象者と在宅療養の成立要件
3 在宅療養の場における家族のとらえ方
4 在宅療養者の家族への看護
5 事例：療養者と家族へのケア
　　― 腹膜透析の独居療養者

**3章 地域包括ケアシステムと
　　多様な生活の場における看護**

1 地域アセスメント
2 地域包括ケアシステム
3 療養の場の移行に伴う看護
4 地域包括ケアシステムにおける多職種・
　　多機関連携
5 在宅看護におけるケースマネジメント／
　　ケアマネジメント
6 事例：地域の課題解決に発展したケース

4章 地域療養を支える制度

1 社会資源の活用
2 医療保険制度
3 後期高齢者医療制度
4 介護保険制度
5 生活保護制度
6 障害者に関連する法律
7 難病法
8 子どもの在宅療養を支える制度と社会資源
9 在宅療養者の権利を擁護する制度と社会資源
10 高齢者施策
11 事例：パーキンソン病患者の在宅復帰に
　　向けた支援

5章 在宅療養を支える訪問看護

1 訪問看護の特徴
2 在宅ケアを支える訪問看護ステーション
3 訪問看護サービスの展開
4 訪問看護の記録
5 事例：療養場所の移行や病状の変化に
　　応じた訪問看護

6章 在宅看護における安全と健康危機管理

1 在宅看護における危機管理
2 日常生活における安全管理
3 災害時における在宅療養者と
　　家族の健康危機管理
4 事例：ALSの在宅療養者と災害対策

7章 在宅における援助技術

1 生活ケアと医療的ケア
2 生活ケアの援助技術
3 医療的ケアの援助技術

8章 地域・在宅看護の動向と今後の発展

1 在宅看護の先駆的取り組み
2 これからの地域・在宅看護の発展に向けて

編集・執筆

■ 編 集

臺　有桂　　だい ゆか　　神奈川県立保健福祉大学保健福祉学部看護学科教授

石田　千絵　　いしだ ちえ　　日本赤十字看護大学看護学部看護学科教授

山下留理子　　やました るりこ　　徳島大学大学院医歯薬学研究部看護リカレント教育センター特任教授

■ 執 筆（掲載順）

石田　千絵　　いしだ ちえ　　日本赤十字看護大学看護学部看護学科教授
　……1章1・2節1・3・4項，2章1・5節，4章1・17節，5章1・2節，6章6節，7章

多江　和晃　　たえ かずあき　　LE.O.VE（リオーブ）株式会社代表取締役／
LE 在宅・施設 訪問看護リハビリステーション運営 ……1章1節

石村　珠美　　いしむら たまみ　　東京医科大学医学部看護学科非常勤講師 ……1章2節2項，2章2節1～3項1

仁科恵美子　　にしな えみこ　　特定非営利活動法人ICT救助隊理事 ……2章1節

盛　真知子　　もり まちこ　　看護師・IGM認定ユマニチュードインストラクター ……コラム：ユマニチュード

臺　有桂　　だい ゆか　　神奈川県立保健福祉大学保健福祉学部看護学科教授 ……2章2節3項2，コラム：
ICTを活用したヘルスモニタリング，2章3・5節，6章1・2・10～13節，7章

山下留理子　　やました るりこ　　徳島大学大学院医歯薬学研究部看護リカレント教育センター特任教授 ……2章4節，
コラム：認知行動療法を応用したリハビリテーション・ロボット技術開発がもたらす在宅
療養支援の未来，3章4節，4章2・4節，6章3・8節

服部　絵美　　はっとり えみ　　株式会社ケアーズ白十字訪問看護ステーション所長 ……2章6節，6章4節

小山　珠美　　こやま たまみ　　特定非営利活動法人口から食べる幸せを守る会®理事長，JA神奈川県厚生連伊勢原
協同病院摂食機能療法室 ……3章1節

清水　信輔　　しみず しんすけ　　共立女子大学看護学部専任講師 ……3章2節

杉原　和子　　すぎはら かずこ　　株式会社日本在宅ケア教育研究所／あいの風ナースステーション光が丘事業所統括管
理者 ……3章3節

町田　和　　まちだ のどか　　元 国際医療福祉大学成田保健医療学部理学療法学科講師 ……3章4節

松下　恭子　　まつした やすこ　　徳島大学大学院医歯薬学研究部地域看護学分野准教授 ……3章5節

佐藤　潤　　さとう じゅん　　元 東京医療保健大学東が丘看護学部看護学科准教授 ……3章6節

保田　淳子　　やすだ じゅんこ　　一般社団法人日本ノーリフト協会代表理事 ……コラム：ノーリフト

薬袋　淳子　　みない じゅんこ　　岐阜医療科学大学・大学院看護学部看護学科学部長・教授 ……4章3節

宮川　哲夫　　みやがわ てつお　　高知リハビリテーション専門職大学学長・理学療法学専攻教授 ……4章4節

山田　智美　やまだ ともみ　元 国際医療福祉大学小田原保健医療学部看護学科准教授 …… 4章5節

谷山　牧　たにやま まき　国際医療福祉大学小田原保健医療学部看護学科教授 …… 4章6・7節

舩戸　恵子　ふなと けいこ　岐阜医療科学大学・大学院看護学部看護学科在宅領域教授 …… 4章8節

今福　恵子　いまふく けいこ　関西国際大学保健医療学部看護学科地域・在宅看護学准教授 …… 4章9・12節

中村　菊乃　なかむら きくの　前 訪問看護ステーションルピナス所長 …… 4章10節

飯島　美佳　いいじま みか　ブライト看護株式会社／えがおナースケアステーション代表取締役 …… 4章11節

鈴木志律江　すずき しずえ　一般社団法人鶴見区医師会在宅部門訪問看護教育研修課課長 …… 4章13節

西田　壽代　にしだ ひさよ　足のナースクリニック代表，日本トータルフットマネジメント協会会長，皮膚・排泄ケア認定看護師 …… 4章14節

保母　恵　ほぼ めぐみ　国際医療福祉大学小田原保健医療学部看護学科講師 …… 4章15節

三村　洋美　みむら なだみ　昭和大学保健医療学部看護学科老年看護学教授 …… 4章16節1〜3項

村田加奈子　むらた かなこ　昭和大学保健医療学部看護学科在宅看護学准教授 …… 4章16節4〜6項

中島　朋子　なかじま ともこ　株式会社ケアーズ東久留米白十字訪問看護ステーション管理者，一般社団法人全国訪問看護事業協会常務理事，在宅看護専門看護師・緩和ケア認定看護師 …… 4章17節

金坂　宇将　かねさか たかゆき　ケアプロ在宅医療株式会社代表取締役 …… 5章3節

岡田　理沙　おかだ りさ　ケアプロ在宅医療株式会社バックオフィス部門長 …… 5章3節

佐藤　純　さとう じゅん　ケアプロ在宅医療株式会社 看護師 …… 5章3節

小野　久惠　おの ひさえ　有限会社あおい代表取締役／富谷複合型サービス事業所あおい・あおい訪問看護ステーション富谷運営 …… コラム：3.11の経験から地域ネットワークのありかたを振り返る

小山　珠美　こやま たまみ　敦賀市立看護大学看護学部看護学科講師 …… コラム：熊本地震と在宅療養者支援

松沼瑠美子　まつぬま るみこ　認定特定非営利活動法人ホームケアエクスパーツ協会副理事長，訪問看護ステーションしもきたざわ管理者 …… 6章5節

島田　珠美　しまだ たまみ　川崎大師訪問看護ステーション統括管理者／療養通所介護まこと管理者 …… 6章7・9節

1 訪問看護技術

学習目標

◗ 家庭訪問の意義を理解できる.

◗ 訪問看護の特徴と対象者について理解できる.

◗ 初回訪問の目的と技術, 配慮すべき点を理解できる.

◗ 療養者・家族の顕在的・潜在的ニーズを理解できる.

◗ 家庭訪問の手順, 倫理と心構え, リスクマネジメントを理解できる.

◗ 学生実習における注意点を理解し, 実践につなげることができる.

◗ 在宅療養を支える看護過程と特徴を理解できる.

◗ 在宅療養において, 療養者と家族介護者をアセスメントすることの意義と特徴を理解する.

◗ 情報収集の項目とアセスメントのポイントを理解できる.

◗ 在宅療養における看護過程の展開のポイントを理解できる.

1 家庭訪問・初回訪問

1 家庭訪問の意義・目的

　家庭訪問によって，療養者・家族の生活習慣や価値観をとらえることができ，療養者・家族に適した支援が可能となる．医療と生活の双方をみる看護師だからこそ，療養者・家族の心身の状況に加え，病気に対する理解度，経済状況，自宅周辺の環境や家屋の状況などを総合的にアセスメントし，療養者・家族に応じた看護支援によって，生活の場に医療ケアを根付かせることができる．その結果，療養者は病気や障害があっても，今まで築き上げてきた家，すなわち自分らしさに満ちあふれた空間で，最期まで自分らしい生活を営み続けることが可能となる．

2 訪問看護導入時の療養者と家族

　訪問看護の対象は，年齢，性別，家族構成や健康レベルに関わりなく，すべての在宅療養者および家族である．

　訪問看護導入時の療養者・家族は，必ずしも訪問看護の継続を希望しているわけではなく，訪問看護師に対するイメージも多種多様である．退院時に，医師，介護支援専門員（ケアマネジャー），退院支援*看護師およびメディカルソーシャルワーカー（MSW）に訪問看護による支援を勧められた場合には，初回訪問時に看護師への良いイメージや期待を抱き，「ぜひ看護師に任せたい」と言われることがある．一方で，医療のニーズが高くても看護支援がもたらす成果・効果がわからない場合は，「訪問介護員（ホームヘルパー）がいれば十分ではないか」「看護師と訪問介護員の違いはあるのか」など，療養者・家族が訪問看護の導入に対して懐疑的な態度を示したり，導入を拒否したりすることもある．

3 初回訪問の目的と配慮

　初回訪問の目的は，療養者・家族の望む生活の継続や獲得を目指し，適切な看護を提供できるよう**信頼関係**を構築することであり，訪問看護の導入において最も大切な機会である．

　そのため，初回訪問時は，療養者・家族の話し方や家の状況から生活習慣や価値観をとらえる．そして，声の大きさや話すスピード，言葉遣いを同調させるなどの技術を用いて，安心できる空間をつくり上げる．療養者・家族の語りが途切れない場合は，2時間以上かけて傾聴することもある．初回訪問に費やす十分な時間によって，療養者・家族の信頼が獲得できると，心身，社会的なニーズだけでなく，スピリチュアルなニーズを早期に得ることも可能になる．

　さらに，療養者・家族の**顕在的・潜在的ニーズ**とその優先順位を短時間で的

用語解説 *

退院支援

患者や家族が疾患や障害を理解・受容し，退院後も継続が必要な医療や看護を受けながら，どこでどのような療養生活を送るかを自己決定するなど，療養者の自立・自律に向けて行う支援のことである．

plus α

退院支援看護師

2016（平成28）年の診療報酬改定で，病棟への退院支援職員の配置を行うなど，積極的な退院支援を促進するため，それまでの退院調整加算を基調としつつ実態を踏まえた評価として，退院支援加算が新設された（平成30年診療報酬改定で入退院支援加算）．これを受けて，多くの病院で「退院調整看護師」は「退院支援看護師」へと名称が変更された．本書では，医療の場で用いられる語や実態に合わせ，「退院支援看護師」と記載している．

plus α

退院調整

患者や家族が自立・自律して，その人らしい生活を送ることができるよう，患者や家族の意向に沿った社会保障制度や社会資源など，地域の保健・医療・福祉サービスにつなぐマネジメントの過程のこと．多職種が協働して療養者を包括的にアセスメントし，退院調整を行うことが重要である．

plus α

入退院支援加算

住み慣れた地域で継続して生活できるよう，患者の状態に応じた支援体制や地域との連携，外来部門と入院部門（病棟）との連携などを推進する観点から，入院早期から退院後までの切れ目のない支援を評価するためのものである．

確に把握し，訪問看護の継続的導入の意義を理解してもらえるように説明する．また，訪問看護でできることとできないことを明確に伝えることで，信頼関係を構築していく．

➡ 在宅療養者とのコミュニケーションについては，2章1節 p.34も参照.

4 療養方針の明確化

初回訪問において大切なことは，療養者・家族の「人生そのものをみる」ことである．「生まれてから現在までどのような人生を歩んできたのか」「どのようなことに喜び，悲しんできたのか」「大切にしていることは何か」「これからどのように生きていきたいのか」などを確認することで，**療養方針**を明確にすることが可能になる．

療養者・家族の心身の状況により看護ニーズは異なるが，退院直後であれば，吸引や胃瘻などの医療機器の管理や手技の確認，異常の早期発見といった健康管理に関わるニーズなど，医療の継続に関する看護ニーズが高い．そして，医療ニーズの高い療養者の入浴介助や入浴可否の判断など，日常生活に関わるニーズもある．また，「二度と入院したくない」と漠然と療養者・家族が語る場合もあり，その場合は積極的に「再入院をしない」ことを目指して，トラブルや合併症を予防できるよう支援する．

さらに，療養者・家族の心身の状況と家族の関係性，経済状況とサービス利用状況，自宅内外の環境と福祉用具の導入状況，医療従事者との関係などを総合的にアセスメントして，問題が顕在化する前に予防的に対応する．

5 訪問の手順と倫理・心構え

1 訪問の手順

基本的な訪問の手順は表1.1-1の通りである．必要な物品や移動の様子は図1.1-1，図1.1-2に示した．

表1.1-1 **訪問の手順**

①療養者が住む地域の特性をアセスメントしながら家に向かい，約束の時間ちょうどに挨拶する
②洗面所などを借りて手洗いをする．石けんとタオルは持参した物を用いる．必要に応じて手指消毒薬を使用する
③家の構造を確認しつつ居室に入り，療養者・家族に自己紹介する
④訪問目的や，看護の必要性と役割を伝える
⑤療養者のバイタルサイン測定，フィジカルアセスメントを行う
⑥主介護者の心身の健康状態や家族の関係性を観察し，アセスメントする
⑦療養者・家族の話をじっくりと聴き，思いを引き出し，言語化して確認する．話を聞く際は，療養者と家族が同席のこともあれば，別々の場で聞くこともある
⑧顕在的・潜在的ニーズと看護問題を抽出し，訪問看護計画を提示・確認する
⑨療養者に生じやすい医療トラブルや合併症，困りごとを予測し，その予防策を伝える
⑩訪問の場で解決できない具体的な困りごとに対して，対応策を伝える
⑪訪問看護ステーションで訪問看護計画書や訪問看護報告書その他の記録物を作成・修正する
⑫必要であれば，チームミーティングやサービス担当者会議を行う

● 訪問の準備〈動画〉

記録ノート
エプロン
血圧計
体温計
耳温度計
手袋
軟膏
テープ
消毒・滅菌ガーゼ

カテーテル類
聴診器
消毒薬
消臭スプレー
防水テープ

訪問かばんとその内容．写真の内容以外に，パルスオキシメーターも持参する．訪問先によって内容は異なる．液体石けん，使い捨て紙タオル，ゴミ袋なども持参することが多い．

図1.1-1　訪問時の必要物品

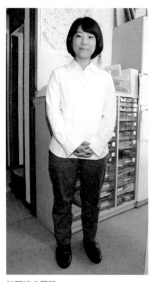

訪問時の服装

訪問は自転車や自動車で行うことが多い．公共交通機関を利用する場合もある．

コート類は家の外で脱ぐ（写真は雨合羽）．

図1.1-2　訪問時の移動の様子

現場からのメッセージ ～訪問看護師の視点～

　訪問看護師は，療養者への看護だけでなく，病気の予防にも努めなければならない．そのためには看護師の言動の意味を療養者やその家族に理解してもらえるよう，責任をもって丁寧に説明することが大切になる．

　訪問看護の現場では，療養者が「今できていること」をなくさない，奪わないようなケアを行い，療養者が最期まで身体的・心理的・社会的に自立・自律した存在であることを目指すための看護が求められる．そして，家族ができることを代わりにただ行うのではなく，看護ならではの専門性を発揮し，医療職としての責任ある言動を伴ったケアを行う．加えて，訪問をしていない時間の療養者・家族の生活も常に考え，もしものときの対処方法を伝えるなど，潜在的なニーズに対応したケアも必要だ．

　また，訪問看護師は，地域をフィールドとした「専門職」でもある．地域のさまざまな関係機関・職種，住民に対して，看護の有効性を言語化してアピールし，地域住民に看護を知ってもらう．そうすることで，看護の目や手が届きやすい環境が生まれ，多くの人々の幸せと健康に貢献できるのである．

2　倫理と心構え

　訪問看護を行う看護師は，基本的に1人で療養者の家庭を訪問し，療養者や家族のさまざまな情報を知ることになる．

　信頼関係を構築し，適切なケアを提供していくためには，療養者・家族を尊重する「自律の原則」，福利を与える「善行の原則」，リスクを予防し危害を与えない「無害の原則」（「無危害の原則」），平等に公平に行う「正義の原則」，

真実を告げる「誠実の原則」，秘密や約束を守る「忠誠の原則」，の六つの倫理が大切になる．しかし，認知症などで療養者に真実を告げることが適さない場合や，がんの告知を家族が望まない場合など，すべての倫理を遂行できない場合もある．その場合は，「効用の原則」を用いて，最大の幸福を得られるように努める必要がある．

また，看護師の態度やマナーは，看護導入や継続に大きな影響を与える．倫理原則に照らした態度や行動をとることが重要である．そして，行動の一つひとつを丁寧に伝えて，療養者に納得してもらいながら，看護ケアを提供する．

3 リスクマネジメント

家庭訪問においても，感染症予防対策として，スタンダードプリコーションの厳守が基本となる．さらに，看護師が他の療養者に媒介するリスクを極力減らすために，感染状態にある療養者をその日の最終訪問先とするなど，訪問の順序を配慮する．

また，訪問看護において注意しなければならないトラブルとして，情報漏洩^{ろうえい}がある．病院と異なり，療養者の情報を共有するためにカルテ情報を電子機器に保存して自宅に持ち帰ることがあるので，盗難・紛失には厳重な注意が必要である．

破損事故，針刺し事故や交通事故を予防し，看護師自身を守ることも大切である．さらに，虐待や不審死を発見した場合は1人で解決しようとせず，看護チームや警察や行政と連携をとり適切に対処する．

6 学生実習における同行訪問

看護学生が実習で行う同行訪問は，医療を必要としている生活者の実際に触れる貴重な機会である．医療と生活の両面から療養者・家族を支援する看護師ならではの活動を間近で見て学ぶことができる機会でもある．

訪問看護師と療養者・家族は，未来の地域志向型の看護師の育成のために，ボランティア精神で実習を受け入れていることが多い．学生と触れ合うことや学生に指導することを楽しみにしている療養者・家族もいる．

訪問看護は，療養者・家族との契約によって成り立っている．訪問看護ステーションには学生実習を受け入れる義務はなく，学生が療養者・家族に不愉快な思いをさせた場合，最悪の事態として信頼関係が崩壊し訪問看護サービスの契約解除につながってしまうこともあるため，療養者・家族の生活の場に入れてもらうことを自覚し，基本的姿勢・態度には十分注意しなければならない．

1 学生の基本的姿勢・態度

学生が療養者・家族を「見物」することは最も失礼なことであり，感謝の気持ちで積極的に学習させていただくという態度が望ましい．ただし，この場合の積極的とは，勝手に看護技術を駆使するのではなく，基本的なマナーを守りながら療養者・家族の状況を理解しようとする態度である．積極的に「学ぼ

plus α

効用の原則

人が行動するための意思決定をする場合に，その決定に基づいた行動がどのような結果をもたらすかということを考慮しなければならない[2]．このように，行動の結果を予測する原則が「効用の原則」であり，より良い結果を予測して行動することが求められる[3]．

➡ スタンダードプリコーションについては，2章5節2項 p.54参照．

う」としなければ，何も学ぶことはできない．事前に「何をみて学ぶのか」を明らかにして実習に臨み，訪問後に看護師に質問をすることで，看護師の発言や行動の意味を深めてほしい．

2 情報収集のポイント

同行訪問の前に，療養者に関わる記録から，**情報収集**を行う．

「主治医による指示の文書（訪問看護指示書）」「訪問看護計画書」「訪問看護報告書」に目を通すことで，現在の訪問目的を確認することが可能になる．

また，療養者の心身の状態について情報収集をしつつ，「療養者・家族の望み・思い」「家族との関係性・介護力」「居住地域・居住環境」「経済状況・サービス提供状況（福祉用具を含む）」の情報も見落とすことがないように注意する．

plus α
**同行訪問における
その他の注意点**

自身にイヌやネコの動物アレルギーがあったり，車酔い，自転車に乗れないなどの事情があったりする場合は，指導教員や指導看護師に事前に相談しておく．ハウスダストアレルギーや花粉症では，服薬やマスクの装着について指導者に相談し，できるだけ自己管理をして臨むとよい．

2 在宅療養における看護過程の展開技術

1 在宅療養における看護過程の特徴

看護過程（nursing process）とは，看護の目標を成し遂げるための一連の行為である．**在宅療養における看護過程**では，看護ケアを必要としている療養者や家族を対象に，可能な限り最良で最善のケアを提供するために，どのような計画，介入援助が望ましいかを検討し，看護ケアを計画，実施，評価していく．

訪問看護の対象者は療養者とその家族であり，訪問先は療養者や家族の生活の場である．さらに，療養者の看護ニーズは健康の維持・増進から看取りの援助まで多岐にわたり，家族のありかたや考え方も療養者によって異なる．看護過程の展開方法は，病院と同様にPDCAサイクルを用いるが，情報収集し，アセスメント計画を立案，実施，評価するすべての過程において，次の五つの特徴に配慮する必要がある．

➡ PDCAサイクルについては，ナーシング・グラフィカ『地域療養を支えるケア』3章5節（6版3章4節），5章3節参照．

1 療養者・家族の生き方や思いに応じてゴールを設定し適宜見直す

病院における看護過程では，治癒・改善による退院を目指すことが多いが，在宅療養における看護過程では回復だけでなく，ライフサイクルにおける成長・発達，生活の質（QOL）の向上，在宅療養の継続，安らかな看取りなど，療養者・家族が希望する自宅でのありかたを**ゴール**とする．そのため「**療養者・家族の生き方や思い・期待**」が最も大切な視点となる．さらに，療養者の身体症状の変化や認知機能の低下などによって，「思い・期待」も変化するため，状況に応じて，療養者・家族とともにゴールを見直す必要がある．

2 療養者の生活の場に合わせて医療ケアを展開する

住まいや暮らし方に適した医療機器や資材の選択・導入と，必要時，継続可能な代用品の提案により，療養者の生活の場に合わせて医療ケアを展開する支援を行う．また，在宅かかりつけ医や訪問看護師の訪問は週に数時間で，その

他の時間は療養者や家族が医療ケアを担うが，療養者と家族の過去の経験や生活リズム，1日の過ごし方に沿って，無理なく安全に継続できるようにする．

3 療養生活の要となる家族成員をケアする

療養者を最も長く支えるのは家族であることが多い．家族の年齢，発達段階，心身の状態，過去の経験，現在の対応状況や適応状況，家族間の関係性，家族の支援者，レスパイトケア導入の状況，家族を支援する体制の有無などを情報収集する必要がある．そして，家族のもつセルフケア能力が最大限に発揮できているか，家族による介護の継続の可否についてアセスメントし，必要なときには看護介入をすることで，間接的に療養者のケアを行う．また，直接的な介護をする家族成員と経済的支援を担当する家族成員，心のつながりが強い家族成員など，それぞれの家族成員に期待してよい役割などを把握し，家族のセルフケア機能を向上させる支援も適宜行う．

4 療養環境や周囲の人々との関係性を把握する

居住環境，部屋の間取り，室内外の移動手段などによって安全性が異なるほか，生活スタイル，地域特性，商店や近隣住民との交流状況によって，買い物などにおける自立のしやすさも異なるため，エコマップ*などを活用して療養者の状況を確認する．また，ボランティアなど専門職以外の人々による支援の有無，日常生活における実際の支援状況や災害時を想定した準備状況もアセスメントする．

5 経済力や価値観に応じて社会資源を活用する

療養者本人の経済状況，家族が療養者に提供できる経済的支援の状況や考え方，看護・介護，福祉サービスについての考え方と利用状況，住宅改修や福祉用具の導入状況によって看護ニーズが異なるため，ケアプランなどを把握し，必要時にケアプランの提案ができるよう看護の視点でアセスメントする．

2 在宅におけるヘルスアセスメント

1 在宅におけるヘルスアセスメントとは

|1| 在宅におけるアセスメントの目的

アセスメントは「客観的な評価・分析」という意味で，看護過程における一つのプロセスである．看護におけるアセスメントは，身体状態のほか，心理状態や周辺環境も含めて診る「**ヘルス（＝健康状態）アセスメント**」，身体状態のみを診る「**フィジカル（＝身体的な）アセスメント**」の段階に分けられる．フィジカルアセスメントは，療養者の主観的情報である問診と身体の客観的情報である「**フィジカルイグザミネーション**」が含まれる．

在宅におけるアセスメントは，療養者の心身の状態や生活している環境，家族についても情報収集を行い，日常生活やライフスタイルへの影響などの視点から分析し，療養者が目指す生活の質（QOL）を支えるケアの内容を明確化する目的で行う（図1.2-1）．

**用語解説*
エコマップ**

エコマップとは，療養者を取り巻く家族や友人，支援者などとの関係性を示す図で，ジェノグラム（家系図）とともに，療養者の家族と重要な親類，その関係性を把握することが可能となる重要な情報源である．

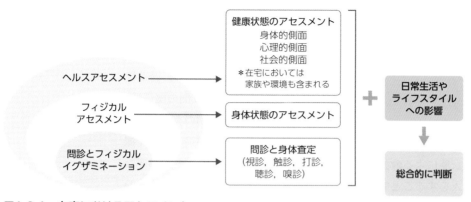

図1.2-1　在宅におけるアセスメント

|2| 在宅におけるヘルスアセスメントの特徴

　在宅におけるアセスメントで大切なのは，療養者や家族が「在宅での生活をどのように送りたいか」という希望に寄り添うことである．病院での治療や機能回復を目指す看護ではなく，生活を中心とした看護を行うためには，療養者の身体状態も含め広い視点でとらえるヘルスアセスメントが重要となる．さらに，看護師だけではなく，理学療法士や作業療法士，ホームヘルパー，ケアマネジャーといった多職種との情報共有でアセスメントの精度をより高めて，チーム全体で在宅ケアの質を高めることも大切である．

2　在宅におけるヘルスアセスメントの基本

|1| 在宅におけるヘルスアセスメントの視点

　在宅におけるアセスメントでは，ICFの概念を参考にしながら，表1.2-1のように四つの視点から総合的にアセスメントを行う．

➡ ICFについては，1章2節3項p.25参照.

|2| 在宅におけるヘルスアセスメントで心掛けること

　在宅におけるヘルスアセスメントでは，療養者の心身の状況，生活環境，家族の介護力などを診るため，療養者自身と生活すべてをアセスメントすることが求められる．そのため，訪問先に向かう周辺の環境からアセスメントは始まることを意識する必要がある．

　療養者の居宅に訪問した際には，決められた時間内での観察とケアを行うことだけに集中せず，療養者との自然なコミュニケーションの中でアセスメントに必要な情報をうまく引き出せるように留意する．コミュニケーションの際には，表情や視線で「あなたの話を聞いている」ことを伝える．不安などを十分に表出できる雰囲気をつくることで，思いがけない情報収集や，課題の解決につながる場合もある．

3　情報収集の項目とアセスメントのポイント

　在宅療養における看護過程において，情報収集の項目とアセスメントのポイ

表1.2-1　在宅におけるヘルスアセスメントの視点

ヘルスアセスメントの項目	ヘルスアセスメントの視点
療養者の身体状況 （フィジカルアセスメント/ ヘルスアセスメント）	● 療養者の疾患や障害とその経過を確認する ● 要介護度やADLの程度が生活にどのような影響を与えているか ● 活動は「しているADL」か「できるADL」か ● 療養者の強みを生かしたセルフケアが行えているか　など
療養者の心理状況 （ヘルスアセスメント）	● 生活や活動にも大きく影響する療養者の心理状況を確認する ● 生活を送る上でどのような望みや思いがあるか ● ストレスや不安はないか ● 病気や障害をどうとらえているか ● 介護者である家族への接し方はどうか ● 孤独感を感じていないか ● 活動への意欲はどうか　など
療養者の生活環境 （ヘルスアセスメント）	● 療養生活を継続する上で必要な生活環境や医療的ケアに関する物品 　などを確認する ● 生活している居宅環境はリスクがなく，療養者が安心して快適に暮 　らせる状況になっているか ● 生活している居宅環境は活動の妨げになっていないか ● 介護用品，医療的ケアの機器や物品が適切に利用・管理されている 　か　など
家族の介護力 （ヘルスアセスメント）	● 介護者である家族の介護状況，心身の健康状態を確認する ● 介護の継続が可能な身体，心理状況か ● 服薬管理や医療処置，介護を適切に行う能力はどうか ● 療養者と家族の関係性はどうか　など

ントについて，療養の方針，療養者と家族の視点を表1.2-2に，生活環境と社会資源の視点を表1.2-3に示した.

　在宅療養における看護過程の展開では，「療養者・家族の生き方や思い」を阻害している因子にどのように対応していくかがアセスメントのポイントとなる. また，療養者・家族のレジリエンス*やボランティアなどの強みになる因子を看護アセスメントに生かしたり，**国際生活機能分類（ICF）** の枠組みを用いたりしてもよい. さらに図で表すと，在宅療養に必要な総合的な情報を用いた看護アセスメントを示すことが可能となる.

1 ICFを用いた情報の統合（p.28 図1.2-2）

　ICFでは，障害の有無にかかわらず，すべての人の健康状況とそれに関連した状況を，生活機能という視点で分類し，心身機能・身体構造，活動，参加の三つで示している. 活動，参加は，「実行状況（している活動）」と「能力（できる活動）」の二つを評価する. 例えば調理をしていない場合でも，調理ができないとは限らない.

　また，背景因子である環境因子，個人因子の要素と，相互に影響を与え合うことを示している. 環境因子は，さらに，人的環境（家族，友人，近隣住民など），物的環境（バリアフリー*，交通機関など），自然環境（花や木々，山や湖など），社会環境（介護保険・医療保険制度等）などに分類できる.

　在宅療養を支える看護では，環境因子における強みに注目しながら，ICFの各項目における強みにも注目する. 例えば，心身機能・身体構造では残存機

用語解説 *

レジリエンス

resilience. 復元力または回復力と訳される. 近年は，変化する状況や予期せぬ出来事に対して十分な適応を示し，利用可能な問題解決策のオプションを選択できる力という意味で使用される.

用語解説 *

バリアフリー

barrier free. 障害のある人が社会生活をしていく上で障壁（バリア）となるものを除去するという意味. もとは住宅建築用語で，段差等の物理的障壁の除去をいうことが多い. より広く障害者の社会参加を困難にしている社会的，制度的，心理的なすべての障壁の除去という意味でも用いられる（障害者基本計画，1999）.

表1.2-2　情報収集の項目とアセスメントのポイント 1（治療・療養方針，療養者と家族の心身の状況など）

情報収集の項目				アセスメントのポイント
本人・家族の思い・期待	本人の思い		療養に対する思い・意欲，生きがい，楽しみ，生き方，死に方，不安など	● 療養者本人と家族の療養方針は一致しているか ● 本人・家族の思いや期待と医師の指示書や看護計画の内容は一致しているか ・医療者との関係で問題はないか ・本人・家族の思いの阻害因子は何か ・自分らしさを最も表している事象は何か ・思い出すことで笑顔になる事柄は何か ・安心してできる作業や出来事は何か ・得意な事柄は何か ・現在でも行いたいことや担いたい役割は何か ・年間行事で大切なものは何か，再獲得したいことは何か，本人・家族の思いとどのようにつながっているのか ・疾患からどのような精神・身体状況につながっているのか ・認知状況が医療の継続に影響を与えている場合，それはどのようなものか ・コミュニケーションを可能にする方法は何か ● 本人が最もつらい身体状況は何か ● 本人の楽しみの阻害因子は何か ● 身体状況における強みは何か ● 精神状況における強みは何か ● 本人の強みを問題解決や将来展望にどのように生かせるか ・疾患や身体状況の予後はどのようなものか ・疾患や身体状況から考えられる潜在的リスクは何か ● 潜在的リスクが本人の楽しみや生き方にどのように影響を与えるのか ● 予後が家族に与える影響は何か
	家族の思い		療養者に対する思い，予後に対する思い，不安など	
	医療者への期待		医療者への信頼や関係性，疾患に関する認識や期待している内容	
治療・療養方針	医師による指示書		訪問看護指示書，在宅患者訪問点滴注射指示書，治療方針・療養方針，訪問看護のサービス内容	
	訪問看護計画		過去の看護計画書，日々の看護記録など	
現在に至る生活状況	過去の重要なイベント・記憶		教育，表彰，試験の合格，資格，結婚，出産，子どもの結婚，孫の誕生など	
	仕事，経済状況		職種・役職，社会的役割，家庭内の役割，経済状況（給与，年金など）	
	生活習慣・生活リズム		1 日の過ごし方，1 年の過ごし方（過去と現在）	
医療ニーズと医療提供状況	病気の経緯		既往歴・現病歴・予後	
	治療	医療提供状況	治療と提供されている医療機器，業者など	
		内服薬	内服薬の種類と服薬状況，副作用のリスクなど	
心身の状況 ※家族の心身の状況もこの項目を参照	成長・発達状況		発達段階，成長の状況	
	精神・認知状況		理解力，認知機能，不安など	
	身体機能および状況	コミュニケーションの状況	視力・聴力・言語障害の有無と程度，使用している装具，コミュニケーションツールなど	
		身体機能	呼吸・循環・意識・代謝・消化・筋骨格・感覚器・口腔内の機能，皮膚損傷	
		ADL	食事・排泄・清潔・移動・睡眠時の寝返りなどの日常生活動作の機能と実施状況	
		IADL	買い物・調理・洗濯・掃除など家事全般，電話，金銭管理，服薬管理，外出して電車に乗るなどの手段的日常生活動作の機能と実施状況	
		身体状況	食事の状況（形態・制限・用具など），排尿・排便の状況（頻度，方法，失禁など），保清の状況（整容や洗面の方法や頻度など），更衣の状況（ボタンやベルトの扱い），麻痺の有無と部位，拘縮の有無と部位，褥瘡の有無と部位・程度	
		日常生活自立度	障害高齢者（自立・J1・J2・A1・A2・B1・B2・C1・C2）（➡p.247 表6.4-1参照）／認知症高齢者（自立・Ⅰ・Ⅱa・Ⅱb・Ⅲa・Ⅲb・Ⅳ・M）	＊「●」は重要な項目を示す

表1.2-3　情報収集の項目とアセスメントのポイント2（介護状況，多職種連携，社会資源の活用など）

情報収集の項目			アセスメントのポイント
家族と介護状況	家族の精神・認知状況	成長・発達状況，精神・認知状況	・心身の状況に応じて，療養環境が見直されているか ・大切にしたいことや楽しみがかなう療養環境となっているか ・移動や外出のしやすさ，安全性は確保されているか ・転倒予防などの予防策が取られているか ・訪問看護は適切な頻度か ・経済状況とサービス利用状況とのバランスは取れているか ・サービス内容は本人・家族に適切な内容か ・日中・夜間の介護は可能か ・主介護者の知的能力は介護が可能な状態か ・主介護者は介護が可能な身体状態か ・主介護者による介護の継続は可能か ・家族関の関係性は介護に影響があるか ・家族は家族自身の人生を歩めているか ・主介護者・家族は，専門職から支援を受けられているか ・専門職との関係性，専門職同士の関係性は良いか ・専門職以外からの支援や見守りの状況はどうか ・本人・家族は行政に支援を求めているか ・災害など有事の際に気に掛けてくれる人はいるか ・緊急時の対策を本人・家族は理解しているか ・本人，主介護者・家族は困ったときに相談ができるか，相談相手がいるか
	家族の身体的状況	疾患，既往歴，身体機能，身体状況，ADL	
	家族間の信頼性	家系図，本人・家族成員，**家族成員間の関係性（エコマップ）**	
	仕事状況	仕事状況，仕事の時間帯，経済力，日中の介護力	
	介護者の介護力	意欲，理解度，過去の経験，技術，経済状況	
	介護状況	現在に至る介護状況と今後の予測	
多職種との連携		医師・看護師・保健師・PT/OT/ST，介護職員，薬剤師，教員，養護教諭，精神保健福祉士などの専門職と支援状況（痰の吸引，学習，レスパイトケア導入など）	
住民との連携		近隣住民，ボランティア，家族会，民生委員，弁当配達など	
生活環境	居住地域の環境	気温，地形，交通の便・交通量，道幅など	
	療養環境	一戸建て・マンションなどの形態，段差，廊下の幅，間取り，トイレへの道のり，日当たりの良さなど	
社会資源の活用状況	活用できる社会資源	医療保険の種類，介護保険認定の有無と認定された等級，身体障害者手帳・療育手帳・生活保護などの認定および等級	
	活用に対する考え方・利用状況	訪問看護，訪問介護，訪問リハビリテーション，デイケア，デイサービス，入浴サービス，ショートステイなどの**導入頻度，依頼目的，具体的なケア内容**	
	住宅改修・福祉用具の活用状況	**住宅改修の実施の有無や内容，福祉用具の使用の有無や内容**	
危機管理状況	療養者・家族への緊急連絡	本人・家族の**日中・夜間の連絡先と連絡方法**	
	関係職種の連絡状況	関係機関・職種（在宅医，専門医，訪問看護・介護ステーション，医療機器業者，薬局など）の連絡先，**状況に応じた連絡先の選択と方法**	＊「●」は重要な項目を示す

能・構造，活動，参加では日常生活動作（ADL）・手段的日常生活動作（IADL）や役割を果たそうとする意欲，個人因子では職歴や経験などは強みになり得る視点である．

　療養者の「していること／していないこと」と「できること」を丁寧に分析し，本人の希望を確認し，強みを生かすことが求められる．例えば，料理をしたいと希望した場合，環境因子である「友人の手伝い」や「福祉用具」が強みとして整えられれば，現在料理ができていないのは，本人が「していない」だけとなる．「できる」ようになることで，療養者は自分らしさを再獲得できる．

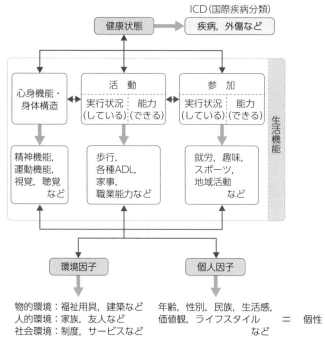

ICD（国際疾病分類）

健康状態 → 疾病，外傷など

心身機能・身体構造

活　動
実行状況（している）｜能力（できる）

参　加
実行状況（している）｜能力（できる）

生活機能

精神機能，運動機能，視覚，聴覚　など

歩行，各種ADL，家事，職業能力など

就労，趣味，スポーツ，地域活動　など

環境因子

個人因子

物的環境：福祉用具，建築など
人的環境：家族，友人など
社会環境：制度，サービスなど

年齢，性別，民族，生活感，
価値観，ライフスタイル　　＝　個性
　　　　　　　　　　　　　　など

厚生労働省大臣官房統計情報部編．生活機能分類の活用に向けて：ICF（国際生活機能分類）：活動と参加の基準（暫定案）．厚生統計協会，2007，p.4．一部改変

図1.2-2　ICFを用いた情報の統合

2 図を用いた情報の統合

　図1.2-3は，脳卒中療養者の事例を示した図である．図に療養者・家族と在宅療養に必要な情報を示すことで，強み・弱みと看護課題を抽出することが可能になる．

　在宅療養における看護過程の展開においては，病院での看護に必要な情報に加え，「療養者・家族の思い・期待」や「生きがい，大切にしたいこと」を中心に，家族の介護力，家族の心身の健康状況，生活環境，専門職・専門職以外の支援状況，経済状況と**社会資源の活用**状況に関する情報を記載する必要がある．

　そして，「療養者・家族の生き方や思い」が阻害される因子や療養者・家族の強みとなる因子も図に記載し，主介護者の心身の状況で顕在化している問題に加え，今後起こるであろう潜在的な問題も予測して記す．

4 在宅療養における看護過程の展開のポイント

1 ゴール設定における優先順位のポイント

　看護過程の展開における基本的な優先順位は，病院と同様に生命に関わる問題に注目するが，在宅療養を支える看護では「安らかな看取り」を目指すこともある．「家で死にたい」「家で孫の成長をできるだけ見届けたい」といった思いがある場合は，「療養生活や介護の継続を困難にする要素」が解決すべき重要な問題となる．

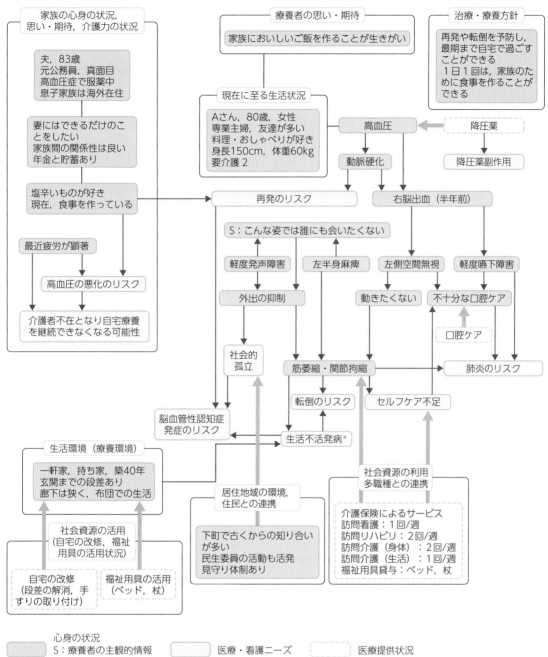

家族の心身の状況，思い・期待，介護力の状況

夫，83歳
元公務員，真面目
高血圧症で服薬中
息子家族は海外在住

妻にはできるだけのことをしたい
家族間の関係性は良い
年金と貯蓄あり

塩辛いものが好き
現在，食事を作っている

最近疲労が顕著

高血圧の悪化のリスク

介護者不在となり自宅療養を継続できなくなる可能性

療養者の思い・期待

家族においしいご飯を作ることが生きがい

現在に至る生活状況

Aさん，80歳，女性
専業主婦，友達が多い
料理・おしゃべりが好き
身長150cm，体重60kg
要介護2

治療・療養方針

再発や転倒を予防し，最期まで自宅で過ごすことができる
1日1回は，家族のために食事を作ることができる

高血圧

降圧薬

降圧薬副作用

動脈硬化

再発のリスク

右脳出血（半年前）

S：こんな姿では誰にも会いたくない

軽度発声障害　左半身麻痺　左側空間無視　軽度嚥下障害

外出の抑制　動きたくない　不十分な口腔ケア

口腔ケア

社会的孤立　筋萎縮・関節拘縮　肺炎のリスク

転倒のリスク　セルフケア不足

脳血管性認知症発症のリスク　生活不活発病*

生活環境（療養環境）

一軒家，持ち家，築40年
玄関までの段差あり
廊下は狭く，布団での生活

社会資源の活用
（自宅の改修，福祉用具の活用状況）

自宅の改修
（段差の解消，手すりの取り付け）

福祉用具の活用
（ベッド，杖）

居住地域の環境，住民との連携

下町で古くからの知り合いが多い
民生委員の活動も活発
見守り体制あり

**社会資源の利用
多職種との連携**

介護保険によるサービス
訪問看護：1回/週
訪問リハビリ：2回/週
訪問介護（身体）：2回/週
訪問介護（生活）：1回/週
福祉用具貸与：ベッド，杖

心身の状況
S：療養者の主観的情報　　　医療・看護ニーズ　　　医療提供状況

統合することで，すべての情報のつながりを見ながら，現在起きている問題（顕在的問題）と今後起きることが予測される問題（潜在的問題）のすべてを「見える化」しつつ，原因の大本を探ることができる．

図1.2-3　図を用いた情報の統合（脳卒中療養者の事例）

用語解説 *

生活不活発病

生活が不活発な状態が続くことにより，心身の機能が低下して動けなくなることをいう．従来の廃用症候群（学術用語）と同意語．心肺機能や消化機能のほか，認知機能の低下も来す [9]．

一方，「家族に負担をかけたくない」という療養者本人の思いがあり，家族も施設への入所を希望している場合などは，柔軟にゴールを見直す姿勢が必要となる．

2 計画立案におけるポイント

療養者・家族が納得し，共有できるような計画を，1日，1週間，1カ月単位で立案する．そして，多職種と連携し，計画を共有し，役割分担をしながら，療養者・家族の強みや特徴を生かした計画とする．長期目標は，半年から数年先の療養者・家族が目指す状況を示し，短期目標は1カ月から数カ月先に達成できる事柄を示す．

在宅療養者は完治しない病気や障害をもっていることが多いため，ICFの考え方も取り入れ，いかに強みを生かして療養者・家族が大切にしている暮らしに近づけることができるかという視点で計画立案するとよい．

3 評価の項目とポイント

評価の項目には，表1.2-4のように多数の視点がある．評価する時期は，長期目標・短期目標で定めた期日に評価するだけでなく，適宜，評価を行い軌道修正することも大切である．また，多職種との連携や家族の実施によって達成される事柄については，家族の手技を実際に確認したり，連絡ノートを使用してその記述から確認したりすることで評価を行う．

表1.2-4　評価の項目

①設定した目標の達成度
②実施したケアの効果
③実施したケアの質や適切さ
④療養者・家族の満足度
⑤契約内容との一致度
⑥臨機応変な見直しの実施

■ 引用・参考文献

1) 臺有桂ほか．"在宅療養を支える訪問看護"．地域療養を支えるケア．第7版．臺有桂ほか編．メディカ出版，2022，（ナーシング・グラフィカ，在宅看護論1）．
2) 小島操子．終末期医療における倫理的課題．ターミナルケア．1997，7（3），p.192-199．
3) FRY, S.T. et al. Ethics in Nursing Practice A Guide To Ethical Decision Making. 2nd ed., International Council of Nurses, Switzerland, 1994. 片田範子ほか訳，看護実践の倫理：倫理的意思決定のためのガイド．第2版，日本看護協会出版会，2005，p.28-34．
4) 宮崎和加子編．在宅ケア リスクマネジメントマニュアル．日本看護協会出版会，2012，p.26．
5) 道又元裕編著．訪問看護のフィジカルアセスメントと急変対応．日本訪問看護財団監修．中央法規出版，2016．
6) 椎名美恵子ほか監修．ナースのためのやさしくわかる訪問看護．ナツメ社，2018．
7) 山内豊明ほか．訪問看護アセスメント・ハンドブック．中央法規出版，2020．
8) 厚生労働省．「国際生活機能分類－国際障害分類改訂版－」（日本語版）の厚生労働省ホームページ掲載について．2002．https://www.mhlw.go.jp/houdou/2002/08/h0805-1.html，（参照2023-07-20）．
9) 厚生労働省資料．https://www.mhlw.go.jp/file/06-Seisakujouhou-10600000-Daijinkanboukouseikagakuka/0000122331.pdf，（参照2023-07-20）．

📎 重要用語

家庭訪問
初回訪問
信頼関係
顕在的・潜在的ニーズ
療養方針

情報収集
在宅療養における看護過程
ゴール
療養者・家族の生き方や思い
ヘルスアセスメント

フィジカルアセスメント
フィジカルイグザミネーション
国際生活機能分類（ICF）
社会資源の活用

学習達成チェック

☐ 家庭訪問の意義を理解し，手順，倫理と心構え，リスクマネジメントについて説明できる．

☐ 訪問看護の特徴と対象者について説明できる．

☐ 初回訪問の目的と技術，配慮すべき点について説明できる．

☐ 学生実習の注意点を理解し，実践できる．

☐ 在宅療養における，療養者と家族をアセスメントすることの意義と特徴を説明できる．

☐ 情報収集の項目とアセスメントのポイントを説明できる．

☐ 在宅療養における看護過程と特徴を理解し，その展開におけるポイントを説明できる．

◆ 学習参考文献

❶ 秋山正子．在宅ケアの不思議な力．医学書院，2010．

　在宅ケアの本質から訪問看護師による地域づくりまで，看護の実践と可能性がわかりやすく記されている．

❷ 中村順子．ケアの心 看護の力．秋田魁新報社，2010，（さきがけ選書）．

　秋田県の日刊新聞・秋田魁新報に連載された記事を大幅加筆．療養者や家族の「生きる」に寄り添う看護の役割と看護の本質が，新聞読者にもわかるように描かれている．

2 在宅療養生活を支える基本的な技術

学習目標

- 在宅療養を支えるコミュニケーションの姿勢や技術を学ぶ.
- 障害の特徴に応じた配慮や支援技術について学ぶ.
- 在宅療養におけるヘルスアセスメントの必要性とその方法を理解する.
- 在宅における療養環境整備と健康の関係性を理解する.
- 在宅における療養環境整備や福祉用具の実際を理解する.
- 在宅療養の場における生活リハビリテーションの意義を理解する.
- 療養者の状況に応じた生活リハビリテーションの援助方法を検討できる.
- 在宅における感染防止の基本的な対応を理解する.
- 在宅療養で発生する感染性廃棄物の安全な処理方法について理解する.
- ターミナル期にある療養者と家族へのケアについて理解できる.
- ターミナル期における多職種チームケアの大切さを理解できる.

1 コミュニケーション

1 在宅療養を支えるコミュニケーションの基本

コミュニケーションとは，意思，感情，思考，知識などの情報を伝達することであり，伝達により意思の疎通を図ったり，心を通い合わせたりすることも意味する．訪問看護においては第一印象がその後の関係性に大きな影響を与えるので，初回面接や初回訪問では十分な配慮が必要となる．また，組織内や多職種チームでのコミュニケーションも，療養者・家族への質の高い看護の提供につながるため，非常に重要である．

➡ コミュニケーション技術については，ナーシング・グラフィカ『基礎看護技術Ⅰ』1章も参照.

1 療養者・家族とのコミュニケーション

在宅療養者と家族を支えるためには信頼関係（ラポール）の構築が前提となるため，初回面接の印象で，「この看護師なら定期的に家に来てもらってもよい」と療養者・家族に思ってもらえることが重要となる．そのため，清潔感を感じてもらえるような身なり，療養者・家族に安心や親近感を感じてもらえるような態度を心掛ける．

これらは直接的にコミュニケーションに影響を与える要素であるが，面接の場の雰囲気も，コミュニケーションに間接的な影響を与えている．椅子の配置，壁やカーテンの色，におい，室温，静けさ，療養者・家族の疾患や年齢に適した説明媒体など，対象者に応じた事前の準備や雰囲気づくりも重要な看護技術といえる．

2 組織内のコミュニケーション

在宅療養者の多様な特性に応じて，看護師はその場で判断し，ケアを実施することが多い．その際，1人で行う責任の重さから精神的な負担が生じる場合があるが，個人の内にとどめることなく，日々の会話や事例研究などのコミュニケーションによって，組織である看護チームで支え合うことができる．また，療養者を支えるチームのメンバーが抱える，自身の育児・親の介護などの事情や環境を理解し合い，働きやすい環境をつくるためにも，組織内のコミュニケーションは大切である．それはチームが支える療養者へのケアにもつながっている．

3 多職種チームのコミュニケーション

在宅療養を支えるためには，医療の専門職同士および介護・福祉職とのコミュニケーションも重要となる．医療チーム内でも理学療法士や作業療法士との会話でお互いがわからない専門用語を用いたり，介護・福祉職のメンバーに医療の専門用語を用いたりすると，理解し合えないだけでなく親近感が失われ，チームの結束力を弱めることにもなりかねない．また，多職種で共有できる記録用紙やIT機器の活用も工夫する．

plus α

**多職種チームの
コミュニケーション**

在宅療養を支える多職種のチームでは，同行訪問の機会が少なく直接顔を合わせて情報交換することが難しい場合がある．コミュニケーションツールとしてノートや専用の記録用紙を用いるときは，わかりやすい用語を使う，読みやすい文字を書くなどの気遣いが必要である．

2 コミュニケーション障害と支援

1 コミュニケーション障害の種類と原因

　コミュニケーション障害は，身体機能による障害と認知機能による障害に分けることができる．身体機能による障害は，視覚障害，聴覚障害，呼吸器障害，構音障害による言語障害などであり，認知機能による障害は，高次脳機能障害や認知症，発達障害，精神障害などである．コミュニケーション障害の主な原因，障害の時期（先天性・後天性），障害の種類（身体・認知）について表2.1-1に示した．

2 コミュニケーション障害の意味と支援の目的

　コミュニケーションが障害されると，意思，感情，思考，知識などの情報を伝達することができず，意思の疎通を図ったり，心を通い合わせたりすることも困難になる．先天性の障害では，周囲の人々が初めから「できない」と決め

表2.1-1　**コミュニケーション障害**

障害の種類		主な原因	先天性	後天性	身体障害	認知障害	備　考
視覚障害		奇形，事故，緑内障，糖尿病網膜症，網膜色素変性，加齢黄斑変性	○	○	○	×	疾患によっては，認知障害を伴う状況になっているものもある
聴覚障害		奇形，風疹などの感染，突発性，外傷，医薬品の副作用	○	○	○	×	
呼吸器障害		奇形，難病，外傷，がんによる声帯除去術，難病・手術後などの人工呼吸器装着状態	○	○	○	×	
言語障害	構音障害（発語発音器官の障害）	脳性麻痺，口唇口蓋裂，医薬品の副作用，脳卒中，パーキンソン病，進行した認知症	○	○	○	×（認知症を除く）	認知症を除き言葉の理解や言葉の選択に問題はない
	失語症（高次脳機能障害の一つ）	脳血管障害（脳梗塞，脳出血，くも膜下出血など），外傷による高次脳機能障害	×	○	×	○	聞き取る，話す，復唱する，読む，書く，呼称，計算が障害される
高次脳機能障害（失語症を除く）		脳血管障害，外傷，脳炎，低酸素脳症	△	○	×	○	失語症を伴わなくても，記憶障害，注意障害，遂行機能障害，社会的行動障害，病識欠如などを伴う
認知症		脳血管障害，アミロイドβやレビー小体の蓄積，原因不明ほか	×	○	△	○	種類と進行によってコミュニケーションのとりやすさは異なる
発達障害	知的障害	8割は原因不明，染色体異常，低酸素脳症，高熱など	○	×	×	○	「知的能力」「適応能力」で測る
	自閉症スペクトラム障害など	ヒト染色体の重複ほか，脳の機能の問題	○	×	×	○	「コミュニケーション能力」「適応能力」で測る
精神障害		統合失調症の場合は，遺伝，脳の変化，環境因子ほか	△	△	×	○	

35

つけて接することが多く，自尊心が育たないまま成人する療養者も多い．一方，後天性の障害では「できていたこと」を喪失する体験となり，自らの存在意義をも喪失する危険性がある．

そのため，コミュニケーション障害者への支援では，療養者の自尊心や存在意義が高まるよう，療養者の障害に応じた自己表現の方法を探索し，他者と意思の疎通を図ることで，心を通い合わせられるようになることを目的としている．

３ コミュニケーション障害者支援におけるチーム連携

発声機能，言語機能または聴覚の障害には，言語聴覚士*が訓練や検査，助言などの援助を行うため，言語聴覚士との連携は重要である．また，対象に合わせた専用の支援ツールが必要となることが多いため，作業療法士やIT業者，NPO法人，患者会や家族会などがチームの一員となることも多い．

3 コミュニケーション障害のある療養者の特徴と支援のポイント

障害によって特徴が異なるため，それぞれの特徴に合わせた支援が必要である．視覚・聴覚・言語障害のある療養者の特徴と支援のポイント，具体的な方法・技術について以下に記した．

用語解説*

言語聴覚士

音声障害・失語症などの言語障害，聴覚障害のある小児から高齢者までを対象に，問題の発現メカニズムや対処法を見いだすために検査・評価を実施し，必要に応じて訓練，指導，助言などの援助を行う．今後，訪問看護ステーションでの活躍が，ますます求められている．

1. 視覚障害のある療養者の特徴と支援のポイント

視覚障害者を支援する際は，わかりやすい言葉で話すことはもちろん，視覚以外の聴覚や触覚，嗅覚などの活用が重要になる．そして，相手の表情やしぐさが見えないことで，相手の気持ちを読み取ることが難しいという特徴を理解するとともに，支援の際は以下に配慮する．

- 物品は定位置に置き，移動する場合は了解を得る．
- いきなり体に触らず，名前を告げ，声が届きやすいよう向かい合って声を掛ける．
- 物品などの位置は，「あれ」「こちら」という代名詞や不明瞭な表現でなく，時計の文字盤を利用したクロックポジション（図2.1-1）などを用いて具体的に伝えると便利である．例えば，「右にあるもの」を「3時の位置にある」と表現する．
- 拡大コピーで文字を大きくする，さらに白黒反転機能の付いた拡大読書器でまぶしさを調節する，スマートフォンの読み上げ機能など，支援ツールを提案する．

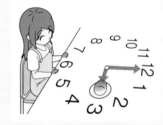

図2.1-1　クロックポジション

2. 聴覚障害のある療養者の特徴と支援のポイント

聴覚障害者は，音による情報が得られず情報量が限定されてしまうにもかかわらず，外見からは障害があるとわかりにくいため，他者に気付いてもらえず，必要な支援が得られないことがある．相手の言っていることがわからないのにわかったふりをしたり，曖昧な態度をとったりしてしまい，対人関係に困難を生じることがある．そのため，以下のような支援を行う．

- 突然話し掛けるのではなく，相手の視野に入り，相手が最も聞きやすい位置から話し掛ける．
- 周囲の雑音を減らし，文節で区切りながら，はっきり，ゆっくりと話す．
- 口話，手話・指文字，身振りや空書などを相手や場面に応じて組み合わせて使う．
- 補聴器を使用する際は，適切な機種の選択，フィッティング，聞く練習，聴力の変化や使用場面などに応じた再調整を行う．

3. 言語障害のある療養者の特徴と支援のポイント

　脳血管障害の後遺症による言語障害ではリハビリテーションが医療・看護支援の第一選択となるが，筋萎縮性側索硬化症（ALS）のような進行性の神経難病ではリハビリテーションによる機能の再獲得は期待できず，発話機能の喪失だけでなく書字困難によって複合的にコミュニケーションが障害される．そのため，病気の進行や療養者に合わせた，**拡大・代替コミュニケーション**（augmentative and alternative communication：**AAC**）が期待されている．以下は，AACの具体的内容と支援のポイントである．

- ジェスチャーや口話，空書などで会話を補う．
- 透明文字盤（50音が並んだ透明な板の支援ツール）を用いる（**図2.1-2**）．
- 口文字（口の形の読み取りとまばたきなどの合図で文字をつづる）を用いて，療養者の意思を早く受け取る．
- 電子機器（一つのスイッチで操作できる**意思伝達装置**）（**図2.1-3**）は，1人で使用できるよう，スイッチの選定や設置に配慮する．

● 文字盤を使ったコミュニケーション〈動画〉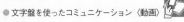

● 意思伝達装置〈動画〉

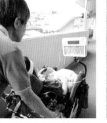

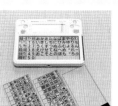

車椅子に装置を取り付けて外出する．

意思伝達装置と交換用文字盤

図2.1-3　意思伝達装置

療養者の正面から30～40cm離したところに透明文字盤を置き，療養者の目と文字盤の文字が一直線になるように，文字盤を移動させる．次に，文字を読み上げて確認するが，その際，まぶたを一度閉じるサインを「はい」，目を横に背けるサインを「いいえ」など，はい・いいえのサインを事前に決めておく．また，文字を確認する場合，文字盤の文字を指で示してもよい．

図2.1-2　透明文字盤

4. その他の療養者への支援

　発達障害や知的障害では，絵カードやシンボルカード（**図2.1-4**）を用いて具体的な指示を一つだけ提供する支援をする．精神障害では服薬状況を確認しつつ，価値観，こだわりをアセスメントし，解釈の方法を支援する．認知症などの認知機能の障害では，他者から「わかり合える人」「理解できる人」として認められず，その結果，自己効力感や自尊心が低下していることがある．ユマニチュード®などによる支援は，それらを解決する試みといえる．

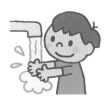
手を洗う

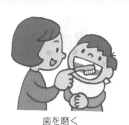
歯を磨く

図2.1-4　絵カード・シンボルカード

コミュニケーション支援ツール

言語障害，また，視覚・聴覚障害にかかわらず，コミュニケーションを支援するツールとしてIT機器がある．パソコン，タブレットなど一般のIT機器を，その**アクセシビリティ***機能やさまざまなアプリケーションを用いて，音声入力・出力，画面の拡大を行い，支援機器として活用する（図2.1-5）．

● IT機器の活用〈動画〉

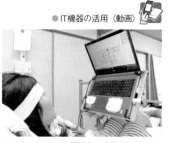

図2.1-5　**IT機器の活用**

用語解説*
アクセシビリティ

accessibility. 年齢や身体障害の有無に関係なく，誰でも必要とする情報に簡単にたどり着け，利用できることをいう[3]．誰もがホームページやウェブシステムを利用できるよう，さまざまなガイドラインや取り組みが提示されている[4]．

コラム　　ユマニチュード

ユマニチュード（humanitude）はフランス人のイヴ・ジネストとロゼット・マレスコッティの2人により創出された，知覚・感情・言語による包括的コミュニケーションのケアメソッドである．「ケアする人とは何か」「人とは何か」を問う哲学と数百を超える具体的で実践的なテクニックから成り立つ．

さまざまな健康上の問題を抱え，暮らしを継続するために家族や医療・介護職に衣食住において依存する必要があったとしても，自分らしく生きることは当然と認めること，そのことを尊重すること，対等に平等でそして自由であるために，ケアをする人は常に「あなたは人間です，大切な存在です」というメッセージを相手が理解できる形で発信する必要がある．その人の能力を奪わず，自律と自立を大切にする，害を与えないケアを目的に実践することで，人は相手との関係性の絆をつくり，人間らしさを回復し，人生の最後まで自律して生きることができる．つまり，ケアが必要な人の人間らしさを尊重し続け，ケアを通じてその人との関係性：絆を確立することがユマニチュードの哲学である．

ケアする人とは

相手を思いやることは大切なことである．しかしなんでも代わりに行うことは優しさではなく，ケアする人の職務ではない．ユマニチュードでは，「ケアする人」を以下のように定義する．

● 健康状態に応じた正しいレベルのケアが選択できる人
①回復を目指す．例えば，20m歩行できる人であったら毎日少しずつ歩行距離を延長する．
②状態を維持する．例えば，20mの歩行がやっとの人であれば毎日20mの歩行を続ける．
③寄り添う．例えば，寝たきりの終末期の人であっても可能な限りできることを支える．

● 決して害となることはしない人

歩行が不安定で転倒の危険があることを理由に安静を強いる，何よりも清潔であることを優先して熟睡している時間でもおむつ交換をすることで睡眠を妨げてしまうなど，ケアをする者にはそんなつもりはないのに，実は結果として本人の能力を奪ってしまう，つまり害となっているケアはないか，という視点から今のケアを見直す必要がある．

人とは

人は動物であるが，笑う，知性をもちユーモアを理解する，立って歩く，そして友人・家族と食事を分かち合って楽しむなど，唯一無二の存在としての人間らしい特性がある．その特性を尊重されている，と自分が感じるためには「見つめられて」「話しかけられて」「触れられて」そして「立つこと」の四つの要素がケアを通して行われる必要がある．この4要素を常に複数用いる包括的なケアを受けることで人は人間らしさを発揮できる．

✂ 哲学に基づいた四つの基本技術

すべての技術には相手に伝わる感情面の意味がある. さらに二つ以上の技術を同時に用いることで包括的なコミュニケーションを実現させる.

● 見 る

寝たきりで, いつも見下ろされる視線（垂直の視線）しか得られない状況は, 成人の自我を, それがまだ確立していない生後3カ月くらいの状態に戻す可能性がある. また, 認知機能の低下した人や認知症の人は, 周囲の状況を認知す

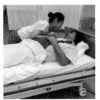
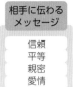

見る：目線を水平に相手の瞳に自分が映る距離で見る

技術	相手に伝わる メッセージ
正面で 水平に 近く 長く	信頼 平等 親密 愛情

る力が低下していわゆる「関係性の視覚障害」の状態となり, その視野が狭くなる. ユマニチュードではポジティブな関係をつくるために, 相手が理解できる方法で愛情と優しさを表出する技術を用いて相手を見る. 遠くから相手の視野に入る位置に立ち, 次いで驚かせないようにゆっくり近づき, 正面で水平に相手の瞳に自分が映るほど近くで見る. しかし, 見るために必要な距離は相手が決める.

● 話 す

言葉の意味が理解できない赤ちゃんや, 良好な関係を築きたい相手に対して, 人は自然に話すことができる. しかし, 相手から言語や非言語での反応が得られないと, 人は話し続けることはできない. ケアが必要な状況にある発語のない人の現実は, 1日に120秒しか話し掛けられていない, という調査もある[5]. 言葉を忘れたように見える相手に対し, ケアする人はそのケアの空間に言葉をあふれさせて, あなたは大切な存在ですと伝え続ける. 具体的には, ケアの動作をすべて言語化し, 前向きの語彙を多用して伝える. オートフィードバックと呼ぶ技術で途切れることなく話す. 例えば,「今から温かいタオルを準備しますね」「右腕からタオルを載せていきますよ」「気持ちいいですね」「腕がポカポカしてきましたね」「腕もよく動きますね」「今度は横を向いて, 私のほうに体の向きを変えてもらいますね」「そうっと, そう, 楽にできましたね」「あら！ちょっと笑ってくれましたね. うれしいです」のように, ケアの行為を実況中継のようにすべて言葉にして話し続ける.

技術	相手に伝わる メッセージ
低めのトーンで 歌うように抑揚をつけて ポジティブな言葉で 途切れなく	穏やかさ 心地良さ 優しさ 存在を認めています

● 触れる

ケアする人が触れるとき, その多くは相手に触れる必要性を有する動きである. その一方, 認知機能の低下した人や認知症の人は陰部洗浄や洗面, 口腔ケアなどのケアを受けるとき, その行為の必要性を理解できない場合があり, 時にそのケアを攻撃や暴力と受け取る. 人には敏感に感じる部位, つまりプライベートな部分がある. この部位の理解に基づいて触れる部位に順番をつけ, 相手に優しさや安心感, 信頼を伝えるための触れる技術を用いる. 例えば, 相手をつかまずにゆったりと手のひら全体で触れ, 少しの重みをかけて触れ続ける. 相手に触れるときや手を離すときは飛行機の離着陸のイメージで行う.

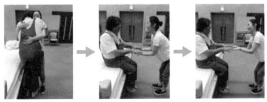

触れる：包み込むように広く触れる, 下から支えるように, 飛行機が離陸するように手を離す

技術	相手に伝わる メッセージ
広い面積で なでるように ゆっくりと つかまない 触れ続ける	痛くない 優しさと 心地良さ 大切にしている ここにいる, と 存在を伝える

● 立　つ

「立つ」ことは唯一無二の存在としての自分らしさと尊厳に関わる動作である．立ち歩く動作とそれがもたらす感覚によって，距離や空間や時間の認識が可能となり，知性を発揮する．また，軟骨や関節に栄養を行き渡らせ，骨量を増やし，足底にかかった体重の圧力は静脈還流を促進し，心肺機能は向上する．そして，立位をとることは，褥瘡の予防ともなる．40秒の立位の保持は，立って体の一部を清拭することを可能とする．立位と座位を組み合わせることによって，1日合計20分程度，立位をとる時間を確保できれば，寝たきりになることを予防できる．

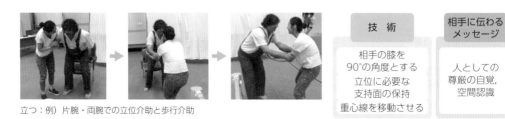

立つ：例）片腕・両腕での立位介助と歩行介助

技　術	相手に伝わる メッセージ
相手の膝を 90°の角度とする 立位に必要な 支持面の保持 重心線を移動させる	人としての 尊厳の自覚， 空間認識

✤ ケアのための五つのステップ

すべてのケアは五つのステップで構成される一つの手順を通じて行う．これは認知機能が低下した人や認知症の人と良好な関係を築くための手順であり，ケアする人を友達であると感じてもらう技術である．ケアの実施においては「見る・話す・触れる」の基本の技術を二つ以上同時に用いる．

ステップ1　出会いの準備：ノックの時間

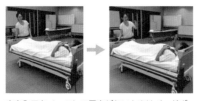

病室入口をノックして反応がないときはベッドボードをノックし，音と振動で覚醒を促す．

目的：相手の覚醒レベルを上げる時間

内容：相手がいる部屋はプライベートな場所である．訪問する相手の同意と許可が必要であり，ケアする人が守るべき義務である．用いる技術はドアをノックすること．ノックの音は誰かが来るという予告の合図であり，相手が準備できる時間となる．

技術：病室のドアを3回ノックし3秒待つ．反応がないときは再度繰り返す．そしてさらに反応がなければ1回ドアをノックして入室する．ベッド足元のボードやベッド柵など相手の反応を見ながらノックを繰り返す．

ステップ2　ケアの準備：無償の時間

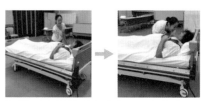

瞳が合ったら名前を呼び，友人として会話を楽しみ，関係性を築く．

目的：友人としての良好な関係を築くための無償の時間

内容：ただ「あなたに会いに来た，とっても大切な友達だ」という気持ちを行動で伝え，心地良く幸せな時間を共有する．

技術：相手からの反応（目を開ける，返事，うなずき，表情の変化など）を確認できたら視線の先から正面で瞳をとらえて話し，プライベートな部位を避けて触れる．大きな笑顔で見つめポジティブな内容の言葉で話し，広く触れる．決してケアの話はしない．このステップに3分以上はかけない．相手からの否定があった場合はあきらめる勇気をもち，再会の約束をする．

ステップ3　知覚の連結：ケアの時間

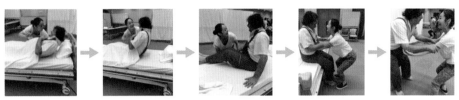

瞳をとらえ続け離さずに，話し続け，つかまずに指を離して，手のひら全体で広く触れ続ける．

目的：予定していたケアを実施する時間

内容：ケアのどの場面でも相手に伝えるメッセージには調和をもたせる．「あなたが大切です」と感覚から
　　　伝わる情報は常に調和させ，心地良い状態を維持する．ケアは最後まで安定して行うことができる．

技術：瞳を見つめて話し掛け続ける，話し掛けながら触れ続けるなど，「見る・話す・触れる」の技術を二つ
　　　以上同時に用いる（包括性）．認知症の程度によっては，関係性を築く人とケアを担当する人との2人
　　　でケアを行う．

ステップ4　感情の固定：ケアの価値を前向きに　　ステップ5　再会の約束：感情に刻む時間
　　　　　　　　　　　　　評価する時間

共に行ったケアをポジティブに認め，
記憶に刻む時間

目的：心地良いケアを過ごしたことを感情の記憶に刻む

内容：実施したケアの名称や内容を確認し，共に過ごし
　　　たケアの時間を前向きに評価する．次回のケアを
　　　より受け入れやすくなるために重要である．

技術：瞳を見つめ続け・ポジティブな言葉で話し・触
　　　れる．

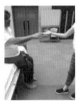

次回のケアの約束をして，飛行機が離陸
するように指先を残してさよならする．

目的：さよならとまたの出会いへのエピローグ

内容：関係性が続くことを予感できるように次回の訪
　　　問を約束する．

技術：メモに残す，カレンダーに記すなど相手の参加
　　　を促して行う．

＊「ユマニチュード」の名称は，日本における SAS Humanitude 社（本社：フランス共和国）の登録商標です．

2 在宅におけるアセスメント技術

1 ヘルスアセスメントの基本

　在宅では，病院での看護とは異なる視点での観察が必要となる．これまでの健康状態や生活環境を評価・分析し，次回の訪問まで療養者や家族が安心して生活できるケアを考えることが大切である．また，看護師がいない間にも療養者本人や家族が継続して実施できるケアの提案も求められる．さらに，次回の訪問までの間に発生しそうな症状や問題があれば，それを予防するための対策を講じなければならない．

1. 療養者を総合的にとらえる

療養者の全体像を身体・心理・社会的な側面，家族や環境も併せて総合的にとらえる（➡p.25 表1.2-1参照）.

2. 五感を十分に活用して観察する

五感を使って療養者や家族，環境の変化に気付けるよう心掛ける．視覚，聴覚，触覚，嗅覚から得られた情報を他の情報と併せてアセスメントする．

3. 起こり得る問題や生じやすいリスクを予測して観察する

療養者の疾患や障害の程度，生活習慣や生活環境，家族の介護力などから予測される問題や起こり得るリスクを想定し観察する．

4. いつもとは異なる徴候を見逃さない

療養者のいつもとは異なる少しの変化にも気付けるように観察する．また，家族の様子や生活環境の変化も重要である．日課になっていた趣味や家事を数日間していない，家の中がいつもより片付いていないなどがあった場合には，いつもとは異なる徴候として注意を払い，その原因をアセスメントする．

5. 日常生活動作（ADL）状況とセルフケア能力の視点で観察する

訪問した際のADL状況を活動の程度だけでなく，療養者の活動への意欲や補助用具の使用状況も併せて観察する．また，セルフケア能力を生かしているか，妨げになっていることは何かという視点で観察する．

6. 社会資源の活用状況を評価の視点で観察する

社会資源やサービスが療養者や家族の介護に適切に活用されているか，他に必要なものはないかといった評価の視点で観察する．

7. 療養者が望むQOL，希望に沿った生活を送ることを尊重する

身体・心理・社会的側面，家族や環境の視点でヘルスアセスメントを行い，療養者が望むQOLや希望に沿った生活を送ることを尊重し，寄り添ったケアが提供できるよう心掛ける．

---

plus α

**五感を使った
情報収集**

視覚，聴覚，嗅覚，触覚，味覚の五つの感覚を五感という．生活環境の情報収集に重要である．
視覚：療養者の表情や動作のほか，室内の状況など.
聴覚：療養者の話し方や会話の内容，テレビの音量や外の騒音など.
嗅覚：療養者の排泄臭，アルコール臭，居宅のにおい（焦げたにおいやたばこ）など.
触覚：浮腫，冷汗やべたつき，家具のぐらつきなど.
＊看護師が，味覚を生かした観察を積極的に行うことは一般的ではない.

2 生活からみるヘルスアセスメント

在宅で生活している療養者や家族は，自らの健康状態の異常に気付かずに生活を送っている場合がある．また，体調の違和感や不調の訴え方には，療養者の生活背景や生活習慣，家族の中での役割や家族関係などが影響している．そのため看護師は療養者の全体像をとらえ，いつもとは異なる徴候に気付けるよう，ヘルスアセスメントを行う必要がある．

---

1. 症状別アセスメントのポイント

1. 全身状態

訪問した際に，全体的な印象がいつもと比べてどうか，表情や動作のほかに，元気がない，食欲がない，睡眠不足，会話の内容のつじつまが合わないなどの変化はないか，本人の状態に併せて家族の話も情報としてアセスメントする．また，療養者の訴えの背景にある症状を見極める観察も重要である．例えば「最近参ってるんだ」という言葉が表しているのは何か，倦怠感，痛み，不眠，排泄の不調，精神的な不安など，療養

最近参ってるんだ　　倦怠感がある？　　どこか痛いのかな？

眠れていない？

便や尿のこと？

家族と何かあった？

図2.2-1　療養者の言葉の意味を予測し，観察し，考える

者の疾患や障害から予測して会話や身体の観察を行い，総合して判断することが求められる（図2.2-1）.

2. バイタルサイン

療養者の疾患や障害により，バイタルサインの異常の出現を予測して観察する．発熱は，肺炎などの感染，脱水，熱中症など多くのリスクが予測される．身体症状のほかに，季節，日当たり，室内の環境，療養者の衣服などの観察の結果を総合してアセスメントする．

3. 生活機能に関連する症状

療養者の希望する生活が送れるよう，食事，排泄，清潔，活動，睡眠などの不調で日常生活機能が障害されていないか，出現している症状や予測される症状についてアセスメントする．
特に，排泄の課題は療養者自身の自尊心や家族の介護負担にも大きく影響するため，適切なアセスメントと対応が求められる．

4. 精神状態に関連する症状

療養者自身の疾患や障害に伴う身体状況に関する不安や苦痛だけでなく，療養生活を送る中で出現する生活上の苦痛，災害への不安，家族関係に伴う悩みなど，療養者の精神状態はさまざまな影響を受けやすい．療養者や家族の話を傾聴し，安心して療養生活を送ることができるように関わることが求められる．

➡ 食に関するアセスメントについては，
  3章1節p.70参照.
➡ 排泄のアセスメントについては，
  3章2節p.78参照.
➡ 清潔のアセスメントについては，
  3章3節p.84参照.
➡ 移動能力のアセスメントについては，
  3章4節p.88参照.
➡ 睡眠のアセスメントについては，
  3章6節p.96参照.

3 身体状態のアセスメント

決められた時間の中で効率よく観察するためには，療養者に出現し得る症状を予測し，ケアや会話をしながらフィジカルアセスメント，フィジカルイグザミネーションを計画的に進めていくことが求められる（図2.2-2）．

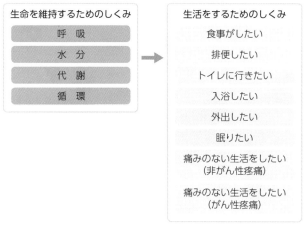

生命を維持するためのしくみ	生活をするためのしくみ	サブアセスメント
呼 吸	食事がしたい	浮 腫
水 分	排便したい	皮膚トラブル
代 謝	トイレに行きたい	認知症
循 環	入浴したい	
	外出したい	
	眠りたい	
	痛みのない生活をしたい（非がん性疼痛）	
	痛みのない生活をしたい（がん性疼痛）	

山内豊明監修. 生命・生活の両面から捉えるアセスメント・プロトコル 改訂版. 中央法規出版, 2015. p.76-77.
図2.2-2 アセスメントの全体図

1. 問診・フィジカルイグザミネーション（視診・触診・打診・聴診）（表2.2-1）

問診は，主にコミュニケーションを通して実施されるが，必要な情報が家族や介護者により記録用紙やノートに整理されている場合もある．記録用紙の記載内容についても療養者や家族に確認しながら進めていく．
フィジカルイグザミネーションは，療養者の衣服や体位などへの配慮が必要になるため，ケアと一緒に観察ができるように計画的に行う．特に，呼吸音の聴診の際には療養者に数回深呼吸の協力を依頼する場合があるため，療養者の疲労など負担がかからないよう適切に行う．

コンテンツが視聴できます（p.2参照）

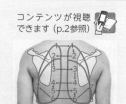

● 呼吸音の聴取部位〈アニメーション〉

表2.2-1　問診とフィジカルイグザミネーションのポイント

情報	方法	ポイント
主観的情報	問診	● 症状の出現とその経過，部位や程度，気になること，食事，排泄，睡眠状況，服薬状況のほか，前回の訪問後から生活や体調の変化がないか確認する ● 生活や家族に関することなどを会話によって聞く
客観的情報	視診	● 意識状態や精神状態，姿勢，活動性といった全身の所見のほか，皮膚の状態や目元，口元などの視診も療養者と会話しながら自然な流れで目で見て情報を得る ● 身体の状態だけでなく，表情や話し方にも注意を払う ● 視診によって異常があった場合には，触診，打診，聴診により詳細を確認する
	触診	● 身体の部位に直接触れて，皮膚の弾力・温かさ・冷たさ，浮腫の状態，腫瘤の可動性や圧痛などの情報を得る
	打診	● 体表を叩くことによって得られた反響音から情報を得る ● 部位によって，臓器の大きさ，密度，空洞，臓器の圧痛などの情報を得る ● 打診時に痛みを感じないか，硬さや打診音に異常がないかを診る
	聴診	● 身体の中から聞こえてくる音の変化によって正常や異常を判断する ● 主に聴診器を使用して音を聴いて情報を得る ● 聴診器による聴診は，呼吸音を中心に，心音，血管音，腸蠕動音などを観察する

＊嗅診もフィジカルイグザミネーションに含まれるが，一般的には上記四つの観察から成るため除外した.

2. バイタルサインの測定

　身体状態の把握と目的に応じて，呼吸，循環（血圧・脈拍），意識，体温，皮膚などについて観察する．測定のタイミングは，サービス導入時，朝と夕などの毎日決まった時間，看護ケアの前後，状態が変化したときなどに行う.

➡ バイタルサインの基準値については，ナーシング・グラフィカ『基礎看護技術Ⅰ』4章5節参照.

1. 呼吸
① 呼吸に関する情報収集項目（図2.2-3）
● 呼吸数：リズム・パターン／呼吸音／呼吸困難の訴え，咳嗽，喀痰，発熱など
② 異常徴候の目安
● 呼吸数：12回/分以下，20回/分以上，無呼吸
● リズム・パターン：リズム異常，浅速呼吸，チェーン・ストークス呼吸，ビオー呼吸，クスマウル呼吸，失調性呼吸
● 呼吸音：副雑音，無音など

2. 循環
1）脈拍
① 脈拍に関する情報収集項目
● 脈拍数，リズム，脈の大きさ（強さ），緊張度，立ち上がり
● 息切れ，胸痛など
② 異常徴候の目安
● 脈拍数：60回/分以下（高齢者は50回/分未満）の徐脈，100回/分以上の頻脈
● リズム：不整脈，結滞
● その他：微弱

2）血圧
① 血圧に関する情報収集項目
● 血圧は，測定前の行動や服薬，食生活，睡眠，心理状態などに影響されるので，できるだけ普段と同じ条件で測定する
② 異常徴候の目安
● 収縮期血圧：180mmHg以上，80mmHg以下

● 肺（呼吸器系）の打診〈動画〉

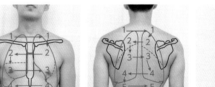
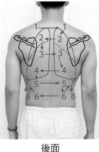
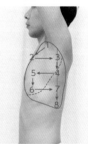

前面　　　　後面　　　　側面

図2.2-3　呼吸器の打診・聴診部位と順序

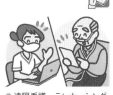

- 普段の測定値との大きな変化

3）意　識
- 意識のアセスメントでは，現在の状態や経過を把握すること，障害の程度や原因，障害されている部位を確認することが欠かせない．そのため客観的なツールとして，意識状態の評価基準（スケール）が用いられる．代表的なスケールは，ジャパン・コーマ・スケール（Japan coma scale：JCS）とグラスゴー・コーマ・スケール（Glasgow coma scale：GCS）である．

4）体　温
- 高齢者や障害者の場合，室温，衣類，掛け物など環境の影響で体温が変動しやすいので，療養者の環境も併せて確認する．

5）身長・体重
- 身長と体重から，肥満ややせなどの体格，栄養状態，体位や姿勢を検討する．

6）皮　膚
- 皮膚は，視診やケアを行う際や日常生活の中で療養者と接するときに観察する．異常部分では，①大きさ，②形，③色，④位置，⑤左右対称性に留意する．

コラム　　　## ICT を活用したヘルスモニタリング

　2016（平成28）年5月，糖尿病の血糖管理のために，非観血型の「フラッシュグルコースモニタリング」システム（アボット社製）が厚生労働省に認可された．これは，上腕内部に貼付された500円玉大のセンサーが最長14日間にわたって組織間質液中のグルコース値を測定・保存し，携帯可能なリーダーをセンサーにかざすことによりセンサー内の保存データを読み取るしくみをもつ．このほかにも，パッチを腕に貼付すると自動で血糖値モニタリングから投薬（経皮投与）までするスマートパッチなどが開発されている．また，体温や心拍，呼吸といったバイタルサインを24時間モニタリングできる測定器を内蔵したウエアラブル端末も開発されている．

　このようなICT（information and communication technology，情報通信技術）を活用したヘルスモニタリングは，在宅療養をはじめ，企業向けの健康リスク管理，介護や見守り，遠隔医療などの分野で幅広く利用されていくであろう．

● 遠隔看護—テレナーシング〈動画〉

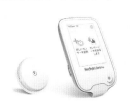
●左がセンサー，右がリーダー

アボット社製血糖モニタリングシステム（FreeStyleリブレPro®）．
アボットジャパン株式会社ホームページより．

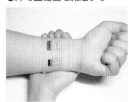
●汗で血糖値を測定する

汗で血糖値を測定し，治療薬を経皮投与する極細の針を備えたパッチ．
Health Day News（2016年3月21日）より．

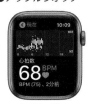
●アップルウオッチ®

身に着けて心拍数を継続的に測定し，その他の収集するデータから消費カロリーを算出することもできる．
アップルホームページより．

3 環境整備

1 在宅療養環境の基本

　在宅療養環境は，療養者の安全で快適な暮らしを確保し，日常生活動作（ADL）の維持・拡大，自立や社会参加を促し，その人らしい生活を実現するために重要なものである．また，介護者においても，動線や物品の配置などが，介護負担や健康状態に大きな影響を与える．

2 療養環境が引き起こす障害の予防

　在宅における療養環境は，療養者の心身の健康状態に影響を及ぼす．例えば，居室から水回りまでが離れていたり，動線が複雑だったりすると，療養者の移動への意欲や行動を妨げることになり，閉じこもりやADLの低下を招き，家族とのだんらんの機会を減らす恐れがある．体温調整機能が十分に働いていない在宅療養者の場合では，室温の高低が体温や血圧の変動を引き起こし，うつ熱や熱中症，脱水やヒートショック[＊]の原因となる．また，加齢に加え，運動器の機能や視力の低下を生じている療養者では，段差や，照度が低い環境での移動により，転倒・転落を生じやすい．さらには，家具や物品の不適切な配置や使用方法により熱傷や凍傷，火災などを生じる恐れがある．

　在宅療養では，看護者は療養者と家族が長らく築き上げてきた暮らしぶりを尊重しつつも，リスクマネジメントの観点をもち，日常的に事故や閉じこもり，生活機能障害につながる点がないかを点検し，リスクを未然に防ぐ環境づくりを心掛ける．

<aside>
用語解説 ＊
ヒートショック
温度の急激な変化で血圧が大きく変動することなどが原因となり起こる健康被害（失神や心筋梗塞，不整脈，脳梗塞）のこと．典型的なのは，冬季，入浴時の急激な血圧低下から失神，溺死に至る急死である．
</aside>

3 居住環境のアセスメント

1. アセスメントの観点
　居住環境は，そこで生活を送る人の暮らし方，関係性，価値観や生活歴を反映するものである．したがって，居住環境をアセスメントする際には，療養者と家族の日常（普通，当たり前）の暮らし方を理解することがスタートとなる．その上で，疾患の経過の見通しや障害の実情を踏まえ，療養者は今後，どのように暮らしていきたいのか，生活に対する希望や意欲を把握することが不可欠である．

2. アセスメント項目
- ADL・IADLのアセスメント
- 生活のしかた（ADL・IADLの維持および向上）
- 行動範囲，動線，日照，通風，遮音，温熱環境，家族間の交流，プライバシー，外出，接客など
- 地域社会との接点の有無

3. 間取り図（見取り図）
　間取り図を描いてみると，在宅療養者の生活把握と問題発見が容易になる．例えば，トイレに行くという一連の動作を間取り図上に可視化することで，移動を妨げている段差の存在や，幅が狭いため車椅子で移動できない廊下，障害のある療養者には開閉

➡ 間取り図については，p.47 図2.3-1を参照.

が困難な扉など，療養者の生活を空間的，総合的に把握し，アセスメントすることができる．また，間取り図は，療養者や介護者の生活上の課題について，多職種・他機関と情報を共有するための手段にもできる．

4 住環境整備

住環境整備（住宅改修）とは，身体機能の低下や障害と住環境が不適合状態，つまり療養者や介護者の生活に不利益をもたらす状態が生じたときに，それを解消あるいは緩和させるために行うものである．住環境整備は，生活の自立，安全の確保，介護負担の軽減などを図り，より良く住み続けることを目的に行われる．具体的には，①住み方の工夫，②補助具・福祉用具の利用，③住宅改修のレベルがあり，療養者本人と家族をはじめ，看護職，作業療法士，理学療法士，建築関係者など在宅療養の関係者で連携しながら実施する（図2.3-1）．

●住環境〈動画〉

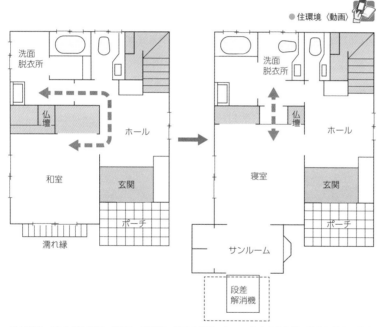

栂木保匡．"基本構造整備の事例"．保健婦・訪問看護婦のための住宅改善支援の視点と技術．鈴木晃編．p.107，図4・2・2．日本看護協会出版会，1997．一部改変．

図2.3-1 住宅改修（間取り変更）の一例

1. 住環境整備の観点（家屋環境の整備）

1. 安全で快適な暮らしを保障する

住環境は暮らしの拠点であるので，本人の生活習慣，価値観を踏まえ，望む暮らしを送る，人と交流する，プライバシーの確保，緊急時の避難誘導手段の確保など，療養者と家族の安全や快適さを保障する観点が求められる．

2. 生じている生活障害を解消する

療養者の身体機能低下に応じて，生じている生活障害を解消または緩和するために，個別の状態・障害に応じて自立を促し，残存機能を引き出す住環境を整える．事後的な対応といえる．

3. 将来的な生活障害に備える

疾患の進行や加齢による身体機能の低下を見越して，将来の生活障害の予防，日常生活の中での事故防止の観点から，事前に住環境を整える．この住環境整備は同じ住居に暮らす家族にとっても安全性や快適性を保障する．誰にとっても暮らしやすい普遍的（ユニバーサル）な対応であるといえる．

2. 住宅改修のポイント

1. 自立・セルフケアを促す

療養者のADLや生活動線，介護者の介護力を踏まえ，間取りの工夫や変更，手すりや移動のための福祉用具を配置することで，療養者の自立やセルフケアを促す．日常生活空間を同一階とする，トイレに近い場所に居室を配置する，福祉用具を活用できるようなスペースを確保するなども，住宅改修の一例である（図2.3-1）．

2. 快適な生活空間をつくる

在宅療養者は居室や自宅内で過ごす時間が長くなりやすく，生活環境の快適さは安定的に療養生活を送る上で欠かせない．ごみや汚物の処理の徹底，居室と水回り（台所，トイレ，浴室など）の配置を工夫し，居室や自宅内の衛生を保つ．また，疾患・障害に応じて，認識しやすい色，扱いやすい形態，室温調節など容易に操作できる福祉用具を導入するなど，快適さに配慮した環境づくりを心掛ける．

3. 危険を回避する（転倒・転落の防止，災害への備え）

在宅療養者は，運動麻痺や視力低下，長期臥床による筋力低下，注意力散漫などにより，転倒・転落が起こりやすくなる．段差の解消，手すりの設置，階段滑り止めの取り付け，通報装置や足元灯の設置などで，住宅内事故を未然に防止する（図2.3-2）．

また，災害に備え，避難経路を確保，窓ガラスの飛散防止フィルムや家具などの転倒防止用具の装着，診察券や各種手帳などの貴重品は安全に保管できる場所を決めておく，また，その場所を確保するなどの工夫が必要である．

肩より高い位置の物を取るときは注意する．よく使う物は低い位置にしまう．

急な刺激（夜間の明る過ぎる照明，冷たい手すり）に驚いて転倒することがあるので注意する．足元を照らす間接照明，手すりの材質を考慮する．

● 手すりをつける
● 滑り止めをつける
● 足元灯をつける

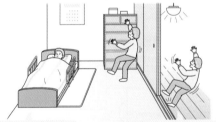

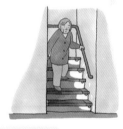

もし転落することがあっても安全なように，低床ベッドを使用したり，衝撃吸収マットなどを敷く．ベッドではなく，畳に布団のほうが安全な療養者もいる．

屋内での転倒は，大きな段差よりも敷居などのわずかな段差で起こりやすい．気付かない段差や障害物に注意する（カーペットの縁，敷居，電気コードなど）．

図2.3-2 自宅内の転倒・転落防止策

3. 住環境整備におけるケアマネジメント

● 療養者や家族の健康状態や生活の情報を踏まえ，生活環境を的確に評価し，住環境問題のニーズを発見・アセスメントする．
● 本人の心身機能の現況，将来の見通し，日常生活での具体的な介護の内容や安全な動作方法などを念頭に置き，療養者や家族に対し，住宅改修の助言・紹介を行う．
● 住宅改修を担当する業者や専門職と連携を図り，必要時に療養者・家族との仲介や代弁を行う．

5 福祉用具

1. 福祉用具とは

福祉用具とは，心身の機能が低下し日常生活に支障のある老人，心身障害者の日常生活の便宜を図るための用具，機能回復訓練のための用具および補装具をいう（福祉用具の研究開発及び普及の促進に関する法律）.

福祉用具の活用は，療養者自身の生活の自立を促し，介護者の介護負担を軽減することを可能とし，結果，療養者・介護者の安全の確保，在宅での生活の継続を保障し，ひいてはQOLの向上（生活の広がり）をもたらすという意義がある.

2. 福祉用具導入の観点

福祉用具の導入は，療養者の生活上の不便・不自由を解決する住環境整備の一環として位置付け，ほかの住環境整備と組み合わせることが有効である. 福祉用具の導入に当たっては，理学療法士，作業療法士などとともに検討することが欠かせない.

入浴や排泄など，療養者の皮膚に直接触れる用具は購入しなければならないが，購入前に試してみることができる場合やリースの制度もあるので，療養者と家庭の状況に応じて導入を考える.

1. 目的に合った用具の選択

福祉用具は種類・数ともにさまざまなものがあり，また，次々と新しい製品が出ている. 何の目的で福祉用具を活用するのか，療養者の状況やニーズを明確にし，適切に選択する.

例えば，療養者の自立を促す，家族の介護負担を軽減する，生活の快適性や利便性が増す，事故防止など，福祉用具を導入するメリットについて療養者本人や介護者に十分に説明をし，納得を得た上で，介護力，家族関係，住環境，経済力などの条件を加味し，生活環境に適した用具を選択する.

看護職は，常に福祉用具に関する情報をキャッチしておくとともに，福祉用具業者や相談員などの専門家に相談できるよう，連携をとることが求められる.

2. 導入時期の見極め

福祉用具の導入は，病状の変化や身体機能低下を見越して，どのタイミングで導入するかを事前に十分検討する. 例えば難病など進行性の疾患の場合，現在の状態だけをみて導入すると，病状の進行に伴い，すぐ使えないものになってしまう場合がある. つまり，機能低下を来した後からでは，使用方法を習得できない福祉用具もあるということである. したがって，看護職の視点だけではなく，療養者本人や家族の「まだ大丈夫」と思う気持ちを尊重しながらも，余裕のあるタイミングで福祉用具を導入することが望ましい.

3. 正しい使用方法の習得

福祉用具は必ずしも機能が高いものを選択することが適切とは限らない. 療養者や介護者が，福祉用具の正しい使用法を習得し，安全に使用できるかという観点からも判断することが大切となる.

plus α

疾病・障害の特性と福祉用具

頻度の高い住宅改修として，手すりの設置がある. 一般に，手すりの把持が可能な場合は丸形の手すりでよいが，関節リウマチなどによる手指の変形があり，手すりの把持が困難な場合は，手すりに前腕を載せることができる平型の手すりが適している. また，直線，L字，波型など，動作のしやすさに合わせた形状のものもある. 福祉用具は療養者の疾病や障害の状況に応じて，理学療法士（PT），作業療法士（OT），建築関係者など専門家の助言を得ながら選択することが望ましい.

6 環境整備に活用できる社会資源

療養者の状況に応じて，介護保険や福祉制度が利用できる. サービス内容は，自治体（市町村）によって異なる場合もあるので，詳細は療養者・家族が市町村の窓口で相談することを勧める.

1 介護保険制度

住宅改修（改造）では，原則として1人1回（生涯にわたり）20万円を上限として，かかった費用の1割が自己負担となる. 例外的に，転居をした場合または要介護状態区分が3段階上がった場合は再度利用することが可能である. 制度の中で対応可能な例は，手すりの設置，家屋内外の段差の解消，滑りにくい床材への変更，扉や便器の取り替えなどの住宅改修である.

福祉用具の購入では，1年間に10万円を限度に自己負担1〜3割で，移動，

plus α

自己負担割合

介護保険における利用者の自己負担割合については，一定以上の所得の者は2割，現役並み所得のある者は3割である.

排泄，入浴に関する福祉用具の購入補助がある．また，自己負担 1 ～ 3 割（月額の介護費用に含む）で，車椅子，特殊寝台などの貸与（レンタル）を利用することができる．

相談窓口は各自治体の介護保険課，地域包括支援センター*などである．

2 障害者総合支援法

障害支援区分の認定を受けている場合，補装具の交付や修理，日常生活用具の給付および貸与などが可能である．

3 その他の給付制度

老人福祉法，その他の法に基づいた重度身体障害者（児）住宅（家屋）整備事業など，自治体独自の制度などがある．

4 多職種連携

福祉用具の導入に当たっては，ケアマネジャーと連携を図りながら，医師やリハビリテーションスタッフ（理学療法士，作業療法士，言語聴覚士），訪問介護員（ホームヘルパー），住環境に関係する職種（福祉住環境コーディネーター，福祉用具専門相談員，福祉用具プランナー，建築士など）と情報交換をしながら支援する．通所リハビリテーションやデイケアなどを利用する療養者の場合は，施設職員とも互いの情報を交換し，療養者の自立の妨げにならないような統一した指導ができるようにすることも重要である．

4 生活リハビリテーション

1 生活リハビリテーションの基本

1 生活リハビリテーションとは

病院での身体機能の回復や向上を目的としたリハビリテーションに対し，**生活リハビリテーション**とは，生活の場を中心に療養者の視点に立って，自立した生活を送る上で必要とされる**生活機能**を中心に，創意工夫をしながら維持・向上させることを目的としたリハビリテーションをいう．

2 在宅療養における生活リハビリテーションとその対象

住み慣れた在宅での療養生活は，家具や物の位置を自由に配置できる．手の届く範囲にさまざまな日常生活用品が配置されることは便利である一方，療養者の日常生活動作（ADL）機能を低下させることにつながる．病院などの施設はユニバーサルデザイン*を取り入れた安全な環境に配慮されている場合が多いが，家具や物が乱雑に配置される在宅療養の場は危険が潜む場合も多い．また，介護保険サービスで，訪問看護や訪問リハビリテーションを活用し移動や移乗の能力が一時的に獲得されていても，日常生活でその能力を発揮しないでいるとADLの機能が低下する．看護師やリハビリテーションスタッフによる訪問時間は在宅療養生活のほんの一部にしかすぎず，療養者本人や介護者・

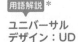

用語解説 *
地域包括支援センター

介護保険法で定められた地域住民の保健・福祉・医療の向上，虐待防止，介護予防マネジメントなどを総合的に行う．保健師，主任ケアマネジャー，社会福祉士が配置されている．

用語解説 *
ユニバーサルデザイン：UD

universal design. ユニバーサル＝普遍的な，全体の，という言葉が示しているように，「すべての人のためのデザイン」を意味し，年齢や障害の有無などにかかわらず，できるだけ多くの人が利用可能であるようにデザインすること．

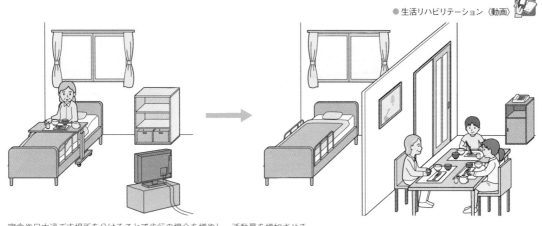

寝食や日中過ごす場所を分けることで歩行の機会を増やし，活動量を増加させる．
図2.4-1　生活環境の設定

家族の自立に対する意欲に任されている．

　一方，在宅療養の場は工夫次第で，日常生活行動において自然な形で訓練ができる環境に変わる．あえて移動しないと取りに行けないような位置に物を置き，それをリハビリテーションの一つと認識して繰り返し行うことで，ADLの維持・向上につながることもある．また，在宅療養であるからこそ，朝起きて身なりを整え，更衣をし，夜は寝衣に着替えて就寝するという生活リズムをつけることも生活リハビリテーションとなる．在宅では移動や移乗，更衣や食事，排泄動作そのものがリハビリテーションの機会となるのである（図2.4-1）.

3　在宅療養での生活リハビリテーションの目的・適応

　生活リハビリテーションとは，単に運動機能や栄養状態といった身体機能の改善だけを目指すのではなく，「心身機能」「活動」「参加」のそれぞれの要素にバランス良く働き掛け，これによって日常生活の活動を高め，家庭や地域・社会での役割を果たし，それによって一人ひとりの生きがいや自己実現を支援して，生活の質（QOL）の向上を目指すことでもある．例えば，病気や障害をもっていたり，人工呼吸器の装着や在宅酸素療法を行っていたりしても，「外出したい」「孫に会いに行きたい」といった，希望や生きがいをもつことがある．麻痺があって自由に体を動かせなくても，「短時間なら店番をしてお客さんが来たら家族に知らせる」「座位の姿勢で洗濯物をたたむ」「働く家族のためにできることをしたい」など，家族や社会の中での役割遂行や自立を果たそうとすることもある．

　看護師は在宅療養者や介護者・家族との関わりの中で，心身の機能をはじめ環境を含めた総合的なアセスメントをし［生活機能・日常生活動作（ADL）のアセスメント］，生活リハビリテーションの支援をしていくことが重要である．とはいえ，週に1～2回の訪問の場合もあるため，理学療法士や作業療法士，

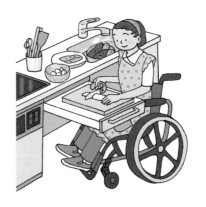

言語聴覚士などの専門職や介護支援専門員（ケアマネジャー）らとの連携を十分に図りながら進めていく.

2 障害や状態に応じた生活リハビリテーション

1. 医療依存度が高い寝たきり療養者の場合

神経難病や人工呼吸器装着患者, 脊髄損傷患者や麻痺があり「障害高齢者の日常生活自立度判定基準」（➡p.247 表6.4-1参照）でランクCに相当する寝たきり患者の場合でも, 自立を目指した支援を行うことができる. 声掛けに対する反応を示してもらうことや, 健側の身体を一部でも動かしてもらうなどでもよい. 残存機能はどの部位にあり, どのようなことなら可能かをアセスメントし, 日々の介助のプロセスにおいて協力を依頼し動かしてもらう.

2. なんらかの介助を要する療養者の場合

脳血管疾患やパーキンソン病などでも, なんらかの介助により車椅子などに移乗でき, 食事, 排泄は, ベッドから離れて行える「障害高齢者の日常生活自立度判定基準」ランクB（➡p.247 表6.4-1参照）よりも, 軽度の療養者の場合は, 積極的な生活リハビリテーションを支援していく. また, 自助具を含めた福祉用具や住宅改修を取り入れることで生活の幅が広がるため, 必要に応じて活用する（図2.4-2〜図2.4-7）.

状況に応じて短い時間でもベッドから離床し, 居室から出ることや屋外で散歩や歩行をすることを推奨する. 最初は窓際で外を見ることから始めるのでもよい. 屋内の廊下や自宅の庭, 周辺の道路を歩いたり車椅子で移動したりして（図2.4-7）, 少しずつ距離を伸ばし, 回数を増やすことで気持ちに張り合いをもたせる援助をする. 訪問時には看護師が療養者とともに行動をし, 環境や動作時の場面をしっかりと観察し, 転倒・転落をはじめとする危険性がないかをアセスメントする. 安全への配慮がなされているかどうかや, 介護者や家族に負担はないかなどを観察し, 家族に見守りのポイントや安全への配慮をアドバイスする（日常生活のアセスメントと環境整備）.

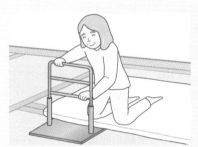

図2.4-2 起き上がり・立ち上がりの生活リハビリテーション

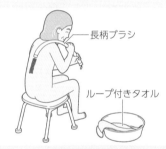

長柄ブラシ

ループ付きタオル

図2.4-3 自助具を活用した入浴時の生活リハビリテーション

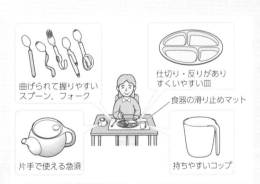

曲げられて握りやすいスプーン, フォーク

仕切り・反りがありすくいやすい皿

食器の滑り止めマット

片手で使える急須

持ちやすいコップ

図2.4-4 自助具を活用した食事・調理動作の生活リハビリテーション

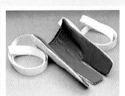
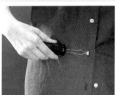

a. 靴下エイド
履き口のゴムを手で広げることなく, 片手でも靴下をかぶせて履くことができる.
写真提供：プロト・ワン有限会社

b. ボタンエイド
手先の細かい動きが難しい療養者のための, ボタンをかける補助具. 輪の中にボタンを引っ掛けて使用する.
写真提供：アビリティーズ・ケアネット株式会社

図2.4-5 自助具を活用した更衣の生活リハビリテーション

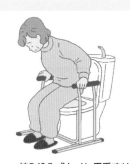

a. 挟み込み式トイレ用手すり

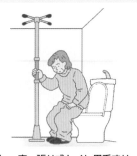

b. 突っ張り式トイレ用手すり

図2.4-6 福祉用具を活用した排泄の生活リハビリテーション

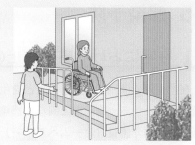

図2.4-7 スロープの取り付け

3 在宅移行に向けての環境整備

1. 在宅療養への移行との関連

　入院中や，施設への入所中から，在宅での療養生活を想定することが重要である．病棟看護師は起き上がり動作や立ち上がり動作，食事や排泄，更衣動作についてリハビリテーション専門職からアドバイスを受け，病室や病棟内でも積極的に実施しておくことが望ましい．そのための福祉用具の貸与や購入，住宅改修については，ケアマネジャーをはじめ，福祉用具業者，リハビリテーション専門職など関連職種と連携し検討しておく．

　訪問看護師が入院中から在宅復帰時に関わる職種とともに環境整備の検討をしておくことで，療養者のスムーズな在宅療養移行につなげることができる．福祉用具に入院中から触れて試用・試乗してもらい，療養者に合ったものを適切に選択できるようにすることで，生活リハビリテーションの幅が広がる．

> **コラム**　　　認知行動療法を応用したリハビリテーション
>
> 　脳血管障害における脳卒中後うつ状態は，リハビリテーションを行っている療養者にしばしばみられる．要因として失語症によるコミュニケーション不全や記憶障害による物忘れ，見当識障害によって困惑や不安感が生じ，療養者の自己効力感が低下し，無力感や喪失感につながることが考えられる．
>
> 　そこで，うつ病の患者に利用される認知行動療法（cognitive behavioral therapy：CBT）を応用し，脳卒中に罹患しうつ状態に陥った療養者に自己効力感を維持しながら気付きを促す手法が試みられている．具体的には，患者が自分の状態に気付くためのカウンセリングをリハビリテーションと組み合わせ，認知が感情と行動に影響を及ぼすことを理解させ，思い込みや否定的な思考を意識させ，困難な課題でも現実的な説明に置き換えて解決できる方法を探索してもらう．そのために，機能の改善をグラフや VTR で「見える化」して意識できるよう工夫する．日常生活場面において「できることを増やす」ことに配慮した行動変容を促す技法の一つである．

引用・参考文献

1）大嶋伸雄ほか．脳損傷例に対する認知行動療法．理学療法ジャーナル．2014，48（12），p.1099-1109．

5 感染予防

1 在宅における感染防止の基本

在宅看護では，日和見感染などを生じやすい高齢者や医療依存度の高い傷病者を対象とする．施設内と異なり感染のリスクは少ないが，居宅を巡回する看護師や訪問介護員（ホームヘルパー）など外部訪問者やペット，乳幼児などをはじめとした同居者が感染症の媒体となり得ることが在宅の特徴である．また，在宅療養者はかぜをひいても受診が容易でないことが多く，さらに主に介護するのは家族であるため，施設と比較して感染に対する注意が十分になされない可能性がある．療養者が感染症を発症すると，発熱や疼痛などの症状により，療養者にも介護者にも不安が生じる．さらに，病状が悪化すれば，集中的な医療的管理が必要となる．

近年では，社会的な感染症の流行も散発しており，在宅療養者の生活・生命を守るための訪問看護における感染対策は重要である．

2 日常的なケア（平常時）

1 療養者の体調管理

原疾患の増悪防止，管理が大前提であるので，体調不良時は，早めに主治医や訪問看護師に知らせるように伝える．訪問時には，発熱・発赤・疼痛・腫脹などの感染による徴候を早めに発見できるよう全身の観察を十分に行う．

日常的な手洗い・うがい，感染症流行時に外出する際はマスク着用を促す．

日常生活上のケアを要する療養者には，身体の清潔や口腔ケア，褥瘡予防，瘻孔や排液の管理などを適切かつ十分に行うとともに，水分や栄養の摂取を促し，療養者本人の体調を整え，感染への抵抗力を高める．また，感染症流行時期には，外出，施設系サービスの利用や医療機関への受診を控えるよう，在宅サービスを提案する．

季節性インフルエンザ，肺炎球菌，**新型コロナウイルス感染症**など，感染や重篤化の予防に有効なワクチンがあるものは，療養者や家族にその有効性を説明し，主治医の指示の下，できる限り積極的な接種を勧める．医療機関などに出向いての接種が困難な場合は，往診での実施に向け，主治医などと相談・調整を行う．

2 スタンダードプリコーション（標準予防策）（表2.5-1）

感染症の診断およびその可能性の有無にかかわらず，すべての人，すべての場面において，感染の可能性を踏まえた対応をする．

特に在宅では，訪問ならびにケア前後の十分な手洗いである「手指衛生」と，ケア時にディスポーザブルのマスク，手袋，ガウンまたはエプロンなどの「個人防護用具着用」が基本である．

plus α

主な感染症（病原微生物）の主たる感染ルート

接触感染：MRSA，緑膿菌，O-157，A型肝炎ウイルス，単純ヘルペスウイルス，アデノウイルス，ノロウイルス，ロタウイルス，ヒゼンダニ，シラミなど．
飛沫感染：新型コロナウイルス，インフルエンザウイルス，風疹ウイルス，ムンプスウイルス，髄膜炎菌，マイコプラズマなど．
空気感染：結核菌，麻疹ウイルス，水痘・帯状疱疹ウイルスなど．

表2.5-1 在宅における感染経路別の主なスタンダードプリコーション

感染経路	訪問時の留意点
接触感染 （経口感染を含む）	● 血圧計，体温計など直接皮膚に接触するケア器具は，原則として療養者専用のものとする ● ケア器具を再利用しなければならない場合，消毒・滅菌するか，1週間程度手を触れずに保管したのちに利用する
飛沫感染	● 療養者の居室は，1日1回の清掃を心掛ける ● 感染リスクのある期間中，療養者が使用した食器などは家族と共用しないようにする
空気・エアロゾル感染	● 感染者（療養者本人）へのマスク着用，咳エチケットの励行を促す ● 接する家族，訪問者にもマスク着用，手洗いを励行してもらう ● 居室内は，常時あるいは定期的に外気を取り入れ，換気を行う ● エアロゾルが発生する可能性のある手技（気道内吸引，気管カニューレ交換など）をする場合には，N95マスク，目の防護具（ゴーグルやフェイスシールド），長袖ガウン，手袋を着用する

3 家族への指導

|1| 正しい情報を伝える

　感染症に関する情報が適切に理解されていない場合，家族は感染症に対し過剰に不安を抱くことがある．感染症についての正しい情報を伝え，療養者に起こり得る感染症の徴候やその対処法を指導する．

|2| 感染症をもち込ませない

　家族が外部から感染症をもち込まないよう，スタンダードプリコーションをはじめ，予防接種の勧奨，家族が体調不良の時には療養者に近づかないなど，状況に応じた指導を行う．

4 訪問看護師などの健康管理

　看護者自身も日ごろからの体調管理に努め，自身あるいは家族内に感染症の恐れがある場合には，勤務を外れるようにする．

　また，看護者が感染症の媒体とならないよう，スタンダードプリコーションを遵守し，感染症を発症している療養者は最後の訪問にするなど，訪問の経路を組み立てる．

5 環境整備および医療器具の清潔保持

　医療機関ではディスポーザブル器材を用いる場面でも，在宅では経済的な理由や災害等の非常時など，環境が整っていない中でも適切にケアを行わなければならない．そのため，使用する医療器具の素材や使用する部位などに応じて，どのような方法で消毒や滅菌を行うのが適切かを理解しておく．

6 感染性廃棄物の取り扱い

　在宅で用いられる医療器具は，現状では廃棄物の処理及び清掃に関する法律（廃棄物処理法）による規制を受けないため，原則として家庭ごみと同様の扱いとなっている．注射針は，主治医や訪問看護ステーションなどを通じて回収するなど，定められた方法で廃棄する．その他の物品は，自治体の取り決めに従って廃棄する．

1. 日用品，環境の消毒
食器・手すり・ドアノブなど身近な物や環境の消毒には，熱水，アルコール，塩素系漂白剤を用いる．

1. 熱 水
食器や箸などは，80℃の熱水に10分間浸す．

2. 消毒用アルコール，次亜塩素酸ナトリウム溶液
消毒用アルコール，次亜塩素酸ナトリウム溶液を用いて，手すりやドアノブなどの物品を拭く．次亜塩素酸ナトリウム溶液は，市販の塩素系漂白剤を濃度0.05%に希釈し作ることができる．この場合，時間とともに効果が減退するので，遮光容器に保管し，希釈後48時間以内に使いきる．

3. その他
素材や場所の特性に応じた消毒方法は，図2.5-1の通りである．

● 感染予防〈動画〉

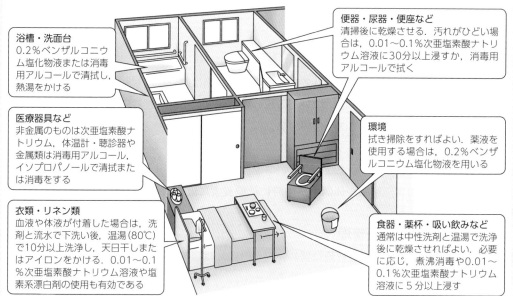

便器・尿器・便座など
清掃後に乾燥させる．汚れがひどい場合は，0.01〜0.1%次亜塩素酸ナトリウム溶液に30分以上浸すか，消毒用アルコールで拭く

浴槽・洗面台
0.2%ベンザルコニウム塩化物液または消毒用アルコールで清拭し，熱湯をかける

医療器具など
非金属のものは次亜塩素酸ナトリウム，体温計・聴診器や金属類は消毒用アルコール，イソプロパノールで清拭または消毒をする

環境
拭き掃除をすればよい．薬液を使用する場合は，0.2%ベンザルコニウム塩化物液を用いる

衣類・リネン類
血液や体液が付着した場合は，洗剤と流水で下洗い後，温湯（80℃）で10分以上洗浄し，天日干しまたはアイロンをかける．0.01〜0.1%次亜塩素酸ナトリウム溶液や塩素系漂白剤の使用も有効である

食器・薬杯・吸い飲みなど
通常は中性洗剤と温湯で洗浄後に乾燥させればよい．必要に応じ，煮沸消毒や0.01〜0.1%次亜塩素酸ナトリウム溶液に5分以上浸す

図2.5-1　家庭内の消毒方法

2. 医療器具の消毒

1. 煮沸消毒
急激な加熱で破損しないように水から沸かす．器具内の空気はできるだけ抜き，しっかりお湯に浸し，沸騰してからグラグラと15分間煮る（図2.5-2）．ガラス製，磁製，金属製，ゴム製の器具に適している．

2. 薬液消毒
消毒液を所定の濃度に希釈し，一定時間浸す（図2.5-3）．チューブ類，プラスチック製品など，耐熱性でない器具に適している．

3. スチームでの消毒
専用の容器に水を適量入れ，電子レンジで加熱することにより，蒸気で消毒する（図2.5-4）．耐熱性の素材に用いることができる．

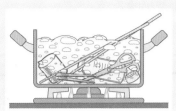
図2.5-2　煮沸消毒

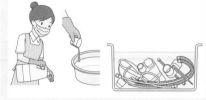
図2.5-3　薬液消毒

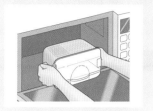
図2.5-4　スチームでの消毒

3 療養者に感染症が発症した場合の対応

1 初期症状の早期発見から速やかに医療につなげる

療養者が感染症を発症した疑いがある場合には，症状の発生時期，最初に出現した症状，現在の症状，家族や介護者の症状の有無などを確認した上で，主治医などに連絡し，原則として，速やかに受診あるいは往診を受けられるよう調整をする．

ただし，ヒト-ヒト感染で伝播する可能性のある感染症を疑う時，感染症蔓延下では，いきなり受診するのではなく，事前に医療機関に電話連絡を入れるなど，感染を拡大させない配慮が必要である．

また，新型コロナウイルス感染症や結核などのように，感染症法による発生届を要し，在宅隔離や自宅療養，移送を伴う受診や入院等の所定の健康観察を伴う感染症の場合，保健所に相談，指示を仰ぎながら，適切に対処を進めていくことになる．

2 療養者が利用しているサービスの関係職種・機関への指導

療養者が利用しているサービスは，原則として継続できるように，介護支援専門員（ケアマネジャー）や関係者と，療養者の状態，ならびに感染症についての情報を共有する．また，関係者が感染症に対して偏見や不安を生じないよう，対策やスタッフの健康管理に関しても正しい知識や手技などを伝え，共に対策を講じることが大切である．

3 感染症を発症した療養者への訪問看護

療養者が感染症を発症し，入院せず在宅で経過をみていく場合，原則として主治医の指示の下，訪問看護を提供することとなる．主治医は頻回な訪問看護を要すると判断した場合，月1回，診療日から14日以内に限り，**特別訪問看護指示書**を発行できる．

一方，感染性の高い場合や流行蔓延下であり，かつ十分なアセスメントに基づき生命や生活に直結しない訪問の場合は，訪問頻度を減らしたり，電話対応などに切り替える判断をする場合もある．

感染症によっては，感染者への差別や偏見が生じる恐れがある．そのため，個人情報の取り扱いには通常以上に配慮し，プライバシーを侵害しないよう，

時には事業所名の入った車や自転車は自宅前に停めないなど，訪問時のふるまいに留意する必要がある．

感染症発症時のケア

1. 療養者本人へのケア

在宅療養者の場合，そもそも訪問看護を要する基礎疾患や障害を有しているので，感染症に関する留意点などを十分に説明し，医師の指示に従った確実な治療や病状管理を行いながら，基礎疾患の増悪や二次的な合併症の発症を生じないように努める．

● 可能であれば，専用の居室とし，ドアを閉め切る．または，同居家族との生活空間をカーテンなどで仕切る．その上で，療養者自身，居室や療養エリアから極力出ないようにしてもらう．
● 居室は，定期的に外気を取り入れた換気，掃除を行う．
● 発症した感染症の感染ルートに応じて，家庭内で感染が拡大しないよう対策を講じる．
　・ 飛沫・空気感染の可能性がある場合は，必ずマスクを着用してもらう．
　・ 接触・糞口感染の可能性がある場合は，できれば療養者専用のトイレ（ポータブルでもよい）を使用する．家族と共用の場合は，療養者が使用した後のトイレ，浴室は消毒を施す．
　・ 感染症の特徴に応じ，食器，衣類や寝具の洗濯方法，感染性廃棄物の処理方法などを指導する．
● 療養者本人が不安を生じたり，病状急変などを見過ごしたりしないよう，手近に携帯電話や連絡先一覧を常備するなど，連絡手段を確保しておく．

2. 家族へのケア

家庭内で感染症を伝播させないことが，大きな目標となる．

感染症は家族間で伝播する恐れがあるため，それぞれの感染症の特徴に応じた日常生活上の対策や消毒・掃除方法，感染性廃棄物の処理方法を指導する（図2.5-5）．

●嘔吐物の処理

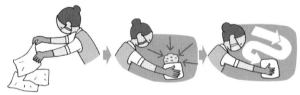

嘔吐物などの場所を，消毒液を染ませた布やペーパータオルなどで覆う．

汚物が拡散している場合は，外側から内側に拭き取る．

全体を 0.1％次亜塩素酸ナトリウム溶液で拭く．

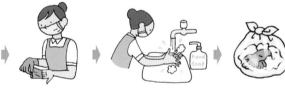

手袋を外す．

手洗いを入念に行う．

使用した物は袋に密閉して処分する．

●衣服の汚れ

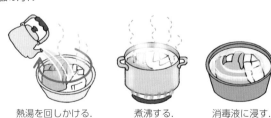

熱湯を回しかける．

煮沸する．

消毒液に浸す．

図2.5-5　二次感染を防ぐための嘔吐物処理

2

　例えば，新型コロナウイルス感染症では，マスクを着用し，食器は使い捨てまたは使用後に消毒をする．洗濯は通常通りでよいが，感染者が身に着けた衣類・寝具に触れた後は，必ず手洗いを行う．

　疥癬など接触感染によるものは，肌を露出しない服装（長袖，長ズボン）にビニールやゴム製の手袋を着用してケアに当たること，リネンなどを持ち運ぶ際はビニール袋に封入し，洗濯機で普通に洗濯し，天日干し，あるいはアイロンなどで十分に熱を加えればヒゼンダニが死滅することなどを具体的に伝える．

- ●家族内で，療養者に接触する者をできるだけ特定の者に限定する．
- ●同居家族に乳幼児や免疫機能低下がある者がいる場合，療養者を別室隔離とし，来訪者の制限をするのが望ましい．
- ●家族にも，毎日，自身の健康観察を行ってもらい，訪問時には家族の健康観察を行う．訪問日でない時に，家族に変調がある場合には，速やかに連絡をもらう，あるいは受診につなげるようにする．

3. 訪問看護体制

　感染症を有する療養者宅への訪問看護を行う場合，訪問看護者自身も健康管理に努め，自身が感染しない，伝播させないようにしていかなければならない．そのためには，少しでも変調があるとき，家族に感染者（疑いを含む）あるいは濃厚接触者がいる場合には，就業しないなどの対策が求められる．また，事業所内で感染者が発生した場合には，保健所に連絡し，対策を相談するなどの連携が必要となる．

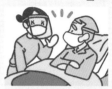

● 新型コロナウイルス感染症　蔓延時の訪問看護〈動画〉

- ●感染者宅を担当する訪問看護師は，特定の者に限定する．
- ●感染症に罹患した場合，重篤化しやすいハイリスク（基礎疾患あり，妊娠中，高齢など）の看護師は担当を外すことが望ましい．
- ●感染症の療養者宅は，1日の最後にするなど，訪問ルートを再編する．
- ●可能であれば，事務所に立ち寄らず，直接訪問をする．
- ●サージカルマスクやN95マスクなど，個人防護用具を装着する．
- ●血圧計や体温計，パルスオキシメーターなどは，感染者専用品を使用する．
- ●訪問かばんや携帯・タブレットなどの端末は，できるだけ療養者宅内に持ち込まない．
- ●訪問後は，使用した物品，自転車や車などは直ちに消毒を行う．
- ●着用していたユニフォームなどはすぐ洗濯をし，自身はシャワーを浴びる．

4 感染症流行期・地域における訪問看護

　社会的に感染症が蔓延する状況下では，平時から契約していた療養者以外の感染者への訪問要請を受けたり，医療従事者として新たな役割を担うことを期待される場合がある．社会的には，医療従事者として，このような新規事例や緊急事態下での役割を引き受けていく使命がある．しかし，現実には，このような状況下での新規事例は，軽症者あるいは軽快する者ばかりとは限らず，長期の経過を要し，看取りを伴う場合もある．また，通常の訪問看護以外の医療従事者としての業務の要請などは，従事者に長時間労働や過度な負担をもたらす恐れがある．したがって，事業所の人員や業務体制などを踏まえ，事業者のスタッフの意思を確認の上，引き受けが可能かどうかを検討する．

　また，感染症の蔓延が長期化する中での訪問看護業務は，緊張を伴い，高度なストレスをもたらす．事業所内での業務調整や，外部の相談窓口の活用を推奨するなど，看護者自身の心身のコンディショニング，特にメンタルケアをなおざりにしてはならない．

6 ターミナルケア

1 ターミナルケアの基本

療養者がさまざまな疾患や加齢のため，死が避けられない状態になったとき，残された時間を穏やかにその人らしく過ごせるように，症状マネジメント，日常生活の支援，心のケア，家族へのケアを行っていくことが**ターミナルケア***の重要なポイントとなる．療養者・家族は，最期を迎える場所や症状コントロールに伴う医療ケアなどさまざまな選択を迫られるが，看護師は療養者・家族の希望を十分に聞き，多職種・多機関で連携してそれらをかなえられるようにサポートしていく．特に最期を迎える場所は，自宅，病院（ホスピス・緩和ケア病棟含む），グループホーム，施設〔介護老人福祉施設（特別養護老人ホーム），有料老人ホームなど〕など多様な選択が考えられるため，療養者・家族が望む場所に適切な時期に移行できるように調整するのも，看護師の重要な役割の一つである．

死期が近くなると，多くの療養者が食事や水分をとることが困難な状況となってくる．食事や水分がとりづらくなることは，ターミナル期においては自然な状況でもある．なるべく最期まで自然な状態で過ごしたいと希望する療養者では，点滴などはせず口から無理なく摂取できるだけの食事や水分をとり，少しずつ枯れるように穏やかに亡くなる場合もある．このような場合は，命のもつ「自然さ」を邪魔しないことが大切な看護となる．

一方，可能な医療ケアすべてを望む療養者・家族もいる．「点滴をしてほしい」「心臓や呼吸が止まったときには蘇生をしてほしい」などであるが，療養者・家族の思いを十分にくみながら，医療ケアをすることのメリット・デメリットを伝え，医療ケアが療養者の苦痛を増強する場合があることも伝えていく．その上で療養者・家族がどのような選択をしたとしても，サポートしていくのが看護師の役割である．

最期をその人らしく迎えるためには，療養者の価値観や生き方に寄り添ったケアが必要である．療養者・家族との関係を構築する中で，どのような最期を迎えたいと考えているか意向を聞き，それをチームで共有してサポートすることが重要である．

用語解説*
ターミナルケア

余命がわずかであり，死を目前にした人への終末期医療や看護を指す．終末期ケアや，苦痛を緩和しQOL向上を目指す緩和ケアと似た概念で用いられている．近年では，死を自然な生や生活の一部としてとらえ継続的にケアを行うエンド・オブ・ライフケアという発想に転換されつつある．

2 症状マネジメント

1．身の置きどころのない痛みやだるさを軽減させる

ターミナル期の身体的な苦痛は，痛みだけではなく，息苦しさやだるさなどさまざまな症状を伴うことが多い．がんターミナル期における療養者は，悪液質により「身の置きどころのないだるさ」に悩まされることがある．だるさは副腎皮質ステロイドで多少緩和されることもあるが，薬物療法で症状を消失させることは難しいため，身近にいる家族が身体をさする・手を握る・声を掛けるなど，療養者の不安を和らげ心地良いと感じるケアを促

していくことも必要である.

ターミナル期の疼痛は，療養者自身が，今生きてここに存在していることの意義を感じられるようなアプローチにより，軽減されることもある. （➡痛みについては，4章17節p.175を参照）

2. 急に変化するさまざまな症状を予測し対応する

在宅療養中に，呼吸困難感が増強するなど，さまざまな症状が急に変化する場合がある. そのようなときは慌てずに主治医や訪問看護師に連絡ができるように，緊急時の連絡先を一覧表にして電話のそばなど目につきやすい場所に貼っておく. 疾患や全身状態の変化に応じ，今後生じてくる症状をアセスメントし，療養者・家族の理解度に合わせて伝えていくようにする.

3. いつもの生活を最期までできるようにする

食事や排泄，整容，移動，入浴などにおいて，これまでの療養者の日常生活を大切にし，できるだけ最期まで本人が望む場所でいつもと同じ生活ができるようにする.

生活する中で療養者本人が大切に思っていることや，心地良く感じることを大切にすることが，本人らしさを最期まで尊重する支援となる. 例えば，お風呂が大好きな療養者であれば，血圧が下がっていても最期まで可能な限り入浴できるようにする. 最期まで歩いてトイレに行きたいという人であれば，介助方法や用具の工夫で可能な限りトイレに行けるように，介護支援専門員（ケアマネジャー）や介護職と連携しながら支援する.

3 生活環境の整備

1. 社会資源の活用

1. ターミナル期に適した制度を利用する

ターミナル期のケアには，年齢や疾患によって，介護保険や医療保険の利用が可能である. 介護保険ではケアマネジャーが調整役となって，必要な介護体制や福祉用具などの環境整備を行う. 訪問看護においては，末期がん（進行性かつ治療困難な状態で，おおむね6カ月で死が訪れると判断されたもの），がん以外の疾患で急性増悪によるターミナル期のケア，厚生労働大臣が定める疾患の患者などには医療保険が適用される.

2. 臨機応変にケアプランを見直す

ターミナル期は，療養者の症状や全身状態の変化や家族の介護状況に応じて，臨機応変なケアプランの見直しが必要となるため，看護師はケアマネジャーが状況を把握しやすいように伝えていくことが必要である.

2. 家族との関係，調整

1. 本人の意思・意向を尊重し代弁する（権利擁護・アドボカシー）

療養者自身が自分の思いを伝えられない，また家族もその代弁者となり得ない場合は，看護師は本人の意思・意向を尊重した代弁者となることがある. 財産・遺産の管理や遺言書の作成など，家族に負担をかけないような準備を療養者が希望する場合は，専門機関に連絡するなどの調整役になる.

4 医療・介護チームの連携

1 療養者・家族の意思決定を支援する

療養者・家族が最期まで自分らしく生活するために大切にすべきことは何かを言語化し，どのような療養生活を送りたいのかを選択・決定できるよう支援する.

2 看取りの援助と調整を行う

ターミナル期までに，主治医を確保することが大切である. そして療養者のケアに関わっている多職種で連携し，在宅療養の目標を共有して，それぞれの職種が専門性を発揮し，看取りまでをサポートできるようなチームをつくることが望まれる.

plus α

人生の最終段階における意思決定支援

病院における延命治療への対応を想定した内容だけでなく，在宅医療・介護で活用できるよう「人生の最終段階における医療・ケアの決定プロセスに関するガイドライン」[23-25]（厚生労働省, 2018）が作成された. ACP（アドバンス・ケア・プランニング）の概念が盛り込まれている.

61

また，ケアマネジャーと一緒に訪問し，全身状態の低下がある時期にどのような調整が必要かを看護の視点からアドバイスする．

3 介護職に身体状況の変化に応じた対応を伝える

必要時，介護職と一緒にケアを行いながら，療養者にとって望ましく心地良いケアを伝える．緊急時は，主治医や訪問看護師に連絡できるように連絡先を伝える．

4 主治医や訪問看護師に家族がいつでも連絡できるようにする

緊急時の主治医や訪問看護師の連絡先を伝え，在宅で死亡した場合に医師や看護師に連絡できるようにしておくと，医師が死亡診断書を速やかに作成することができる．

5 エンゼルケアを家族のケアの場にする

在宅でのエンゼルケアは家族にも可能な限り参加してもらい，その人らしい旅立ちの服装を選んでもらったり，療養者の生前のエピソードを聞いたりしながらケアをしていく．最期まで，家族が思う，その人らしい容姿に近づけていくことが大切である．

5 家族へのケア

1. ターミナル期のケア

1. 療養者の家族が看取りまで介護できるよう支援する

家族は大きな不安や予期悲嘆を抱えていることが多い．家族の思いによく耳を傾け，できるだけ穏やかな気持ちで看取りまで介護ができるようにサポートしていく．家族が療養者にできるケアを促し，それが療養者にとって心地良いものであることを承認することが，家族の「何もしてあげられなかった」という後悔を少なくすることにつながる．

2. 家族の状況に合わせ身体的変化を説明し準備させる

療養者の死期が近づいてきたとき，死の準備教育が必要である．また，療養者や家族にとって親族や友人など大切な人に会う機会は，例えば意識があって少し会話ができる状態のときにするなど，時期を逃さないようにサポートする．

3. 死後の手続きの支援をしながら死の受容を支援する

療養者の死後，葬儀やさまざまな手続きを行うのに周囲からの支援もなく，混乱してしまう遺族も存在する．情報を家族に提供し，準備を進めていくことが必要な場合もある．また，死が訪れた際に着せる服を準備しておいてもらう，葬儀などの手順を考えるといった死亡時の準備を進めることが，療養者の死を受容していく過程をたどることにつながることもある．

2. グリーフケア

1. 死別の悲嘆（grief：グリーフ）を和らげる

死別により疎外感や絶望感にさいなまれ，後悔や自責の念にかられる家族の悲嘆を和らげ，日常生活を支援することを**グリーフケア**という．療養者の生前から家族の思いに共感し，家族の意向に沿った介護ができるように支援する．

2. 家族の悲嘆の程度に応じてケアを継続する

臨終時に家族とともに療養者を見送るケアを行うほか，看取り後は家族への訪問や電話などでサポートすることもある．家族が「何もやる気が起きない」と話したり，食事をきちんととっていない様子が見受けられる場合など，悲嘆反応の程度や期間が通常とは異なる際には，複雑性の悲嘆やうつ状態に陥っている可能性も念頭に置き，地域で利用できる支援先を紹介する．

6 自然死を迎える療養者へのケア

1. 老衰ターミナル期の療養者の状況とケア

老衰死では，認知機能や嚥下機能が低下して誤嚥性肺炎を繰り返し，徐々に身体機能が低下し，自然な形で看取りを行うパターンが多い．死亡経過は数カ月から年単位である．

1. 老衰による機能低下を把握する

老衰では，①全身の筋力，②水分や食べ物を飲み込む力，③胃腸が動き消化をする能力などが低下してくる（表2.6-1）．

①～③の能力が低下することにより，血中のタンパク質の濃度が低下するため，心臓や腎臓の機能はそれほど低くないのに，全身に浮腫が出てくる．

2. 老衰による機能低下を看護する

医師と連携しながら療養者・家族へ状態の変化を伝え，食事の形態の工夫や排泄のコントロール，皮膚のケアなど，本人の苦痛が増強しないようなケアを提供する．また，食事が進まないことが家族の焦りや不安を増強させることも多い．身体状況を家族に説明しながら，食事を無理にとることでかえって療養者の負担や苦痛を増強することがあると伝え，無理のない範囲で本人の好物や食べやすいものを少しずつ摂取できるようにサポートすることもある．

表2.6-1　老衰による機能低下

低下する機能や能力	低下による症状など
①全身の筋力	● 居室内の移動や座位をとることが困難になり，ベッドや布団で寝ている時間が増える ● 身体を動かす機会が減るため，同じ体勢で過ごして末梢の循環も悪くなるので，皮膚のトラブルが増える
②水分や食べ物を飲み込む力（摂食嚥下の力）	● 食事にかかる時間が長くなる ● 食事中に食べ物の一部が気管に入ることでむせる ● さらに低下するとむせる反射も弱くなり，肺炎を繰り返したり，食事や水分の摂取量が減ったりするなどの症状がみられるようになる
③胃腸が動き消化をする能力	● 嘔吐や下痢や便秘，おなかが張る，食欲の低下などの症状がみられるようになり，食事摂取量が減る

plus α

死亡診断書と死体検案書

医師法第20条の規定により，医師は，「自らの診療管理下にある患者が，生前に診療していた傷病に関連して死亡を認める場合」には「死亡診断書」を，それ以外の場合には「死体検案書」を交付する[20]．訪問診療のかかりつけ医は，療養者の死亡に立ち会えなくても，死亡後の診察で死亡診断書を交付することができるほか，診察後24時間以内の死亡であれば，死亡後に改めて診察を行わずに死亡診断書を交付できる．

2. 老衰ターミナル期の医療ケアと体制

1. ターミナル期の輸液のメリットとデメリットを伝える

輸液をすることで浮腫の悪化や痰の増加を招くことがある一方で，輸液という医療ケアが施されないことに家族が抵抗感を感じることもある．輸液のメリット・デメリットを説明しながら，療養者・家族の価値観や生き方に配慮し，十分に話し合った上で意思決定を支援する．

2. 在宅療養支援診療所のかかりつけ医と看取りの連絡体制を確立しておく

療養者の看取りには，24時間体制の在宅療養支援診療所のかかりつけ医が必要である．緊急体制が整わず，自宅に訪問してもらえない病院の医師の場合には，亡くなった際に死亡診断書と死体検案書を書いてもらえず，死体の検案（通称，検死）の扱いとなり，遺体が一時的に警察署に安置されたり，事情を聴かれたりして，家族がつらい思いをすることもある．訪問診療や往診の体制を確立し，自宅で看取りまでサポートしてくれるかかりつけ医を決めておくことも大切である．

7 悪性新生物（がん）により死を迎える療養者へのケア

1. 終末期緩和ケアの実際

がんの進行に伴って現れるターミナル期の身体症状は，疼痛，全身倦怠感，食欲不振，便秘，不眠，呼吸困難などさまざまである（図2.6-1）．特に死の4週間前ごろにさまざまな症状が出現し，身体のエネルギーも消耗する．症状に応じた緩和ケアやADL低下に基づく日常生活への支援が必要となってくる．

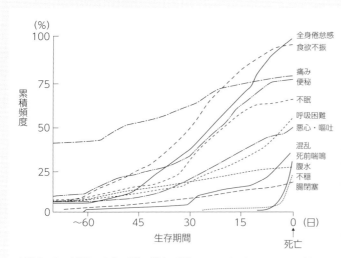

恒藤曉ほか. 末期がん患者の現状に関する研究. ターミナルケア. 1996, 6（6）, p.486. 一部改変.

図2.6-1 がん患者の主要な身体症状と生存期間

最期を迎えるに当たっては，がんに伴う症状のコントロールが重要である一方，療養者・家族の不安の程度，価値観や家族背景などさまざまな要素が症状に影響を与えることが多い．大切なことは，残された日々を療養者・家族が納得する形で過ごせるよう支援することである．その時々で揺れる気持ちは自然なことであると受け止め，在宅・入院（緩和ケア病棟・ホスピス）それぞれのメリット・デメリットをきちんと伝え，最終的に療養者・家族が決められるように支援する．

療養者が「最期まで自宅で過ごしたい」と希望する場合は，医師・看護師などの医療職だけでなく，ケアマネジャー・介護職や，サポートしてくれるボランティアや近隣の住民も含めながら，チームで療養者の希望を共有し，かなえられるように，役割分担をする．専門性や特性を発揮できるようマネジメントするのも看護師の役割である．

2. 社会資源との関わりと支援

経済的な問題を抱える療養者には，行政に支援を求めることもある．また年齢が若いがんの療養者は，通常は医療費の自己負担が3割となり，訪問診療や訪問看護の医療費が大きな負担となることもあるため，経済面での相談にも乗りながら，適切なサポートを継続していくことが必要である．

plus α

WHO（世界保健機関）による緩和ケアの定義（2002年）

緩和ケアとは，生命を脅かす疾患による問題に直面している患者とその家族に対して，痛みやその他の身体的問題，心理社会的問題，スピリチュアルな問題を早期に発見し，的確なアセスメントと対処（治療・処置）を行うことによって，苦しみを予防し，和らげることで改善するアプローチである．

plus α

遠隔死亡診断

医療施設以外での看取りを円滑に進めるため，厚生労働省は，一定の条件下で看護師が死亡確認を行うよう規制を緩めた．法医学等に関する一定の教育を受けた看護師が死の三徴候などを確認した後，ICT（➡ p.45参照）を活用した通信手段により，医師の判断に必要な情報を送信する．医師が死亡の事実の確認，異状がないと判断すると看護師に死亡診断書の代筆が指示され，医師はICT機器を通じて家族に口頭で説明するという手順をとる[26]．離島など，医師がすぐに駆けつけることができない場合に，在宅での穏やかな看取りの困難な状況に対応する．

引用・参考文献

1）東京都心身障害者福祉センター．障害のある方への接遇マニュアル．改訂版，2006．

2）東京都障害者IT地域支援センター．iPhone，iPad用・障害のある人に便利なアプリ一覧．https://www.tokyo-itcenter.com/700link/sm-iphon4.html，（参照2023-07-20）．

3）厚生労働省．厚生労働省ウェブアクセシビリティ方針．https://www.mhlw.go.jp/accessibility/，（参照2023-07-20）．

4）総務省ホームページ．https://www.soumu.go.jp/，（参照2023-07-20）．

5）ジネスト・マレスコッティ研究所によるビデオ研究：1983-1985．2012（日本での初講義）．

6）本田美和子ほか．ユマニチュード入門．医学書院，2014．

7）イヴ・ジネストほか．ユマニチュードという革命．本田美和子監修．誠文堂新光社，2016．

8）Gineste, Y., Marescotti, R.Humanitude．辻谷慎一郎訳．ト

ライアリスト東京，2014．

9）竹林洋一ほか．ユマニチュードの有効性と可能性．The 29th Annual Conference of the Japanese Society for Artificial Intelligence，2015．

10）道又元裕編著．訪問看護のフィジカルアセスメントと急変対応．日本訪問看護財団監修．中央法規出版，2016．

11）椎名美恵子ほか監修．ナースのためのやさしくわかる訪問看護．ナツメ社，2018．

12）山内豊明ほか．訪問看護アセスメント・ハンドブック．中央法規出版，2020．

13）佐橋道広．在宅療養のための住環境整備．オーム社，2009．

14）野村歡，橋本美芽．OT・PTのための住環境整備．三輪書店，第3版，2021．

15）NPO法人HAICS研究会PICSプロジェクト．訪問看護師のための在宅感染予防テキスト．オールカラー改訂2版，メディ

カ出版, 2020.

16) 坂本史衣. これだけは知っておきたい！在宅での感染対策：訪問看護のための基本と実践. 押川眞喜子編著. 日本看護協会出版会, 2008.

17) 押川眞喜子監修. 写真でわかる訪問看護. 改訂第2版, インターメディカ, 2011.

18) 大野義一朗監修. 感染対策マニュアル. 第2版, 医学書院, 2013.

19) COVID-19在宅医療・介護現場支援プロジェクト. "訪問看護事業所向け対応ガイド", 2020. 在宅医療・介護現場への感染対策支援. https://covid19hc.info/hvnguide/（参照2023-07-20）.

20) 厚生労働省医政局. 令和5年度版死亡診断書（死体検案書）マニュアル. 2023.

21) 山田雅子ほか編. 小児から高齢者までこんなときどうする？在宅看護Q&A. メディカ出版, 2015.

22) 服部絵美. 同一地域にこだわる訪問看護師ならではのケアを. 訪問看護と介護. 2017, 22（1）, p.40-44.

23) 厚生労働省. 「人生の最終段階における医療の決定プロセスに関するガイドライン」の改訂について. 2018. https://www.mhlw.go.jp/stf/houdou/0000197665.html,（参照2023-07-20）.

24) 厚生労働省. 人生の最終段階における医療・ケアの決定プロセスに関するガイドライン. 2018. https://www.mhlw.go.jp/file/04-Houdouhappyou-10802000-Iseikyoku-Shidouka/0000197701.pdf,（参照2023-07-20）.

25) 厚生労働省. 人生の最終段階における医療・ケアの決定プロセスに関するガイドライン解説編. 2018. https://www.mhlw.go.jp/file/06-Seisakujouhou-10800000-Iseikyoku/0000197722.pdf,（参照2023-07-20）.

26) 厚生労働省. 情報通信機器（ICT）を利用した死亡診断等ガイドライン. 2017. http://dementia.umin.jp/pdf/guidline0312.pdf,（参照2023-07-20）.

重要用語

コミュニケーション	住環境整備	スタンダードプリコーション（標準予防策）
拡大・代替コミュニケーション	福祉用具	
AAC	介護保険制度	感染性廃棄物
意思伝達装置	障害者総合支援法	特別訪問看護指示書
アクセシビリティ	生活リハビリテーション	ターミナルケア
フィジカルイグザミネーション	生活機能	権利擁護
間取り図	新型コロナウイルス感染症	グリーフケア

学習達成チェック

☐ 視覚・聴覚・言語障害のそれぞれの障害に応じた支援方法を説明できる.

☐ 透明文字盤を使って，相手の言葉を読み取る方法がわかる.

☐ 在宅療養におけるヘルスアセスメントの必要性とその方法を説明できる.

☐ 療養環境が健康状態に及ぼす影響を説明することができる.

☐ 住環境整備（住宅改修）の種類とその目的を述べることができる.

☐ 福祉用具を用いる意義と導入時の留意点を述べることができる.

☐ 在宅療養の場における生活リハビリテーションの意義を理解し，状況に応じた支援について説明できる.

☐ 在宅ケアにおけるスタンダードプリコーションの方法を，感染経路ごとに説明できる.

☐ 在宅で使用する医療器具に応じた消毒方法を説明できる.

☐ ターミナル期の療養者における緩和ケア，不安や悲嘆を抱える家族へのケアについて説明できる.

☐ ターミナル期における24時間体制でのサポートの必要性，多職種のチームケアの必要性を説明できる.

● 学習参考文献

❶ たかおまゆみ. わたしは目で話します. 偕成社, 2013.

ALS療養者が透明文字盤を使って書き上げた, 療養者からの言葉と病気についてのメッセージがつづられている.

❷ イヴ・ジネストほか. ユマニチュードという革命. 本田美和子監修. 誠文堂新光社, 2016.

創出者によるユマニチュードの歴史と哲学の語りの書.

❸ 本田美和子ほか. ユマニチュード入門. 医学書院, 2014.

日本で初めてのわかりやすいユマニチュード入門の書である.

❹ イヴ・ジネストほか. 家族のためのユマニチュード. 誠文堂新光社, 2018.

介護をすることで不安になっている, 疲れている家族に向けた, 優しい認知症ケアのための書である.

❺ 全国デイ・ケア協会監修. 生活行為向上リハビリテーション実践マニュアル. 中央法規出版, 2015.

通所リハビリテーションの概念をはじめ, 生活行為に関する考え方やとらえ方について述べられている.

❻ 加島守ほか. 自立支援のための福祉用具ハンドブック. 東京都福祉保健財団, 2013.

各種福祉用具や留意点について記載されており, 自立支援と介護負担軽減のための用具の活用について写真付きで紹介している.

❼ 金沢善智. 1本の手すりから:「在宅介護」を支える人と用具の物語. 祥伝社, 2011.

住環境整備や福祉用具を活用することで, 在宅療養者とその家族の生活が前向きに変化していく様子を具体的な事例で紹介している.

❽ 矢野邦夫. やさしい感染対策入門書:ねころんで読めるCDCガイドライン. メディカ出版, 2007.

日常や臨床で遭遇するような身近なエピソードを読み進むうちに, 感染対策の基本である「CDCガイドライン」の理解が深まる.

❾ 秋山正子. 家で死ぬこと, 考えたことありますか? 保健同人社, 2011.

さまざまなターミナルケアのありかたを事例を通じて紹介し, グリーフケアについてもわかりやすく述べられている.

❿ 全国訪問看護事業協会編. 訪問看護が支える在宅ターミナルケア. 日本看護協会出版会, 2021.

在宅ターミナルケアのプロセスごとのケアとポイントや症状緩和について, 詳しく書かれている.

ロボット技術開発がもたらす在宅療養支援の未来

超高齢社会である日本では，脳卒中による麻痺や後遺症を抱える人が増加している．そして，脳性麻痺や難病などによる重症の療養者が在宅で療養している．

急性期や回復期の患者を対象としたリハビリテーションは，機器や支援体制が充実し，診療報酬においても増加しているが，在宅で生活する「慢性期」の療養者への支援は不十分である．その理由の一つとして，医療保険制度により病院での入院期間やリハビリテーションを受けられる期間は 6 カ月までという制限が挙げられる．慢性期はリハビリテーションの機会が少なくなり，目覚ましい効果もみられなくなる．そのことが療養者本人の意欲の喪失につながっている．

近年，ロボット技術を用いた身体運動を支援する機器が開発されている．CYBERDYNE 社が開発するロボットスーツ HAL®は，人が筋肉を動かそうとするときに皮膚表面に現れる微弱な電気信号をセンサーで読み取り，装着者の意思に従った動作を実現する．HAL®を通じて随意運動を繰り返すことで，脳神経系のつながりが強化・調整され，身体機能の改善・再生が促進される．HAL®医療用下肢タイプによる治療（**図1**）は，日本においては，2016（平成 28）年から ALS などの八つの神経・筋難病疾患を対象として医療保険の適用になっており[1]，適応疾患の拡大が図られている．このような技術を活用し在宅療養者の自立支援を効果的に進める，最先端の開発・普及が期待されている．

自立支援に資するロボットの開発，さらには AI（人工知能）といった最先端技術を用いた開発にかかる期待は大きい．革新的研究開発推進プログラム（ImPACT）[2]では「重介護ゼロ社会の実現」を目指して近未来の社会像が提示され（**図2**）[3]，さらなる研究推進が進められている．

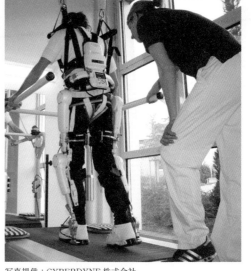

写真提供：CYBERDYNE 株式会社
Prof. Sankai, University of Tsukuba/CYBERDYNE Inc.

図1　ロボットスーツ HAL® 医療用

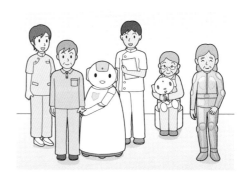

要介護者の自立度を高め，介護者の負担を激減させる，人とロボットなどとの融合複合支援技術の研究開発が進められている．

図2　「重介護ゼロ社会」のイメージ

引用・参考文献

1）CYBERDYNEホームページ．https://www.cyberdyne.jp．（参照2023-07-20）．
2）革新的研究開発推進プログラム（ImPACT）ホームページ．https://www.jst.go.jp/impact/．（参照2023-07-20）．
3）山海嘉之．「重介護ゼロ社会を実現する革新的サイバニックシステム」全体計画について．革新的研究開発推進プログラム（ImPACT）．2014．https://www.jst.go.jp/impact/program/data/05_Zentai_Sankai.pdf．（参照2023-07-20）．

3 日常生活を支える看護技術

学習目標

- 人間にとって口から食べることの意義を理解できる.
- 食生活におけるアセスメントの重要性を理解できる.
- 摂食嚥下障害を有する人へのアセスメントと支援の概要が理解できる.
- 食事介助の実際が理解できる.
- 食に関するリスク管理ができる.
- 在宅療養の場における排泄およびその支援について理解できる.
- 在宅療養者の排泄をアセスメントする上で必要な観点について理解できる.
- 在宅療養における清潔についての特徴とアセスメントを理解できる.
- 清潔に関する社会資源について理解できる.
- 在宅における移動能力の重要性を確認し,療養者に合った安全な移動について理解できる.
- 介護者や家族に負担のない生活環境の整備と動作の導入のためのアセスメントを理解できる.
- 在宅療養生活で活用可能な肢位の保持と移動に関する社会資源がわかる.
- 療養者の環境と呼吸状態をアセスメントする方法を理解できる.
- 療養者の状態や介護力に合わせた適切な呼吸への支援方法を理解できる.
- 在宅療養における睡眠の特徴を踏まえたアセスメントの方法を理解できる.
- 在宅療養における睡眠の援助方法を理解できる.

1 食生活

1 在宅療養の場における食生活の特徴

　人間にとって口から食べることは，単なる栄養摂取ではなく，生きる楽しみであり活力の源である．しかし，高齢化の加速により**口から食べる**ことに困難を来している要介護高齢者が増え続け，人工的な栄養療法のみを受けながらの生活を余儀なくされている人々が多く存在する．とりわけ誤嚥性肺炎や低栄養を懸念するあまり，口から食べられる可能性があるにもかかわらず，十分なアプローチを受けられないままに食べることを断念させられる人も少なくない．その背景には，過度な誤嚥性肺炎リスクへの不安，ハードルの高い嚥下機能検査，非経口栄養への安易な依存，食べることを支援する技術不足などがある．

　また，口から食べられない場合，住み慣れた自宅での療養が困難になるという問題にも直面する．尊重されるべき「食べたい」という希望がかなわないことは，療養者本人・家族にとってもつらいことである．看護師は療養者の生活の質（QOL）をより高められるような食生活への支援を提供できるようにしたい．

2 食に関する包括的アセスメント

　摂食嚥下障害を有する人々への食事の支援には，全身の医学的な管理だけでなく，心身の調和を図ることが不可欠である．合併症や生活不活発病（廃用症候群）のリスク管理と同時に，療養者の食べる意欲，全身状態，呼吸状態，口腔状態，認知機能，咀嚼（そしゃく）・送り込み機能，嚥下機能，姿勢・耐久性・活動性，食物形態，栄養状態などを包括的に評価し，トータルケアやリハビリテーションを充実させていく必要がある．そのため，**KTバランスチャート®**（**KTBC**）の活用を推奨する（表3.1-1）．KTバランスチャート®は，多職種で，スマートフォンやタブレットで，評価・アプローチが共有できる無料ウェブサイトとしても開発されている（https://ktbc.jp〈参照2023-08-15〉）．

plus α

食と生活の質（QOL）

食の満足は QOL に直結する重要な要素であることを理解し，十分な支援を提供することが大切である．

➡ 生活不活発病については，p.29 用語解説参照．

---

1. 摂食嚥下機能評価

　摂食嚥下機能の評価としては，口腔・咽頭のフィジカルアセスメント，ベッドサイドスクリーニングテスト〔反復唾液嚥下テスト（repetitive saliva swallowing test：RSST），改訂水飲みテスト（modified water swallowing test：MWST），フードテスト（food test：FT）〕，嚥下造影（videofluorography：VF），ビデオ嚥下内視鏡検査（videoendoscopic examination of swallowing：VE）などがある．加えて，5期モデル（図3.1-1）による摂食嚥下のプロセスの評価，また包括的評価として，KTバランスチャート®（図3.1-2）がある．

　いずれも，摂食嚥下機能の評価・診断だけでなく，治療・姿勢・介助方法・食物形態・栄養方法などの情報や対応方法を関係者で共有するためのものである．評価する際に重要なことは，嚥下だけに偏ることなく，生活者としての心身を包括的に評価し，療養者や家族の強み，QOLを考慮した食支援となるよう，アセスメント，プラン，実践につなげることである．

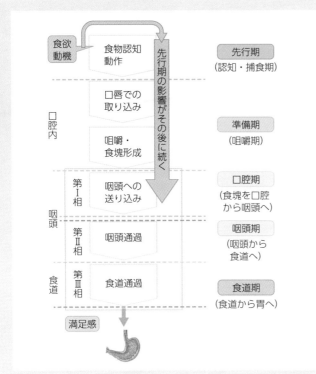

図3.1-1　摂食嚥下のプロセス（5期モデル）

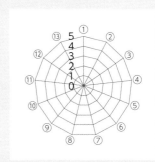

図3.1-3　レーダーチャート

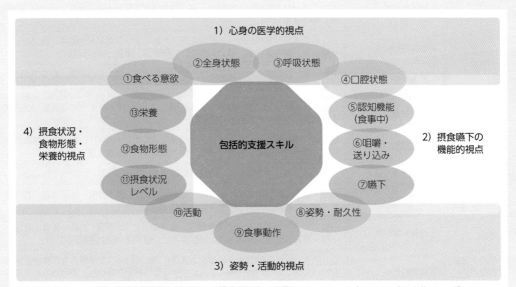

KTバランスチャート®は，四つの枠組みと13項目から構成される．13項目について1〜5点でスコア化した後，レーダーチャート（図3.1-3）に示し，介入の前後を視覚的に評価する．身体侵襲がなく多職種で共有できることで，入退院時の情報共有や地域連携をよりスムーズに進めるためのツールとして活用できる．評価点の高い良好な面を強みとして維持しつつ，不足している部分を補強できるようなアプローチを展開していくことで，包括的調和を図りバランスよく支援することができる．

小山珠美編．口から食べる幸せをサポートする包括的スキル：KTバランスチャートの活用と支援．第2版，医学書院，2017，p.12，より転載．

図3.1-2　口から食べるための包括的評価視点と支援スキルの要素（KTバランスチャート®）

2. 食生活を支援するためのアセスメント視点

　口から食べることに困難を有する人にとって，安全においしく食べるためには，療養者の心身の状態，療養環境の人的・物理的状態，リスク管理体制などのアセスメントが必要である．

1. 人的・物理的環境
①経済的背景（医療保険・介護保険・その他療養に関する経済状況）
②マンパワー体制（家族の協力体制など）
③社会資源（➡p.27 表1.2-3参照）
④物理的環境（照明，悪臭，テレビやラジオなどの映像や音，周囲の騒音，煩雑な人の出入り，ベッドやテーブルなどの福祉用具や医療器具の配置）

2. 緊急対応などのリスク管理
①医療機器の導入（吸引器など）
②緊急時の対応体制
③通院や往診
④救急搬送の意思確認

3. 療養者の心身の状態
　KTバランスチャート®で評価することで，心身の状態が包括的に把握できる．**KTバランスチャート®**（Kuchikara Taberu Balance Chart：**KTBC**）とは，口から食べるためのアプローチを，観察とアセスメントから見いだすことを目的に開発された包括的アセスメントツールである．療養者の可能性や強みを引き出す包括的スキルとケアを内包し，多職種で総合的に評価しながら，介入前後の変化を可視化することができる．表3.1-1に観察・アセスメント視点を挙げる．

表3.1-1　KT バランスチャート® における観察・アセスメント視点

視　点		観察・アセスメント項目
1) 心身の医学的視点	①食べる意欲	摂取量，摂取可能な食物，提供している食物の量や種類，おいしそうか，味やにおい，盛り付けや彩り，脳機能，消化管の機能，痛み，服用薬剤，嗜好品，食習慣，精神状態
	②全身状態	熱，意識状態，覚醒レベル，併存疾患，治療における薬剤との関連，感染症，消化器疾患，胃食道逆流，悪心・嘔吐，内臓疾患，褥瘡，排泄状態
	③呼吸状態	吸引回数，呼吸器疾患，呼吸状態，痰の量や性状，自力での咳嗽，離床の程度，活動状況，気管カニューレの有無と種類，人工呼吸器装着の有無とタイプ
	④口腔状態	口腔内の衛生状態（歯・義歯・舌・口蓋），口腔乾燥・唾液分泌の程度，ケア状況，義歯の適合，歯科治療の必要性
2) 摂食嚥下の機能的視点	⑤認知機能（食事中）	認知症，高次脳機能障害（失行・失語・半側空間無視など），集中力，注意の持続力，食べ物の配置，五感の機能，食べるスピード，指示理解の程度
	⑥咀嚼・送り込み	口唇，舌，頬，あごの機能，捕食，咀嚼や送り込みの状態，口腔内ため込み
	⑦嚥下	咽頭・喉頭・声門の機能，誤嚥の程度，呼吸状態，嚥下反射，咽頭残留，湿性嗄声，鼻汁，吃逆，食物形態との関連など
3) 姿勢・活動的視点	⑧姿勢・耐久性	摂食時の姿勢状況（ベッド・車椅子・椅子など），頭頸部・上肢・体幹・骨盤・下肢・足底の位置，誤嚥予防の頸部前屈位，耐久性，自力摂取状況
	⑨食事動作	自力摂取状況，介助方法，あごを上げさせていないか，疲労感を与え食事に時間をかけすぎていないか，テーブルや摂食用具の選定が適切か，自力摂取を促す設定になっているか
	⑩活動	ADL，活動状況，外出の程度，社会的交流
4) 摂食状況・食物形態・栄養的視点	⑪摂食状況レベル	人工栄養との関連（点滴・経管栄養など），エネルギー・タンパク質・水分などの必要な栄養アセスメント，食事回数
	⑫食物形態	摂食嚥下機能に応じた食物形態となっているか，栄養補助食品
	⑬栄養	体重減少率，BMI，上腕周囲長，下腿周囲長，（必要時）血液検査データ，栄養に関する家族の意向，心身の衰弱状態，消化管の状態，摂食嚥下機能など

3. 経口摂取の段階的ステップアップ

　口腔・呼吸・姿勢へのケアを基本として，誤嚥性肺炎・低栄養・脱水・生活不活発病の予防に留意し，段階的な経口摂取拡大へのステップアップを行う．

　食事内容に関しては，ゼリー食→ムース食→ペースト食→ソフト食→普通食といったように，摂食嚥下障害の程度に応じたステップアップを段階的に行う．開始食の選択については，硬さ，付着性（粘り），凝集性（食塊の形成しやすさ）など摂食嚥下障害に応じた形態であることはもちろん，安全性を加味した上で嗜好に合った食品や味を考慮し，介助方法や姿勢などにも留意する．

　一方，がん・神経難病・認知症・老衰などで心身が衰弱した終末期にある療養者の場合は，ADLや食べる機能が低下する．これまでできていたことができなくなったり，栄養や水分が摂れなくなったりして，誤嚥性肺炎の発症リスクが高くなる場合も少なくない．それらを踏まえて個別に柔軟な対応を考えなければならない．栄養や水分が不足した場合に，人工栄養と併用するのか，看取りの対応としていくのかなどを多面的に検討し，本人のQOLを尊重した対応が求められる（図3.1-4）．

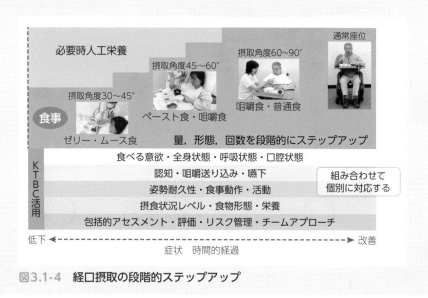

図3.1-4　経口摂取の段階的ステップアップ

3 援助の技術と実際

　食事の援助においては，安全，安楽，自立性を確保した上で，療養者のQOLを高めながら「食べる力」を引き出す関わりが大切である．また，「食べたい」という思いをくみ取り，穏やかな気持ちと笑顔で対応することが大切である．不適切な食事の介助を受けることで自尊感情が傷つけられる場合もあるため，「食べて元気になりましょうね」といったメッセージが伝わるような食事介助を心掛ける．家族や訪問介護員（ホームヘルパー）に見本を見せながら具体的な方法を伝えることも大切である．

1. 安全に自力で食べるための食事環境

　セルフケア拡大を進めていくためには，摂食動作の状況に応じた箸，スプーン，フォーク，コップ，皿，滑り止めマット，自助具などの摂食用具や，テーブル，椅子，姿勢などを創意工夫する．スプーンや箸などの摂食用具を把持し，視覚で確認しながら捕食できるような姿勢の調整を行う（図3.1-5）．

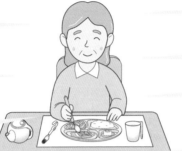

配膳のときに「おいしそうですね，一緒に食べましょう」など，楽しくなる声掛けをする

テレビなどの視覚情報を遮断し集中力を高める

テーブルに肘がつくように，テーブルと体をできるだけ近づける

食器，食べ物は療養者から見えるように正面に配置する

食事を見せて，視覚での認知を高める

背中が椅子の背にしっかりつくようにする

療養者に応じ，自助具を準備する

両上肢が安定する（載る）ようにテーブルを設置する
＊麻痺側上肢もテーブルへ載せる

図3.1-5　楽しく安全に食べるための環境調整

2. 誤嚥・窒息の防止のための安定した姿勢

　適切な姿勢への援助により，療養者が早期に経口摂取を開始し，効率的に手を使うことができ，長時間座っていられる安定した姿勢保持が必要である．また，食事摂取中は必ず姿勢が崩れるということを念頭に置き，療養者から離れて全体を見るようにすると，片方の手が下がっている，体幹が傾いているといったことが目視でき，どこを直せばよいか，明確になる（図3.1-6）．

a. 全身の姿勢

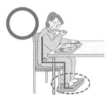

・食事は療養者にとって斜め下に見えるように配置する．
・頸部が前屈位となるように調整する（斜め下45°程度）．
・股関節・膝関節・足関節が90°になるように調整する．

・殿部をしっかりと引き，足底は床に接地させる（届かないときは足台を使用する）．

b. ベッド上の姿勢

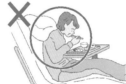

・肘にサポートがないと食べるとき前かがみになってしまう．
・食べにくい上，口の中に残った物を誤嚥するリスクが高まる．

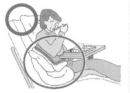

・肘をテーブルと同じ高さにし，サポートする．
・姿勢が安定し，食べこぼしが少なくなり，自力摂取できる．

c. テーブルと椅子の配置

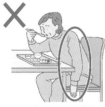

・テーブルと体の間が過剰に開き，片手が下がって両上肢の安定が図れていないと前かがみとなり，食べにくく，疲労が増す．

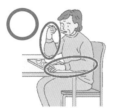

・体とテーブルの間を握りこぶし1個程度となるように椅子を近づける．
・テーブルの高さを調整し，肘から両上肢をサポートする．
＊頭頸部の姿勢保持が難しい場合は，リクライニング車椅子・ベッド上でリクライニング角度を落とした姿勢へ変更する．

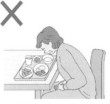

・姿勢が崩れ，頸部が下がった状態だと疲れてきて自力摂取ができなくなる．
・前傾姿勢となってしまい，食べこぼしが生じる．また誤嚥リスクを高めてしまう．

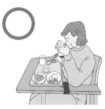

・広めのカッティングアウトテーブルを使用することで，両肘がテーブルに載り，姿勢も安定する．摂取動作も安全でスムーズとなる．

図3.1-6　姿勢の違い（良い例と悪い例）

3. 栄養と食物形態の選択

摂食嚥下障害への食物形態選択については，硬さ，付着性，凝集性，離水性などの要素を含め，温度・見た目・おいしさなど嗜好に合った食品や味付けの工夫も大切な要素である．加えて，栄養面，経済性，調理法，栄養補助食品との組み合わせなど，介護負担が過重にならないようにアドバイスする．

4. 適切な摂食用具やテーブルの選定

脳血管障害などの片麻痺により，利き手交換が必要な場合でも，早期に箸・スプーン・フォークなどを食事形態に応じて使えるように支援する．また，脊柱が変形し過度な屈曲位となっている場合は，胸郭が狭くなり，喉頭が食道入口部を圧迫し，誤嚥を引き起こしやすくなるため，姿勢の調整や車椅子の変更が必要である（図3.1-6. c）．

5. 認知機能を高める安全で効率的な介助技術

介助する場合は，介助を受けている人の目の前に食膳を配置し，どの方向からどの食べ物が運ばれてくるのかなどを，視覚でわかるような配慮を行う（図3.1-7）．また，適切な捕食のペース配分により療養者の疲労を予防し，口腔内に食べ物が入っているときは不用意な言葉掛けで誤嚥をさせないように気を付ける．

6. 認知機能を高めるスプーン操作

認知機能を高めることを意図した食事介助では，食物をすくう，切る，把持する場面での情報を確実に提供することが重要である．

スプーンは目線から斜め下45°の角度から挿入し，介助を受ける人の鼻から下で操作する（図3.1-7）．口腔内への挿入は，スプーンホール全体を舌背中央（舌運動が弱い場合や覚醒が不良な場合はやや奥舌）へ接地し，舌を軽く押して圧刺激をするとよい．それらの操作が舌の知覚を刺激し，随意運動を引き起こす刺激となり，送り込み運動を促進する．

スプーンを引く時は上口唇でスプーンホールの食べ物を捕食できるようにやや上に向けて引き出す．その操作で口唇への知覚刺激が運動系への刺激を伝え，口唇閉鎖運動を自動的に引き起こす．口を閉じることが困難な場合は，上口唇にスプーンを滑らせるように引き出す．その際，あごが上がらないように注意する．

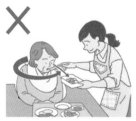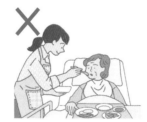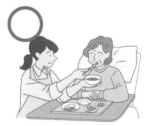

・左側から右手で介助すると逆手となり捕食しづらい．
・介助者の手元ですくう動作をしている間，療養者はその動作に目線が行き，頸部は左側へ回旋してしまう．

・介助者を見上げ，頸部は伸展している．
・咽頭残留が多い高齢者は，このときに誤嚥しやすい．
・あごが上がり，疲れやすくなり，摂取量が低下する．

・右側から介助する場合は右手，左側から介助する場合は左手で介助する．
・正面から視覚情報を提供する．

図3.1-7　適切な介助（正面捕食介助）と不適切な介助（スプーン操作の悪い例）

4 トラブル時の対応

1. 食に関するトラブル

食に関するトラブルには，誤嚥，窒息，誤飲，低栄養，胃食道逆流などがある．トラブル発生時の対応策は，事前に家族や介護者に伝えておく必要がある．摂食嚥下障害に関連したリスクマネジメントの概要を表3.1-2に記した．

表3.1-2　摂食嚥下障害に関連したリスクマネジメント

- 摂食嚥下障害に関連したリスクを予防し，発生時に適切な対応をする
- 安全で豊かな食生活の再獲得を目指す

- 誤嚥性肺炎　　・低栄養　　・脱水　　・窒息　　・誤飲
- カテーテル管理による感染，胃食道逆流（中心静脈栄養・経鼻経管栄養・胃瘻・気管カニューレの場合など）
- 便秘（イレウス），下痢　　・生活不活発病（廃用症候群）
- 人的環境の不備や技術不足　　・QOLに関連した医療への不信

---

1. 誤嚥性肺炎

誤嚥には，むせや咳嗽を伴う顕性誤嚥と，それらを伴わない不顕性誤嚥がある．

不顕性誤嚥による肺炎は，汚染された口腔環境下や気道伸展位による不良姿勢での唾液誤嚥，消化管内容物の逆流などが原因となり発症する．いつもよりむせる，痰の量が増え黄色を帯びている，微熱の持続，呼吸音の変化（咽頭雑音や肺雑音の聴取），摂食量や飲水量の低下，覚醒レベルの低下などの誤嚥性肺炎を想定するような症状がある場合は，早急に訪問看護師やかかりつけ医に相談するように指導する．

2. 窒息（急性症状への対応）

窒息とは，気道閉塞による急性の高二酸化炭素血症と低酸素症が同時に起こる生命の危機状況をいう．

窒息を発見した場合は，早急に閉塞物質（食物や異物など）を取り出さなければならない．異物の除去方法を事前に家族に指導し，緊急時には救急車を呼ぶよう伝える．

3. 誤飲

要介護高齢者は，口腔・咽頭・喉頭の運動や知覚，認知機能が低下しており，内服薬の包装（PTPシートなど），義歯，たばこの吸殻などを誤飲することがある．義歯の咽頭落下や誤嚥，たばこの吸殻など身体に悪影響を与える物を誤飲した場合は，救急車を呼ぶよう指導する．

2. 高齢者に起こりやすい食の問題と予防

1. 低栄養

高齢になると活動性が低下し食事摂取量も減少することから，低栄養を来し，筋骨格系の機能低下を引き起こしやすい．食事動作には，表情筋，咀嚼筋，舌筋，舌骨上筋，舌骨下筋，口蓋筋，咽頭筋といった多くの筋肉が関与している．低栄養によるサルコペニアが悪循環に陥ると，嚥下筋群の筋力が低下し，認知機能低下や活動性の減弱と相まって摂食嚥下障害を引き起こし重症化する[8]．

低栄養の評価

在宅療養では，療養者の負担を減らすため，血液検査を実施せずに次のような方法で低栄養の評価をすることが多い．
①BMIや体重の変化をみる．
②上腕周囲長測定：利き手でない上腕や麻痺のない上腕の中央で測定する（図3.1-8）．
③下腿周囲長測定

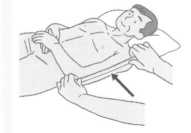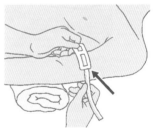

図3.1-8　上腕周囲長の測定

2. 胃食道逆流

経鼻胃管留置による経管栄養剤の投与中は食道入口部や胃の噴門部の閉鎖不全が生じるため，胃内容物の逆流や嘔吐が容易に起こる可能性がある．胃食道逆流を予防するためにも，留置カテーテルは内径の細いタイプのものを使用し，栄養剤注入中の体位は45°以上のリクライニング姿勢とする．

3. 生活不活発病（廃用症候群）

口から食べるリハビリテーションは，全身の医学的な管理に加えて，口腔・嚥下機能を含めた心身の調和が不可欠である．そのため，合併症や生活不活発病予防のリスク管理と同時に，包括的なケアとリハビリテーションを充実させていく必要がある．数日程度であっても，絶食状態は廃用性の機能低下を引き起こすため，高熱，意識障害，嘔吐症状，呼吸不全，喀痰多量といった危険因子がない場合は，絶食状態をつくらないようにする．

3. 食べ続けるためのリスク管理

　口から食べることを継続させるためには，本人の食べる意欲，全身状態，呼吸状態，口腔状態，認知機能，捕食から嚥下，姿勢，動作，活動性，食物形態，栄養など，ケアとリハビリテーションを充実させ，個人の有する強みを支持するための食支援技術が必要である．また，在宅においては，誰が調理をするのか，適切な調理ができない場合は，どのように代用するのかなどを検討することが大切である．

　安全に食べ続けることができるためのリスク管理として，食事場面での誤嚥を予防し，安定した摂食ができるための観察や援助（食物形態，摂食姿勢，食事介助など）を家族や介護者が行えるような支援が必要である．また，口腔ケアの充実，活動性への援助，栄養ケア，合併症予防など包括的ケアを充実させることで，主たる介護者の心身の変調などを支援することなどが，食べ続けるためのリスク管理となる．

5 社会資源の活用

1 食支援における地域連携

　摂食嚥下障害のある療養者に対する食支援は，病院と地域との顔の見える関係でのバトンタッチ，食物形態や介助方法の標準化，継ぎ目のない（シームレスな）連携と協働による「口から食べる」を支援し続けられるような人的・物理的環境が必要である（図3.1-9）.

　そのためには，療養者や家族の希望を尊重しつつ，誤嚥性肺炎や低栄養などを予防するための，多職種協働による口腔ケア・食事介助・栄養ケア・リハビリテーションが提供できる体制づくりが求められる．加えて訪問看護師は，実際の食事場面を共有しながら，介護支援専門員（ケアマネジャー），地域包括支援センターの職員，管理栄養士，配食サービス事業者などと密接に連携することも欠かせない．

2 食事内容の選択，食材の調達の方法に関する援助

　行政や介護保険によるサービスには，配食サービスや会食，訪問介護員による調理代行などがある．また，企業による弁当の配達，食材配達，持ち帰り弁当やレトルト食品，栄養補助食品なども社会資源であり，療養者・家族に応じて提案するとよい．

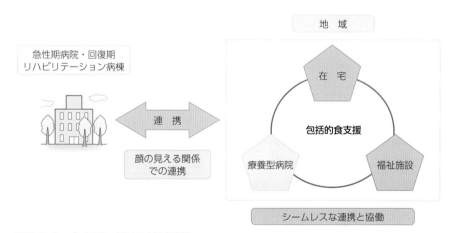

図3.1-9　食支援における地域連携

リンク G 基礎看護技術Ⅱ 6章

2 排 泄

1 在宅療養の場における排泄の基本

　排泄は，人としての尊厳に大きく関わる．自立した排泄ができず支援が必要になった場合の，療養者の精神的負担は大きい．おむつを着用することで，羞恥心や気兼ねなどにより自尊心が低下してうつ状態になる療養者や，長期的な使用のため認知症が出現・悪化する人もいる．また，外出先での排泄に対する不安や，家族や介護者への負担を心配し，外出に消極的になるなど，療養者の生活の幅を狭めてしまうことにもなる．

　併せて排泄は療養者本人だけでなく，家族や介護者にとっても大きな問題である．食事や清潔などの支援とは異なり，限られた時間での支援が難しいことや尿や便など排泄物特有の臭気，陰部に関わるケアにより，家族や介護者の精神的負担を伴うことがある．加えて，療養者本人とその家族のこれまでの関係性が背景に存在していることもある．

2 排泄のアセスメント

1. 排泄のアセスメント

　在宅における療養者の排泄についてアセスメントを行う場合は，身体的側面，心理・社会的側面，環境・生活の側面，家族・介護状況の側面など複数の角度から情報収集をすることが重要である（表3.2-1）.
　具体的には，療養者やその家族，介護者から排泄の状態や日々の生活状況を聞いたり，排尿・排便日誌などの記録を活用するほか，療養環境や生活環境を直接確認するなど，表3.2-1の項目をもとに**排泄障害**の原因について，あるいは排泄の状況と障害について正確にアセスメントする.

表3.2-1 **排泄のアセスメント**

項　目	分　類	アセスメントのポイント
排泄に関する身体的状況（身体的側面）	排泄の状態	尿・便の回数，量・性状，皮膚や腹部の状態
	疾患や障害との関連，治療や服薬の影響	疾患や加齢による影響，意識状態，認知能力，薬剤や治療の副作用
	排泄障害の型とその原因	排泄障害の種類，原因
	排泄行為	尿意・便意を感じてから排泄場所に移動し，着衣を下ろし，排泄姿勢をとり，排泄し，後始末をし，着衣を整え，元の場所に戻るという一連のプロセスの，どの部分が障害されているか
排泄に関する思い（心理・社会的側面）	排泄行為に関する認識	排泄に対する考え方，衛生観念
	排泄障害による心理的影響	周囲や介護者への気兼ね，家族や介護者との人間関係，羞恥心
	生活意欲の変化	排泄自立への意欲，生活の中の楽しみの減少，社会活動への参加の制限，自尊心の低下
排泄に関する環境・生活状況（環境・生活の側面）	居住環境	居室から排泄場所までの距離，家具や段差・手すりの有無，移動のための十分な広さ，明るさ，気温
	排泄環境	排泄場所（トイレ，ポータブル，床上），設備，清潔，安全性，スペース，室温
	基本的プライバシーの確保	音，臭気，ドア，つい立てなどの囲いがあるか，人の気配
	着衣の種類	服や下着の種類，本人が着脱できるかどうか
	生活リズム	水分摂取，食事内容，活動量，排泄のパターン
	排泄方法	トイレ自立，介助，ポータブル，尿器・便器やおむつ使用の有無，排泄行為のプロセスのどの部分が自立し，どの部分に介助が必要か
排泄に関する介護者（家族）の状況（家族・介護状況の側面）	介護者の状況	介護能力，身体的状況，精神的状況，排泄介助に対する思い
	家族・介護者との関係	療養者と家族・介護者の関係
	経済面，社会資源の利用	利用している介護保険サービス，経済的負担，各種制度の利用状況

2. 排尿日誌・排便日誌

　排泄状態を理解する上で，排尿日誌や排便日誌などの記録は有効である．排尿・排便の時間や量・性状，失禁の有無，そのときの状況，服用している薬の種類，食事の時間・摂取量，水分摂取の時間・量などを記録する．記録の記載が困難な場合は，介護支援専門員（ケアマネジャー）が，ショートステイ滞在時など関係サービスの協力を得て行う．これにより療養者本人，家族や介護者，さらに医師や訪問看護師が排泄状態を把握することができ，下部尿路機能障害・排便障害の予測や診断，その後の支援を検討していくことが可能になる（図3.2-1）．

3. 排泄障害

1. 下部尿路機能（排尿）障害

　下部尿路機能（排尿）障害とは，なんらかの原因により，尿をためる機能（蓄尿機能），尿を出す機能（尿排出機能）の一方，もしくは双方が障害を受け，排尿に困難を認めるものである（表3.2-2）．

2. 排便障害

　排便障害とは，なんらかの原因により，便の通過・保持・排泄に障害を受け，排便に困難を認めるものである．主に結腸（大腸）または直腸肛門の障害に起因する（表3.2-3）．

日付 ● 月 ▲ 日 （月）　起床時刻　6 時 00 分　　就寝時刻　22 時 30 分

時刻	食事・水分摂取量（mL）	排尿				排便			
		排尿 あり：○ 排尿量 mL（g）	尿意 あり：○ なし：×	失禁 あり：○ 排尿量 mL（g） なし：×	備考 排尿状態，臭気，混濁，切迫感，残尿感など	排便	性状	下剤・処置内容	備考 腹痛・しぶり感，排便感など
6:00		○ （計測できず）	×	○ 約10g	切迫感あり				
7:00	朝食 みそ汁 100mL お茶 50mL 牛乳 100mL	○ 150mL							
7:45		○ 150mL	○	×		○	泥状		
22:00	水 50mL	○ 120mL	○	×				プルゼニド®1錠	

山形県排泄ケアマネジメント相談マニュアル．Ver.2．2014，p.39 を参考に作成．

図3.2-1　排泄（排尿・排便）日誌の例

表3.2-2　下部尿路機能（排尿）障害

尿が漏れる（尿失禁）	ためられずに漏れる（蓄尿機能障害）	咳やくしゃみで漏れる（腹圧性尿失禁）
		我慢できずに漏れる（切迫性尿失禁）
		神経の未発達で漏れる（夜尿症）
	出にくくて漏れる（尿排出機能障害）	出にくいので漏れる（溢流性尿失禁）
	環境が悪いので漏れる（環境障害）	トイレが遠くて間に合わず漏らすなど（機能性尿失禁）
尿が出にくい（排尿困難）	神経の障害で出ない（神経因性膀胱）	
排尿の回数が多い（頻尿）	1日10回以上，特に夜間にトイレに行く回数が多い	

表3.2-3　排便障害

便が漏れる（便失禁）	我慢できずに漏れる（蓄便障害）	括約筋のゆるみ，下痢（腹圧性便失禁）
		下痢（切迫性便失禁）
	出にくいので漏れる（便排出障害）	便があふれ出る（溢流性便失禁）
		嵌入便の隙間から流れ出てくる（疑似性の下痢）
	環境が悪いので漏れる（環境障害）	トイレが遠くて間に合わず漏らすなど（機能性便失禁）
水様の便が出る（下痢）	便の水分が多くなり，便の形がなくなった状態	
便が出ない（便秘）	便が硬い，出すのに苦労する，何日も出ない	
排便の回数が多い（頻便）	トイレの回数が多い	

3　排泄援助の技術と実際

　在宅療養者に対する排泄援助の方向性には，大きく二つのパターンが考えられる．一つは，療養者のADLの自立に向けて機能回復を目指す場合であり，もう一つはだんだんと機能低下が起こり，要介護度が高くなっていく場合であ

る[15]. 現時点で療養者がどの段階にいるかについて的確に判断し，今後，起こり得る変化や異常を想定し，備えることが必要である.

1. 環境の調整

排泄援助については，居室からトイレまでの経路，トイレの環境や使用する用具など，排泄における環境の調整をしていくことが不可欠である.

2. 下部尿路機能障害への援助

排尿日誌などから得た情報をもとに排尿の状態をアセスメントし，下部尿路機能障害のタイプに合ったケアを行う．ここでは在宅療養者に多くみられる尿失禁に焦点を当てた援助方法を示す（尿失禁の予防と援助）.

1. 水分摂取の援助

失禁を避けるために水分摂取を控える療養者が多いが，脱水や尿路感染症の原因となるため，治療による摂取制限がなければ水分は1日に1,500mL以上摂るように勧める．就寝前や外出前は，水分や，特にカフェインの含まれている飲料の摂取を控える.

2. 排尿誘導

排尿日誌などにより排尿パターンを把握し，排尿が予測されるタイミングでトイレに誘導する．または一定のスケジュール（2～4時間間隔の範囲内）でトイレに誘導し，排泄介助を行う[16].

3. 衣類の選択

着脱しやすい衣服や下着を選択する．ベルトなどの使用は避けるのが望ましい.

4. おむつの利用

おむつは療養者が尿意を伝えることができず，失禁が常時あるいは頻回にある場合や，腰殿部の挙上・体動が非常に困難な場合に使用される．また介護者の負担軽減を考えておむつを使用することもある．これらは，排便障害における援助についても同様である.

おむつには，排泄が間に合わないという不安や失禁に伴う羞恥心を緩和させ，介護者の負担を軽減させるといった利点があるが，療養者の自尊心やQOLの低下，排泄感覚の低下，皮膚トラブルの発生，経済的負担の増大など，欠点も多い．安易なおむつの使用開始が寝たきり状態のきっかけになることもある．おむつの適応であるかどうかを見極めて使用することが大切である[18].

5. 清潔の保持

尿による陰部の汚染が続くことで，尿路感染や皮膚トラブルが発生し，また臭気を気にして外出を控えるなど社会活動の制限にもつながるため，入浴できなくても毎日陰部や殿部を洗浄する.

6. 骨盤底筋訓練

骨盤底筋訓練は，肛門や腟の筋肉を随意的に収縮，弛緩させる運動で，これにより尿道括約筋も一緒に鍛えられ，尿失禁防止に効果的である．椅子に座った状態で，腹部に手を当て，肛門（女性であれば腟の周り）の筋肉を締める．肛門や腟をすぼめ上げるイメージで，腹部，殿部，下肢の力を抜いてリラックスする[19]．パンフレットやDVDなども活用してトレーニングを行う．専門医の指導を受けて行うと，より実効性が高い.

7. 尿閉への対処

急性尿閉の場合は，導尿を行う．場合によってはカテーテル挿入後に500mLを超える尿が一気に流出して血圧低下を起こすため，医師に確認の上，全身状態を十分に観察しながら行う．慢性尿閉の場合は，膀胱留置カテーテルや清潔間欠導尿，膀胱瘻などを使用する場合があるため，療養者とその家族に対してそれらの方法を指導し，管理を行う[20]．➡排尿ケアについては，4章9節 p.137参照.

8. 下部尿路機能障害の治療

下部尿路機能障害の一般的な治療は薬物療法である．療養者の服用薬の把握は障害のアセスメントをする上で重要である．療養者の希望や，薬物療法が無効・不十分な場合，副作用などで継続困難な場合などには，外科的治療が選択されることもある[19].

3. 排便障害への援助

1. 便秘の予防と援助

できるだけ自然な排便となるように，日常生活での便秘予防対策が求められる.

食事療法や運動療法で改善しない場合は，下剤や浣腸などを使用しながら排便をコントロールしていく．療養者の自尊心の低下や介護負担を避けるためにも，可能な限りトイレでの排泄を目指す.

1）下剤の使用

　日常生活での便秘予防対策が無効な場合，緩下剤や坐薬が用いられる．一般に，腸管内に水分を貯留させ，便を軟化させる塩類下剤（酸化マグネシウムなど）と，大腸粘膜に直接的に作用し，蠕動運動を亢進させる刺激性下剤（アローゼン®，プルゼニド®など）が使用される．

2）浣　腸

　日常生活での便秘予防策が無効で，緩下剤を使用しても排便がない場合には浣腸の実施を検討する．実施する際には療養者の体位，カテーテル挿入の深さ，浣腸液の温度，注入の速さなどに十分注意して行う．また，実施前・実施中・実施後の療養者の身体状況の観察とアセスメントが大切である．

3）摘　便

　摘便とは，直腸内に便やガスがたまっているが自力で排泄できない場合，肛門から指を挿入して便を摘出，あるいは排ガスを促す行為である．緩下剤や坐薬，浣腸を用いても排便が困難な場合に用いる方法である．

●**適応となる場合**
- 脊髄損傷などにより，腹筋や肛門括約筋に障害や麻痺がある場合
- 硬便が肛門の出口付近に詰まり，自力排便が困難な場合
- 浣腸しても便汁のみで排泄できない場合
- 心疾患など，排便時の努責が禁忌で，硬便の排泄が困難な場合

➡ 摘便については，ナーシング・グラフィカ『基礎看護技術Ⅱ』6章5節8項も参照．

●**禁忌**
- 腸内・肛門周辺に炎症や傷がある場合
- 出血の可能性が高い場合
- その他，医師の許可が得られない場合

●**方法**（図3.2-2）

❶ 手洗いをし，清潔にして，ディスポーザブル手袋を着用する．
❷ 療養者を左側臥位にし，膝を軽く屈曲した姿勢をとってもらう．
❸ 肛門周囲をマッサージし，肛門括約筋をリラックスさせる．
❹ 療養者に体の力を抜き，口で大きくゆっくりと呼吸してもらうよう声を掛ける．
❺ 片方の手で肛門を静かに広げる．
❻ もう片方の第2指にグリセリンなどの潤滑剤をつけ，肛門に指を静かに挿入する．
❼ 指をゆっくり回しながら便を掻き出す．便塊が大きい場合は，砕いてから少しずつ掻き出す．
❽ 痛みなどがないか，声を掛けながら行う．
❾ 便塊が触れなくなったことを確認してから，第2指を肛門から抜く．
❿ 残便がないか，腹圧をかけてもらい，排便の有無を確認する．
⓫ 肛門周囲を清潔にする．

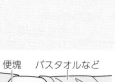
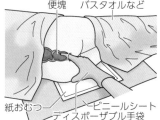

便塊　バスタオルなど
紙おむつ　ビニールシート　ディスポーザブル手袋

図3.2-2　摘便の方法

2. 下痢の予防と援助

　下痢に対する援助は，原因に応じて，脱水の予防，食事の管理，保温，薬物療法，スキントラブルの予防などを行う．脱水の予防としては，経口摂取が可能で，嘔吐が伴わない場合は，白湯，番茶，スポーツドリンクの摂取ができるように支援する．食事については，食物繊維や刺激の強い食品は避け，消化の良い食物を選択するように指導する．

　急性下痢では，電解質の低下や脱水予防のための補液，感染症の原因菌に応じた抗菌薬などの薬物療法が行われる．感染性下痢では，感染防止のため，消毒や隔離など必要な対応について療養者とその家族・介護者に説明する．

　慢性下痢では，下痢を止める止痢薬などの薬物療法のほか，原疾患に合わせた食事管理を行うように支援する．経管栄養に伴う下痢については，栄養剤の温度や注入速度，内容，量などを確認し，医師に相談する．体内への吸収が十分できていないことで下痢になっている可能性が高いため，栄養剤の見直しを含めて検討していく．

3. 便失禁の予防と援助

　便失禁は，便の性状や肛門括約筋の機能低下によるものが多い．

1）便の性状の調整

　便の性状が固形になるよう，生活習慣を見直し，便秘や下痢が続く場合は薬物治療を併用する．

2）骨盤底筋訓練

　➡p.81 6. 骨盤底筋訓練を参照．

4. 家族および介護者への援助

　排泄の介助は，家族および介護者にとって負担の大きい援助の一つである．そのため，可能な限りトイレで安全に排泄できるような援助方法を検討する．

　例えば，床上排泄が必要な療養者への排便の援助は，緩下剤の調整を行いながら訪問看護師や訪問介護員（ホームヘルパー）などの訪問に合わせて排便をコントロールすることで，家族および介護者の負担を軽減することが可能となる．また緩下剤を服用すると便が軟らかくなるので，便器に便が付着しやすくなるが，あらかじめトイレットペーパーを敷いておくとトイレの汚染を防ぐことができる．床上で排便する場合は，おむつに直接するよりも，差し込み便器を使用したほうが療養者の不快感が少なく，家族や介護者の負担も軽い．このような情報提供を，療養者本人だけでなく，その家族や介護者にも行うことで，少しでも負担を軽減できるよう努める．

　また，居室の中で排泄ケアを行うと，排泄物の臭気が生じやすくなる．おむつなどの汚物はビニール袋に密閉し，ふたの付いたバケツに入れる．さらに寝具には汚染防止の防水シーツを敷く，空気清浄機や消臭剤を用いて室内の臭気対策を行う，汚れた寝衣などは漂白剤入りの水に浸してから洗濯し十分に乾燥させるなど，介護上の工夫を伝える．

　在宅療養を継続するためには，可能な限り家族や介護者の負担の軽減が求められる．排泄の援助を行う上での困難など，感じている不安を確認し，療養者とその家族，介護者にも負担の少ない方法を，共に検討していく必要がある．

4 社会資源の活用と調整

1 公費の助成

　紙おむつは，居住している自治体から支給される制度がある．支給条件などは自治体によって異なるため，事前に窓口に問い合わせるよう助言する．

　排泄補助具などの福祉用具は安価でないものが多く，さらにトイレの改修費用などに加え，在宅医療に伴う医療費がかかる．そのため福祉用具を身の回りで活用できるもので代用したり，介護保険制度や各種福祉制度など費用助成，減免制度のあるものは利用できるようにする．

2 排泄環境の整備

　排泄障害を抱える療養者，また排泄のケアをする家族・介護者などにとって，生活における**排泄環境**の整備は重要である．

1. 環境整備の例　（図3.2-3）

1. 居室からトイレまでの経路

　居室からトイレまでの距離を短くするために，住宅改修またはポータブルトイレを利用する．トイレまでの動線上には，手すりや足元照明を設置し，段差解消を図り，スムーズに移動できるようにする．ADLが低下している療養者には，トイレのドアは外開きまたは引き戸タイプが適している．認知症療養者の場合，入口にトイレマークを付けるのも効果的である．

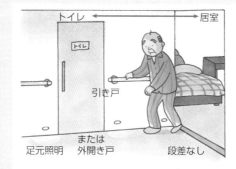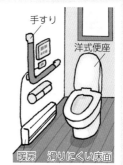

図3.2-3　環境整備の例

2. トイレの環境

　洋式便座（暖房付き・温水洗浄便座），手すり付き，汚れを拭き取りやすく滑りにくい床面，療養者や介護者が動きやすい広さであることが望ましい．冬場はヒートショック予防のため暖房ができるとよい．

2. 排泄補助用具の種類と選択方法

排泄補助用具は，排泄動作を助けるもの（手すり，便座など），排泄物を受けるもの（尿器，差し込み便器，ポータブルトイレなど），直接肌に着けるもの（おむつ，パッド，下着など）といった種類がある（図3.2-4）．安全かつ快適に排泄動作ができるように療養者に合わせて選択する．

3. 支援のためのさまざまなマーク

近年，国や地方自治体などにより，排泄環境を整えるためのさまざまな取り組みが進められている．トイレマークもその一例である（図3.2-5）．このマークのあるトイレでは，介助が必要な人，ストーマを造設している人，乳幼児のおむつ交換に至るまで，排泄障害があったりケアを必要としたりする人々が利用しやすい工夫がなされている（図3.2-6）．

また，駅などの公共の場で異性のトイレに付き添う場合，外見からは介護中であることがわかりにくい．このような誤解や偏見をなくし，介護をする人にもやさしい社会を目指して，静岡県で介護マークが考案され，全国に普及し始めている（図3.2-7）．

家具調ポータブルトイレ　　　　自動採尿器

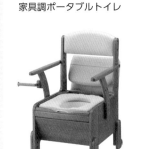
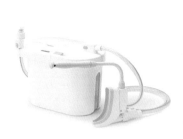

写真提供：アロン化成株式会社　　　写真提供：パラマウントベッド株式会社

図3.2-4　在宅で活用できる主な排泄補助用具

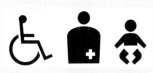

図3.2-5　トイレマークの例

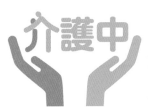

静岡県ホームページより．

図3.2-7　介護マーク

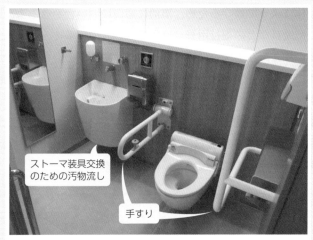

ストーマ装具交換のための汚物流し

手すり

写真提供：Osaka Metro（新大阪駅）

図3.2-6　公共ユニバーサルトイレ

3　清　潔

1　在宅療養の場における清潔の特徴

清潔行為には，洗顔，歯磨き，手洗い，入浴，更衣などがある．療養者は，体調不良や病状の悪化を心配して清潔行為を拒むこともあるため，療養者の状態に応じ適切な方法を選択する必要がある．また，日中は日常着に着替え，身

だしなみを整えることで生活のリズムを維持し，自分らしさを表現することができる．

清潔行為は，新陳代謝・血液循環の促進とともに，全身状態を観察する機会であり，褥瘡など，皮膚トラブルの早期発見や**感染予防**の点からも有効である．

■1 清潔の援助方法と自立支援

清潔行為においては，家族とともにケアをしながら，コミュニケーションを図ることで信頼関係を構築することができ，良い指導の機会ともなる．しかし，その介助による負担が大きい場合には，社会的なサポートを受けられるように支援する．

療養者が日常行っている方法で支援することが，爽快感や満足感につながる．介護の労力や経済性を考慮し，タオルや紙おむつなどを使い過ぎず，自宅にあるものを工夫して使用することを心掛けたい．

療養者に関わる際は自立を支援することが前提で，ケアを行う上でも決して自立を妨げてはならない．療養者のニーズを把握し，**清潔習慣**を考慮した上でサービスとの折り合いを付けていくとよい．

2 清潔のアセスメント

療養者の健康状態や生活状況，環境などをアセスメントすることで，清潔に対する支援の必要性や方法を明確にし，具体的な援助方法を検討する．また，ケアマニュアルの作成においては，療養者の状況や人的・物理的環境などを踏まえてケア内容を選択し，内容ごとに手順を作成する．手順の作成では家の構造（段差）や環境（手すり），療養者のADL・自立度に応じた福祉用具，また医療ケア（酸素，人工呼吸器，カテーテル，気管切開，点滴）の有無などを考慮する．

1．清潔の保持の状況
- 健康状態：呼吸・循環機能，身体機能，感覚機能，皮膚の状態，発汗，浮腫，食欲，その日の体調，既往歴（骨折を含む）など
- 生活自立度：要介護度，日常生活動作（activities of daily living：ADL），手段的日常生活動作（instrumental activities of daily living：IADL），認知機能，衣服の着脱，意欲など
- 価値観・習慣：衣服の好み，更衣の頻度，入浴方法・頻度・時間，満足度など

2．人的・物理的環境
- 介護者の状況：健康状態，年齢，体力，副介護者の有無，疲労度，価値観など
- 住環境：浴室の環境，段差の有無，福祉用具・住宅改修の必要性など
- 経済状況
- 社会資源の利用状況：訪問看護，訪問介護による支援，訪問入浴，施設サービスの利用など

3 清潔ケアの技術と実際

全身状態の観察やバイタルサインの測定を行い，アセスメントした後に清潔ケアを実施する．また，入浴や清拭では，更衣室や浴室・浴槽の温度差を少なくしたり，浴室の温度を20℃以上にしたりするなど環境整備に配慮するほか，温度差や血圧の変動を考慮し，日没前や夕食前の時間に入浴するなどで冬場のヒートショックを予防する．また，入浴や清拭の際は，皮膚のアセスメントも行い，トラブルの早期発見・早期対処に努める．

plus α

ケア方法の選択

家屋状況，介護力，ADLなどのさまざまな要因により入浴できない場合がある．それらを考慮し，ケア方法を選択するといった柔軟な対応が重要である．

皮膚のアセスメント

視診や触診で皮膚の状態をアセスメントする．
①発赤の有無，色・つや　②腫脹の有無　③湿潤・乾燥　④皮疹の有無
⑤浮腫の有無　　　　　　⑥温度　　　　⑦弾力性

1. 入浴，シャワー浴

● 自宅の浴室を使用する場合：必要に応じて手すりの設置や住宅改修，福祉用具の導入など，環境を整える（図3.3-1）．入浴で使用される福祉用具としては，シャワーキャリー（キャスター付き入浴用チェア），リフト，天井走行リフト，バスボード，滑り止めマット，シャワーチェア，浴槽内の椅子，手すりなどがある．
● 自宅の浴室利用が困難な場合：通所介護施設，訪問入浴を利用する．処置や注意事項などがあるときは事前に申し送りをする．

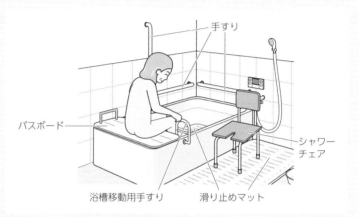

図3.3-1　**浴室の環境整備**

（手すり，バスボード，シャワーチェア，浴槽移動用手すり，滑り止めマット）

2. 全身清拭，部分清拭

入浴が困難な療養者には清拭を行うが，身体状態や療養者の希望に応じて，全身清拭や部分清拭を検討する．簡易な方法として，ぬらしたタオル3～4本をビニール袋に入れ電子レンジで温めて使用することもある．

3. 手浴・足浴

湯に手や足を入れることで爽快感が得られ，循環状態も良くなり，入浴に準じた効果が得られやすいため，清拭と組み合わせて行う場合もある．床や畳をぬらさないようにレジャーシートや新聞紙を敷くなどの配慮をする．

4. 洗　髪

身体状態や療養者の希望に応じて，洗面所やベッド上で行う．ベッド上で行う場合は簡易洗髪器（バスタオル，ビニールのゴミ袋，Y字洗濯バサミ，バケツなど），おむつ，ドライシャンプーなどから選択し，家庭にある物を使用して物品（やかんやペットボトル，タオル，シャンプー，ドライヤー，ブラシ）を準備する．

襟元にタオルを巻き，湯が背中にまわらないようにし，簡易洗髪器の下にはぬれないようにビニール袋やレジャーシートを敷くとよい．

plus α

洗浄時に注意！

ベッド上での洗浄の際はシーツや寝間着をぬらさないよう注意が必要である．シーツ交換や更衣は療養者の負担になり，また，洗濯物が増えて介護者の負担につながる．タオルの使い過ぎも同様である．

コンテンツが視聴できます（p.2参照）

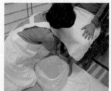

● 部分浴〈動画〉

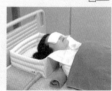

● 洗髪方法の一例〈動画〉

5. 陰部・殿部洗浄

- おむつ使用や膀胱留置カテーテル挿入時は，1日1回，または排便ごとに洗浄を行う．
- 石けんを用いた洗浄は1日1回程度が望ましい．ペットボトルの空き容器のふたに穴を開けて陰部洗浄ボトルを作製し，使用することもできる（図3.3-2）．

6. フットケア，爪切り

療養者は白癬症，陥入爪，肥厚爪など足や爪にトラブルを抱えている人が多く，歩行痛などにより日常生活を困難にしていることがある．ADLの制限をなくすよう，適切な**フットケア**を提供していく必要がある（➡ 4章14節 p.159も参照）．

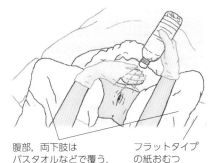
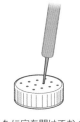

腹部，両下肢はバスタオルなどで覆う．　フラットタイプの紙おむつ

ふたに穴を開けておく．けがに注意する．

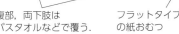

図3.3-2　陰部洗浄

7. 口腔ケア

- 口腔ケアは大きく分けて，口腔内を清潔に保つための「器質的口腔ケア」と，口腔機能の維持・向上を目指すための「機能的口腔ケア」の2種類がある．
- 口腔ケアの主な目的は「誤嚥性肺炎」「口腔の乾燥」「口腔機能の低下」を予防することにある．口腔ケアで唾液の分泌が良好となり，咀嚼や嚥下もスムーズになることや，口臭の解消や発語の改善により，生活全般のQOL向上も期待できる．
- 方法としては，状況に応じ以下の物を用いて実施する．歯ブラシ，歯間ブラシ，スポンジ歯ブラシ，綿棒，ガーゼ，口腔ケア用のウエットティッシュ，洗口剤，吸い飲み，コップ，洗面器，吸引器，保湿ジェルなど．
- 自分で実施することが望ましいが，体調の変化により自己によるケアがおろそかになりがちである．抵抗力が低下している人や人工呼吸器を使用している人にとって，口腔ケアは特に重要である．いずれの場合も定期的に専門職による口腔の評価を行い，療養者・家族（介護者）が安全に口腔ケアを継続できるような指導が必要である．

8. 衣生活

- 通気性，保温性，吸水性など季節や好みに合わせ，皮膚への刺激が少ないものを選択する．また身体状態により，呼吸や移動の妨げにならないもの，着脱が容易なものなどを検討する．
- 介助が必要な場合には，療養者・家族（介護者）にその方法を説明し，自立に向けた支援を心掛ける．

plus α
セルフケアが困難な人の口腔ケアのポイント

「口腔ケアは気持ちがいい」と認識してもらうことが重要となる．
・安定した姿勢で行う
・口腔内を傷つけない
・誤嚥に注意する
・時間をかけ過ぎない

plus α
人工呼吸器使用者の口腔ケアのポイント

口腔の自浄作用が低下しているため，上気道感染や誤嚥性肺炎のリスクが高い．体位を上体挙上・側臥位とし，状況に応じて吸引をしながら実施する．吸引チューブ内蔵の歯ブラシやスポンジ歯ブラシを使用することもある．

4 社会資源と多職種連携

療養者が1人で入浴ができない場合は，清潔保持のための居宅サービスとして，状態が安定していれば訪問介護，体調管理が必要な状況であれば訪問看護を利用することが多い．また，住環境により自宅での入浴が困難なときには，訪問入浴や通所介護施設において入浴する場合もある．口腔ケアは必要に応じて，言語聴覚士や歯科医師・歯科衛生士の協力を得て，その人に合った口腔ケアが定期的に実施されるよう支援していく必要がある．

4 肢位の保持と移動

1 在宅における移動と肢位の保持の重要性

在宅療養者は，日常生活の動作の中で「身体機能の維持」をしていくことが大切となる．したがって，全身運動である歩行は，介助が必要な状況でも日常生活の中に取り入れることが望ましい．歩行が難しい療養者には，日中の車椅子での座位時間を増やし，余暇を楽しむなど生活の質（QOL）の高い生活設定をすることで，認知症の進行抑制を図るなど心身の維持が可能である．また，寝たきりや人工呼吸器を装着しているなど，自力で体位変換ができない療養者は，苦痛や障害の発生を予防した**肢位の保持**が重要となってくる．移動や肢位の保持，また，変更が少しでも自立して行えると，家族など介護者の疲労の軽減にもつながる．

このように療養者の身体の残存機能を生かした移動や良肢位の保持の設定を行うことで，長期にわたる心身機能の維持が可能となる．特に高齢者は二次的に生じやすい筋力低下や関節拘縮などの**生活不活発病**（廃用症候群）を防ぐため，1日の活動時間が2時間以上必要であるといわれている．訪問看護師や理学療法士などのリハビリテーションスタッフ，介護福祉士など関連する専門職には，歩行をはじめとする移動を積極的に介助し，良好な肢位の保持を含めた安全な介助方法を介護者に助言する重要な役割がある．今後ますます介護者の高齢化が進むことを考慮すると，可能な限り療養者本人の自立を促す支援が重要になってくる．

ここでは，療養者の肢位の保持や移動能力のアセスメント，およびそれらに合わせた介助のポイントを説明する．

➡ 生活不活発病については，p.29 用語解説参照．

自立を促す支援の工夫

工夫の一つとして，移動の機会をつくることも大切となる．例えば，寝食の場をベッドなど1カ所にせずに，ベッドでは寝る，食堂でご飯を食べる，居間でテレビを観るなどと分けることで1日の活動量は増加する（➡ 2章4節1項p.50参照）．

2 移動能力に関わる身体機能のアセスメント

1. 問診，動作観察

1. 問 診

1）内的要因

パーキンソン病や脊髄小脳変性症などの進行性の疾患や脳卒中などでは，振戦や前傾姿勢，失調症状，麻痺など特徴的な障害が生じ，移動能力に影響が出やすいため，症状の確認を行う．また，その他の疾患でも移動能力に関わる血圧の変化やめまい，視力，歩容（足を引きずる，膝が曲がるなどの歩き方の変化），ふらつきの有無や方向，現在の移動能力，移動で困っていることなどの問診を行う．薬や認知障害による変動（パーキンソン病のオンオフ現象，降圧薬や睡眠薬によるふらつきなど），疼痛の変化（リウマチの朝のこわばりなど），**疾患の特性**（重症筋無力症の夕方の疲労など）を確認する（図3.4-1）．

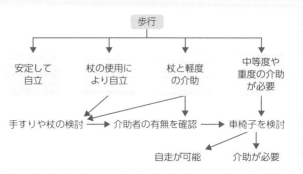

それぞれの動作の能力に合わせ，福祉用具や介助を検討し，転倒のない，安全な生活設定を行う．

図3.4-1　歩行の評価

2) 環境要因

　家族による介護ができない，介護者が高齢である，地域や友人との付き合いがない，といった人との関係性による影響がないかを確認する．また，段差がある・手すりがないなどの住居環境や，坂が多い・寒冷地域であるといった居住性・自然環境も移動に関わってくるため，十分な情報を得る．

2. 動作の観察

　実際の移動の様子を観察し，安全面に注意しながら，介助がどのくらい必要なのかを確認する（図3.4-1）．観察項目は，起き上がり，座位，立ち上がり（図3.4-2），立位保持，歩行，方向転換，座り込みである．座卓の使用など床上の生活の場合は床への座り込み，立ち上がりも観察する．

　観察のポイントはふらつきの方向など動作の安定感（図3.4-2），体を支える物の有無での変化，介助を行ってみての変化，本人の動作に対する恐怖感や不安感，新たな動作方法の獲得ができているかである．問診内容と実際の動作が異なる場合は，認知機能や高次脳機能障害の問題が考えられる．

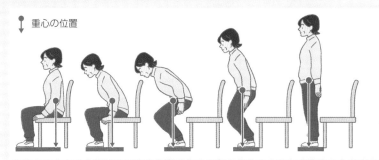

↨ 重心の位置

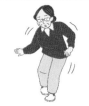

一連の動きを観察し，ふらつきがあるようなら，どこに問題があるかをアセスメントする．

図3.4-2　立ち上がり動作の観察

2. 身体のアセスメント

　移動に必要な筋力と関節可動域，感覚，バランスを確認する．

1. 筋力の評価：MMT（manual muscle test，徒手筋力テスト）

　主に両下肢，体幹の筋力をアセスメントする．MMT（表3.4-1）の段階3以上の力がなければ重力に抗して動作することはできない．麻痺のある場合は動きができない，もしくは段階1，2，3が多い．低下が認められたら，筋力を補うように座面を高くする（図3.4-3），手すりや杖を用いるといった工夫をした上で，介助の検討を行う．

表3.4-1　MMT（徒手筋力テスト）

段　階		判断の基準	段　階		判断の基準
5	normal	強い抵抗を加えても完全に動かせる	2	poor	重力を除けば完全に動かせる
4	good	抵抗を加えても動かせる	1	trace	関節は動かない，筋の収縮は認められる
3	fair	抵抗を加えなければ，重力に打ち勝って動かせる	0	zero	筋の収縮も認められない

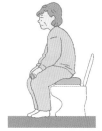

筋力低下により立ち上がりが困難な場合は，補高便座を使用するなどで座面を高く設定し，楽に立てるように工夫する．

図3.4-3　下肢の筋力低下に対する工夫

2. 関節可動域の測定方法と評価：ROM-t（range of motion test）（表3.4-2，表3.4-3）

　特に体幹回旋，体幹屈曲，股関節伸展，膝関節伸展，足関節背屈の関節の動きをチェックする（図3.4-4）．制限があることで動作の不安定さが生じてしまう．足関節に制限がある場合は踵を高くする，手押し車を使用する（図3.4-5）などの工夫をした上で，介助を検討する．

表3.4-2　関節可動域の評価

制限あり	通常動く範囲が動かず，動きもスムーズではない
制限なし（正常）	通常動く範囲を動かすことができている
異常可動域	通常に動く範囲以上に動かせる

表3.4-3　関節可動域表示および測定方法

部位名	運動方向	参考可動域角度	参考図	運動方向	参考可動域角度	参考図
肩 shoulder （肩甲帯の動きを含む）	屈曲（前方挙上） forward flexion	180	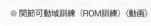	外旋 external rotation	60	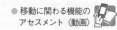
	伸展（後方挙上） backward extension	50		内旋 internal rotation	80	
	外転（側方挙上） abduction	180		水平屈曲 horizontal flexion	135	
	内転 adduction	0		水平伸展 horizontal extension	30	
股 hip	屈曲 flexion	125	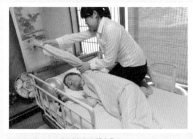	外旋 external rotation	45	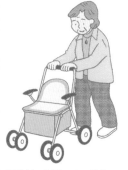
	伸展 extension	15				
	外転 abduction	45		内旋 internal rotation	45	
	内転 adduction	20				

● 関節可動域訓練（ROM訓練）〈動画〉

● 移動に関わる機能の
アセスメント〈動画〉

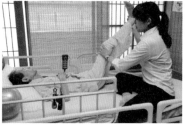

図3.4-4　関節可動域のチェック

可動域の制限により動作の
不安定さが生じている場合
は，安定するよう工夫する．

図3.4-5　動作を安定
させる工夫

3 肢位の保持と移動の実際

1. 肢位の保持

1. マットレス

自力で体位を保持することができない，褥瘡の発生リスクが高い，浮腫や関節の拘縮があるなどの場合は，用途に合ったマットレスを選ぶ．ウレタンフォームやジェルなどの素材でできた「静止型マットレス」と，ポンプから出るエアによって体を支える面を変化させる「エアマットレス」がある（図3.4-6）．

2. 体位保持クッション・パッド（除圧・体位変換に関する器具の種類と選択）

体を回転したり持ち上げたりした後，クッションやパッドを使用して，その体位を保持する（図3.4-7）．

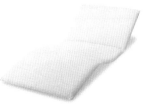

a. 静止型マットレス
通気性に優れ，褥瘡予防効果がある．
写真提供：有限会社ハッピーおがわ

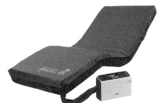

b. エアマットレス
体圧分散力に優れ，安定して体を支える．
写真提供：株式会社ケープ

図3.4-6　マットレス

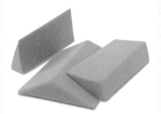

体の下に挿入して体位保持や変換を容易に行うことができる．
写真提供：アイ・ソネックス株式会社

図3.4-7　体位保持クッション

2. 移動介助の方法

介助は，療養者が転倒しやすい方向に立って行う．ふらつきなどの不安定さの程度により，脇を支える，手を添える，両手で前から介助するなど，療養者の動作を妨げず，安定するように介助を行う．無理な姿勢は介護者に腰痛などをもたらし，長期の介護が難しくなる要因ともなるため，負担のない介助方法を指導する（図3.4-8）．療養者の体から遠い位置からの介助は，介護者の体の負担になるため，なるべく近いところでの介助を心掛け，腰を曲げるのでなく，足をそろえず，膝を曲げるように意識して行うとよい．

3. 移動時の安全確保

高齢者の家庭内における事故で最も多いのは**転倒**である．移動の介助には十分な配慮のもとに支援を行うとともに，療養者や介護者，家族にも安全に配慮した移動が行えるよう指導する（図3.4-9）．

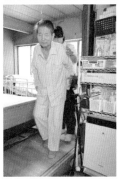

介助者は療養者に近寄って介助することを心掛け，動作を妨げないように，自身に負担のない姿勢で行う．

図3.4-8　介助方法

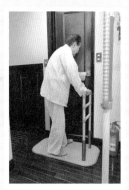

バランスが低下している人には手すりなどの設置を行い，動作を安定させ，転倒のないようにする．

図3.4-9　移動補助用具

4 家族への支援

良好な姿勢の保持や移動に伴う介護負担は大きい．介護者の心理的ストレスをくみ取り，軽減につながる方策を一緒に考えていくことが大切である．例えば，療養者や介護者の状況に応じた福祉用具の情報提供や，自立した移動が行える環境になるよう，住宅改修について多職種と検討することも方法の一つである．また，ボディーメカニクスに基づいた安全，安楽な介護技術が習得でき

るように指導する．この際にもスライディングシートやグローブ（図3.4-10），また，リフトを活用して，介護者にとっても苦痛や疲労の軽減につながる助言があるとよい（図3.4-11，図3.4-12，図3.4-13）．

移動がADLの維持に不可欠であり，療養生活に対する意欲やQOLの向上につながることを介護者・家族に理解してもらう．

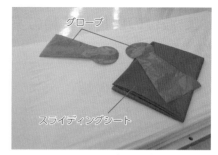

図3.4-10　スライディングシートとグローブ

● スライディングシートの活用〈動画〉

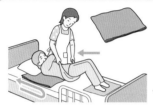

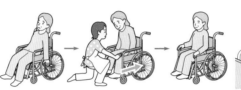

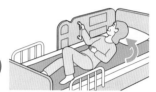

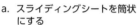

a. **スライディングシートを筒状にする**
筒状のシートが力を加えた方向に回転し，スムーズに体を動かすことができる．

b. **筒状のスライディングシートを車椅子の座り直しに利用する**
体がずれたとき，膝を押し込めば，座面に敷いた筒状のシートが滑り簡単に深く座り直すことができる．

c. **シーツの上に常時置いて使用する**
ベッド脇の手すりなどを支持して，少ない力でも寝返りがしやすくなる．

図3.4-11　**スライディングシートの利用**

● グローブの利用〈動画〉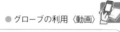

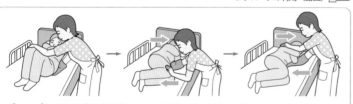

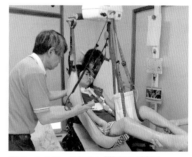

グローブをはめた手を療養者とベッドの間に差し込み，腕の厚みで体を浮かせ，立てておいた膝を手前に引く．その後，肩の下に手を差し込み，向こう側の肩を引き寄せる．グローブを利用することで簡単に寝返りを支援できる．

図3.4-12　**グローブの利用**

図3.4-13　**リフト機器の利用**

5　多職種との連携

看護師は入院時から退院後の生活を見据えて，理学療法士などと連携を図り，移動に関する支援を行うことが大切である．加えて，在宅療養生活の場においてもかかりつけの医師や介護支援専門員（ケアマネジャー），理学療法士や介護福祉士，作業療法士など療養者と関わる職種と連携しながら，移動動作が円滑に進むよう支援していく．

5 呼 吸

1 在宅療養の場における呼吸ケアの特徴

　呼吸ケアは，新鮮な空気を取り入れることが基本であり，生活環境に合わせた方法で，適切な湿度や室温が保てるように，環境調整を支援することが大切である．在宅療養の場での生活の動線を考えて，家具や医療機器の配置を工夫することも，日常生活動作（ADL）の制限から起こる生活の質（QOL）の低下を防ぐことにつながる．

　在宅療養者にみられる主な呼吸器関連の疾患は，慢性閉塞性肺疾患（chronic obstructive pulmonary disease：COPD），肺線維症，間質性肺炎，肺結核後遺症などである．医療機器の導入時や，災害時・緊急時に対する不安に対応できるように，療養者と家族への教育的・心理的な支援を行うとともに，社会資源の情報提供が必要である．呼吸は生命維持に直結していることから，疾患をコントロールしQOLを維持するためには，日常生活における呼吸の管理に必要な知識や技術の自己管理能力を，身に付けることが重要である．

2 呼吸に関するアセスメント

　呼吸は，24時間365日休むことなく，どのような環境においても生きるために必ず行われる．そのため療養者の体調や生活環境をアセスメントし，調整することが大切である．

1. 環境のアセスメント
　気候，家屋の立地，部屋の配置などの生活環境，介護者の存在・介護者との関係性といった人的環境や，食事・排泄・清潔などの生活習慣における呼吸状態の変化を観察し，アセスメントする．

2. フィジカルアセスメント　（➡2章2節3項 p.43参照）
　問診では，既往歴や生活歴とともに，顔色，息切れや呼吸困難感*の程度，咳や痰の性状などを確認する．呼吸困難の客観的な指標としては，歩行時の息切れの強さを評価するFletcher-Hugh-Jonesの分類（表3.5-1）や修正MRC質問票（表3.5-2）があ

表3.5-1　Fletcher-Hugh-Jones の分類

Ⅰ度（正常）	同年齢の健康者と同様の労作ができ，歩行，階段の昇降も健康者並みにできる
Ⅱ度（軽度）	同年齢の健康者と同様に歩行できるが，坂，階段は健康者並みにできない
Ⅲ度（中等度）	平地でさえ健康者並みに歩けないが，自分のペースなら1.6km以上歩ける
Ⅳ度（高度）	休みながらでなければ50m以上歩けない
Ⅴ度（非常に高度）	会話，着物の着脱にも息切れがする．息切れのため外出ができない

佐野裕子. "理学所見のとり方". 最新包括的呼吸リハビリテーション. 道免和久ほか編. メディカ出版，2003，p.54. 一部改変.

---

plus α
呼吸と呼吸ケア

人は，生きるために酸素を取り込み，不要となった二酸化炭素を排出するという外呼吸を，休むことなく行っている．呼吸は精神状態に左右されることもあり，呼吸のケアに対しては，心身双方からのアプローチが大切である．

用語解説 *
呼吸困難感

呼吸に伴う不快な感覚で，主観的なもの．低酸素血症がなくても呼吸困難感を訴えることもあり，日常生活が制限されQOLが低下している現状を受け止めることが大切である．神経機能や認知機能，精神状態も関与する複雑なものであるため，多角的にとらえる必要がある．

3

日常生活を支える看護技術

表3.5-2　修正 MRC 質問票

グレード分類	あてはまるものにチェックしてください（一つだけ）	
0	激しい運動をしたときだけ息切れがある	☐
1	平坦な道を早足で歩く，あるいは緩やかな上り坂を歩くときに息切れがある	☐
2	息切れがあるので，同年代の人よりも平坦な道を歩くのが遅い，あるいは平坦な道を自分のペースで歩いているとき，息切れのために立ち止まることがある	☐
3	平坦な道を約 100m，あるいは数分歩くと息切れのために立ち止まる	☐
4	息切れがひどく家から出られない，あるいは衣服の着替えをするときにも息切れがある	☐

＊呼吸リハビリテーションの保険適用については，上記の MRC のグレード 1 以上となる．
MRC：medical research council

日本呼吸器学会 COPD ガイドライン第 5 版作成委員会編．COPD（慢性閉塞性肺疾患）診断と治療のためのガイドライン 2020．第 6 版，メディカルレビュー社，2020，p.57.

る．運動時の呼吸困難の主観的指標には，修正Borgスケール＊25) がある．聴診では，左右を聞き比べながら，一部位に一呼吸を確認して上方から下方へと進めていく．部位によって音が変わるため，それぞれの特徴を知り聴診をする．

3. 栄養状態の把握

COPD患者では，代謝亢進や呼吸エネルギー量の増大などの消費エネルギーの増加と，呼吸困難感や食事摂取量の低下などにより，低栄養が進行するといわれている[26]．栄養の評価には，体重，BMI，血清アルブミン値，食事摂取量と内容，食習慣，食事摂取時の症状の有無などを確認する．

用語解説 ＊

修正Borgスケール

利用者が，呼吸困難を直接評価するスケール．「0：感じない (nothing at all)」から，「10：非常に強い (very very strong)」までの数値で示す．「4：多少強い (some what strong)」は「2：弱い (week)」の2倍，というように，強度評価が可能である．

plus α

COPD 患者の栄養

COPD による栄養障害には高エネルギー，高タンパク食が基本である．呼吸筋の機能維持には，リン (P)，カリウム (K)，カルシウム (Ca)，マグネシウム (Mg) が必要である．

3　呼吸ケアの実際

1. 安楽な姿勢と体位の工夫

呼吸が楽になる体位は，ベッド上ではファウラー位，セミファウラー位，起座位などがある．楽な体位をとるポイントは，①上半身は何かに支えられる状態にする，②上肢は何かで支えて呼吸筋が十分に働ける状態にすることである．臥床時以外で呼吸を楽にする場合は，机や椅子など安全に寄りかかれる物を使用するとよい．呼吸困難のパニック時にもこの姿勢をとることを助言する（図3.5-1）．

座っているとき

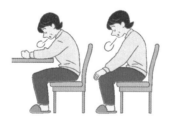

机がある場合は，腕を乗せて肘を付けて安定させる．
椅子だけの場合は，両手または両肘を膝の上に乗せて，両足を床に付けて安定させる．

立っているとき

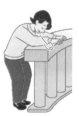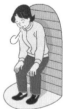

胸の高さ程度の台がある場合は，腕を乗せて肘を付けて安定させる．
台がないときは，壁に背中をもたれさせて，頭を下げ両手を膝の上に乗せて安定させる．

環境再生保全機構 ERCA（エルカ）ホームページ．ぜん息などの情報館．https://www.erca.go.jp/yobou/zensoku/copd/life/，（参照2023-07-20）を参考に作成．

図3.5-1　臥床時以外で呼吸を楽にする体位

2. 呼吸筋のストレッチ

呼吸筋のストレッチにより，①息苦しさと胸の不快感を和らげる，②肺の残気量の減少，③気分の安定の三つの効果があるといわれる[27]（図3.5-2）．

a. 頸部呼吸筋

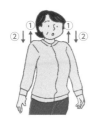

❶息を吸いながら肩を
すくめる.
❷息を吐きながら元に
戻す.

b. 前胸部呼吸筋

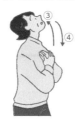

❸吸気時に頸部を伸ば
し,手で胸を押し下
げる.
❹息を吐きながら元に
戻す.

c. 前・側胸部呼吸筋

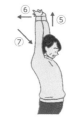

❺息を吐きながら腕を
伸ばす.
❻息を吸いながらさらに
肩を伸ばす.
❼息を吐きながら元に
戻す.

d. 背部吸気筋

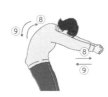

❽手指を組み,吸気時に
腕を伸ばし,背中を丸
める.
❾息を吐きながら体幹
を伸ばし,手を胸の前
に戻す.

e. 側胸部呼気筋

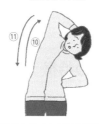

❿息を吐きながら体幹を
側屈させる.
⓫息を吸いながら元に戻
す(反対側も同様に).

f. 前胸部呼気筋

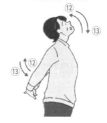

⓬息を吐きながら腕を
後方へ伸ばす.
⓭息を吸いながら元に
戻す.

神津玲ほか.動画とマンガでわかる・できる!一歩先ゆく呼吸リハビリテーション:呼吸器ケア2008年
冬季増刊.メディカ出版,2008,p.85.一部改変.

図3.5-2 呼吸筋のストレッチ

3. 呼吸法

1. 腹式呼吸
深呼吸ができるようになってから,練習することが望ましい(図3.5-3).

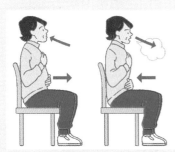

❶全身の力を抜き,リラックスする.
❷胸に軽く手を当て,呼吸時にほとんど動かない
ことを確認する.
❸もう一方の手を肋骨下の腹部に当てる.
❹息を吸って腹部が膨らむことを確認する.
❺息を吐いて腹部が引っ込むことを確認する.
❻❶~❺をゆっくりと5回程度行う.

*看護師が手を重ねて呼吸を確認し,できていたら自分
で実施する.
*ファウラー位,座位,立位と,段階的に行う.

図3.5-3 腹式呼吸

plus α

深呼吸の効果

深呼吸は,血液ガスの数
値の改善と一回換気量の
増加とともに,神経系を
活性化し神経伝達物質の
セロトニンを分泌するこ
とで,活気の増加や不安
軽減などの心理的効果を
もたらす.

2. 口すぼめ呼吸
口をすぼめて,ゆっくり呼出する(呼気は吸気の2~3倍の時間をかけて)呼吸を行うことにより,気道の虚
脱を防ぐ.一回換気量の増大,血液ガスの数値の改善が報告されている.可能な限り,繰り返し実施することが

望ましい（図3.5-4）.

3. 楽しみながら行う呼吸訓練

　無理のない程度に家族・友人と会話したり，歌を歌ったりすることは，意識せずに腹式呼吸を行っていることになるため，呼吸訓練につながるといわれている[28].

4. 日常生活への支援

　呼吸への支援が必要な療養者には，感染の予防や，異常の早期発見と対応が大切である．清掃や換気が十分行えない場合は，訪問介護など社会資源の導入について検討する必要がある．また，呼吸に関する対処法を無理なく継続できるように，療養者・家族とともに考え，実施に向けて支援する．

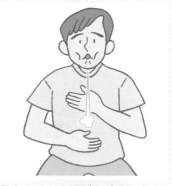

図3.5-4　口すぼめ呼吸

6 睡　眠

1 在宅療養の場における睡眠の特徴

　睡眠は，疲労回復という身体的な側面のみならず，1日の**生活リズム**をもたらすなどの心理的な側面からも非常に重要な役割を担っている．必要な睡眠時間は人それぞれではあるが，一般的に1日に必要な睡眠時間は6時間から8時間程度が標準的といわれている．1日の1/4 ～ 1/3が睡眠時間だと考えれば，生活の中で睡眠が占める割合は質・量共に決して小さいものでないことがわかる．さらに，在宅療養の場では，療養者は疾病の治療のみに専念しているわけではないため，心身の疲労回復を担う睡眠は，病院における睡眠以上に重要な役割を担っているともいえる．

　在宅療養では，療養者が独居の場合はもちろん，本人の意思で起床・就寝時間をある程度コントロールできる．一方で，同居の家族の生活スタイルによって起床・就寝時間を左右されることも少なくない．このように，療養者の意思のみで起床・就寝時間をコントロールできる人と，そうでない人とに大きく二分されるのも在宅療養の場における睡眠の特徴といえる．

2 睡眠のアセスメント

　「寝付けない」「熟睡感がない」「早朝になると自然と目が覚めてしまう」「疲れているのに眠れない」などといった睡眠におけるちょっとした異変は，なんらかの心の病の症状が現れている可能性がある．また，睡眠中の激しいいびきや就寝時の足のムズムズ感や熱感のような睡眠前・中の異常には，専門的な治療を要する病気が隠れていることもある．したがって，睡眠の正確なアセスメントは重要である．

　睡眠は個人差が大きいため，客観的な評価と主観的な評価の両方を用いるこ

plus α

1 日の平均睡眠時間

厚生労働省の「令和元年国民健康・栄養調査結果の概要」[35]によると，1 日の平均睡眠時間は6時間以上7時間未満の者が最も多く，男性は32.7％，女性は36.2％を占めている．さらに，睡眠に関して何かしらの異変（寝付きが悪い，中途覚醒，睡眠不足，質の低下，日中の眠気）を感じる者も男性は68.1％，女性は70.0％を占めている．

とがより正確な睡眠のアセスメントにつながる．在宅療養の場における睡眠の
アセスメントは，自ずと睡眠を主観的に評価することが中心となる．睡眠を主
観的な面から評価することは，睡眠の心理的側面に焦点を当てることにもつな
がるため，非常に有用である．

1．睡眠のアセスメントツール

　主観的な睡眠のアセスメントツールには，眠気を測る尺度としてスタンフォード眠気尺度（Stanford sleepiness scale：SSS）やエプワース眠気尺度（Epworth sleepiness scale：ESS），睡眠習慣を測る尺度としてピッツバーグ睡眠質問票（Pittsburgh sleep quality index：PSQI）やOSA睡眠調査票などがある．しかし，日常的にこのようなアセスメントツールを用いることは難しい．そのため，もっと簡便に主観的な睡眠をアセスメントするには就寝・起床時刻を記載する**睡眠日誌**（**図3.6-1**）をつけてもらう方法がある．睡眠日誌をつけることは，療養者自身が自分の睡眠状態を自覚することにもつながる．

　睡眠は，主観的な評価と客観的な評価とが必ずしも一致しない．したがって，特殊な計測機器を用いた正確な評価はできなくても，ある程度の客観的な睡眠の評価は必要である．例えば，家族と同居している場合は，家族に対して，療養者がいつ入眠・起床したのか，中途覚醒があったのか，睡眠中何か変わった様子があったのかなどを確認してもらい，後から報告をしてもらうことができる．また，独居であっても，訪問時に療養者の顔色や血色，疲労感の有無，動作の緩慢さなどを観察して，睡眠状況を推測することができる．

　最近では，脳波計のような特殊な計測機器を用いなくても，スマートフォンをベッド上に置いたり，スマートウォッチのようなウエアラブル端末を装着することでも，ある程度簡便に客観的な睡眠評価も行うことができるようになっている．睡眠に関する悩みを抱えている療養者には，このようなデバイスを利用することも検討してみるとよい．

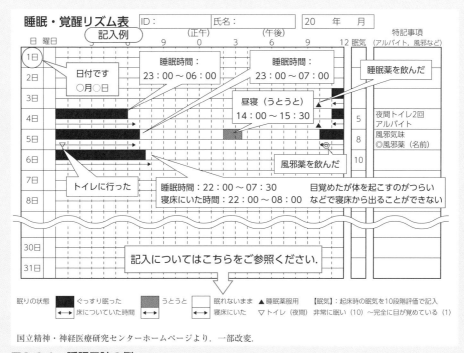

国立精神・神経医療研究センターホームページより．一部改変．

図3.6-1　睡眠日誌の例

2．睡眠と服薬

　在宅療養者の中には，睡眠薬や睡眠に影響を与える薬物を服用している者も少なくない．療養者が服用している薬物の服薬状況を確認することも，睡眠をアセスメントする上で重要になる．特に睡眠薬を服用している場合は，指示された用法・用量を守っているかどうか確認する必要がある．

在宅療養の場では，病棟とは異なり看護師が療養者の睡眠状況を直接把握することは難しい．そのため，調査票のようなアセスメントツールの結果や本人および同居者の発言，看護師による視診，服薬状況の確認といった情報をもとに総合的にアセスメントしていく．

3 睡眠援助の技術と実際

1. 睡眠のための生活リズム

　在宅療養の場の睡眠援助は，病院のそれと大きく異なることはない．生活にリズムをもたせることで睡眠と覚醒のめりはりをつけること，入眠を促すために就寝前にリラックスできる環境を整えることが主な援助になる．生活にリズムをもたらすには，適切なタイミングの食事と適度な運動が重要である．

1. 食生活

　在宅療養の場では，さまざまな理由で食事の時間が不規則になりがちだが，適切な睡眠のためには食事の時間を規則的にするよう心掛けることが必要である．特に，朝の目覚めが悪く日中眠ってしまいがちな療養者に対しては，決まった時間に朝食をしっかりと摂取するよう勧めることで睡眠と覚醒のめりはりが付きやすくなる．また，夜になってもなかなか寝付けないような療養者に対しては，夕食の時間や夜の飲食について介入が必要な場合もある．就寝直前の食事は，入眠を妨げるため控える．

2. 嗜好品

　アルコールとカフェインの摂取は睡眠を妨げる要因として考慮する必要がある．就寝前のアルコール摂取は，入眠を一時的に促進するものの，中途覚醒が増えて眠りが浅くなり熟睡感が得られにくいことがわかっている．寝酒の習慣がある療養者には，その習慣を改善できるように勧めていくことも必要である．カフェインについては，就寝3時間程度前の摂取であっても入眠の妨げになることが明らかになっている．また，カフェインには利尿作用があることから中途覚醒を引き起こすことにもつながるので，就寝数時間前からのカフェインを含むような緑茶，紅茶，コーヒー，ココア，栄養ドリンクなどの摂取は控えるように指導する．

3. 運　動

　適度な運動は入眠を促進することが知られているが，在宅療養者の場合は，疾患によっては激しい運動を禁じられている人もいるので注意が必要である．

4. その他の生活行動

　入浴や歯磨き，排泄などの生活行動をある程度決まった時間に実施することは生活にリズムをもたらし，快適な入眠へとつながることもある．

2. 睡眠のための環境づくり

　快適な睡眠環境をつくる際に特に考慮したいことは，寝室の温度，明るさ，音である．在宅療養者が最もリラックスできる就寝環境を一緒につくり上げていくことが，よい睡眠につながるのである．

1. 温　度

　寝室の温度については，療養者が最も快適に感じる温度に調整するのが基本であるが，一般的に身体周辺の温度を33℃前後にすると快適に眠りやすいといわれている．熟睡感が得にくい療養者には，空調や寝衣の調節により，身体周辺の温度を33℃前後にするように心掛ける．

2. 明るさ

　寝室の明るさについても療養者によって好みが異なるものの，一般的な室内の天井照明程度の明るさでも覚醒作用が生じること，照明の色も暖色系より白色系のほうが覚醒作用は強いことは認識しておく必要がある．最近は調光機能のある照明も増えているので，明るさや色を変えることで療養者が入眠しやすいように工夫する．

3. 音

　寝室の音に関しては，静かな環境が望ましいものの，静かすぎることでかえって覚醒度が高まり，ささいな刺激が気になる人もいるので注意が必要である．療養者が入眠に際して，または入眠中に音による覚醒などが起こっていないか確認する．

4. その他の要素と環境調整

　寝室環境は，一度整えればその後大きく調整が必要になることはまずないが，在宅療養においては，介護ベッ

ドなどの導入によって就寝環境が変化する可能性もある.

　例えば布団からベッドになると，寝室の中での就寝位置が変わって空調の調節が必要になるかもしれない．また，布団からベッドに変わることで就寝位置が高くなり，これまで気にならなかった照明が気になり始めるかもしれない．このように，就寝環境が変わるときは改めて周囲を見直す必要がある.

1）寝具・枕の調整

　入眠を促す介入として，寝具や枕の調整がある．療養者の好みの寝具や枕を使用できるように，関係機関および家族と調整を図ることで，療養者の快適な睡眠をサポートできる.

2）アロマセラピー

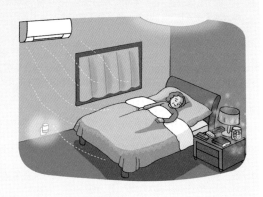

　アロマセラピーは睡眠援助に効果的である．ペパーミントの香りは眠気への覚醒効果が科学的にも証明されている[36]ため，寝覚めの悪い在宅療養者に対して生活のリズム感をもたせるためにモーニングケアとともに用いるのも効果的かもしれない．ラベンダーの香りは鎮静効果があることが知られており，眠りを深くするのに効果があるといわれているので，中途覚醒が多い療養者の寝室にラベンダーを用いると良い効果をもたらすかもしれない.

　アロマセラピーの導入に当たっては，香りの好みには個人差が大きいことを忘れてはならない．一般的に効果的とされる香りであっても療養者によっては不快に感じることもあるので，アロマセラピーを導入する際は事前に療養者や家族とよく相談する.

　睡眠の援助にはさまざまな方法があるが，在宅療養において睡眠を援助する際に最も大切なことは，療養者の緊張を解き，くつろぎを提供するという姿勢である．夜間によく眠れるように，療養者や家族と睡眠について気軽に相談できる関係を築き，療養者にとって快適な睡眠環境について提案するようにしていくとよいだろう.

■ 引用・参考文献

1) 小山珠美編. 口から食べる幸せをサポートする包括的スキル：KTバランスチャートの活用と支援. 第2版, 医学書院, 2017, p.12-105.
2) Koyama, T. et al. Early commencement of oral intake and physical function are associated with early hospital discharge with oral intake in hospitalized elderly individuals with pneumonia. J Am Geriatr Soc. 2015, 63 (10), p.2183-2185.
3) 小山珠美. "嚥下障害の栄養療法". 栄養療法がわかる！できる！. レジデントノート増刊. 17 (17). 泉野浩生編. 羊土社, 2016, p.166-174.
4) 日本摂食嚥下リハビリテーション学会編. 摂食嚥下リハビリテーションの全体像. 日本摂食嚥下リハビリテーション学会eラーニング対応第5分野. 医歯薬出版, 2010, p48-58.
5) 岡田晋吾, 田所孝雄監修. 地域医療連携・多職種連携（スーパー総合医）地域医療連携ネットワークの構築. 中山書店, 2015, p.224-229.
6) 小山珠美監修. ビジュアルでわかる早期経口摂取実践ガイド：急性期から「食べたい」をつなぐ地域ネットワーク. 日総研出版, 2012, p.67-75.
7) Maeda, K. et al. Reliability and validity of a simplified comprehensive assessment tool for feeding support：KT index. J Am Geriatr Soc. 2016, 64 (12), p.248-252.
8) 前掲書1), p.88.
9) 並木幹夫ほか編. 標準泌尿器科学. 赤座英之監修. 第9版, 医学書院, 2014, p.41.
10) 石垣和子ほか編. 在宅看護論：自分らしい生活の継続を求めて. 南江堂, 2012, p.278-286, （看護学テキストNiCE）.
11) Abrams, P. et al. The standardisation of terminology of lower urinary tract function: report from the Standardisation Sub-committee of the International Continence Society. Neurourol Urodyn. 2002, 21 (2), p.167-178.
12) 島内節ほか. これからの在宅看護論. ミネルヴァ書房, 2014.
13) 川越博美ほか編. 最新訪問看護テキスト ステップ1. 日本看護協会出版会, 2005.
14) 高崎良子. 排便障害のアセスメントはこうする：在宅でのコンチネンスケア. コミュニティケア, 2007, 9 (13), p.50-53.
15) 水戸美津子編. 在宅看護. 中央法規出版, 2014, p.113, （新看護観察のキーポイントシリーズ）.
16) 山形県排泄ケアマネジメント相談マニュアルVer.2. 2014, p.39.
17) 上野まりほか編. 家族看護を基盤とした在宅看護論Ⅱ実践編. 第3版, 渡辺裕子監修. 日本看護協会出版会, 2014, p.18-37.
18) 名古屋大学排泄情報センター・名古屋大学大学院医学研究科病態外科学講座泌尿器科学. 排泄ケアマニュアル. p.38.

https://www.med.nagoya-u.ac.jp/haisetsu/haisetsu-care.pdf, （参照2023-07-20）.

19) 後藤百万監修. 今日からケアが変わる排尿管理の技術Q&A 127. 泌尿器ケア2010年冬季増刊. メディカ出版, 2010, p.38-69.

20) 前掲書10), p.281.

21) 臺有桂ほか編. 地域療養を支えるケア. 第7版, メディカ出版, 2022, （ナーシング・グラフィカ, 在宅看護論1）.

22) 野口満. "薬剤性排尿障害". 排泄リハビリテーション：理論と臨床. 穴澤貞夫ほか編. 中山書店, 2009, p.130-134.

23) 東京商工会議所編. 福祉住環境コーディネーター検定試験2級公式テキスト. 改訂2版, 東京商工会議所検定センター, 2014, p.265-273.

24) 内田恵美子ほか. 足・爪白癬のケアと治療に関する都市部在宅ケア連携支援システムの開発：完了報告書. 2013.

25) 日本呼吸器学会COPDガイドライン第4版作成委員会編. COPD（慢性閉塞性肺疾患）診断と治療のためのガイドライン. 第4版, メディカルレビュー社, 2013, p.47.

26) 前田玲ほか. COPDの栄養管理：管理栄養士の立場から. 日本呼吸ケア・リハビリテーション学会誌. 2015, 25 (1), p.29-32.

27) 本間生夫. 呼吸リハ 呼吸筋ストレッチ体操の効果. 難病と在宅ケア. 2014, 20 (2), p.62-66.

28) 笛木真ほか. 呼吸リハビリテーションにおける音楽療法. Modern Physician. 2007, 27 (2), p.175-178.

29) 大野夏代ほか. 臨床に活かそう！指圧・マッサージ実践講座（9）風邪などの疾患に伴う呼吸の苦痛を緩和しよう. 月刊ナーシング. 2004, 24 (14), p.68-71.

30) 荒川唱子ほか編. 看護にいかすリラクセーション技法：ホリスティックアプローチ. 医学書院, 2001.

31) 山本昌司. やりなおしの呼吸と循環とことんマスター：脱・あいまい知識！イラストでぐんぐんわかる生理学と人工呼吸ケア. メディカ出版, 2012.

32) 泉崎雅彦. 呼吸困難感のメカニズムと対策（特集 リハビリテーション医療における呼吸器診療）. Monthly book medical rehabilitation. 2015, (189), p.14-19.

33) 宮本顕二. MRC息切れスケールをめぐる混乱：いったいどのMRC息切れスケールを使えばよいのか？. 日本呼吸器学会誌. 2008, 46 (8), p.593-600.

34) 榊原雅人. 呼吸法はなぜ健康によいのか？：心拍変動バイオフィードバック法からみた自律神経メカニズムと心理学的効果. 東海学園大学研究紀要. 2011, (16), p.105-122.

35) 厚生労働省. 令和元年国民健康・栄養調査結果の概要. https://www.mhlw.go.jp/content/10900000/000687163.pdf, （参照2023-07-20）.

36) Norrish, M.I. et al. Preliminary investigation of the effect of peppermint oil on an objective measure of daytime sleepiness. Int J Psychophysiol. 2005, 55 (3), p.291-298.

37) 日本睡眠学会編. 睡眠学. 第2版, 朝倉書店, 2020.

38) 本多和樹監修. 眠りの科学とその応用：睡眠のセンシング技術と良質な睡眠の確保に向けての研究開発. シーエムシー出版, 2007, p.137-199.

39) 厚生労働省. 健康づくりのための睡眠指針2014. https://www.mhlw.go.jp/file/06-Seisakujouhou-10900000-Kenkoukyoku/0000047221.pdf, （参照2023-07-20）.

重要用語

口から食べる	排泄補助用具	MMT
摂食嚥下障害	感染予防	関節可動域（ROM）
KTバランスチャート（KTBC）®	清潔習慣	転倒
食事の援助	フットケア	安楽な姿勢と体位
誤嚥性肺炎	口腔ケア	呼吸筋のストレッチ
低栄養	肢位の保持	呼吸法
排泄障害	生活不活発病（廃用症候群）	睡眠日誌
下部尿路機能障害	疾患の特性	快適な睡眠環境
排便障害	動作の観察	
排泄環境	バランス	

学習達成チェック

☐ 人間にとって口から食べることの意義を説明できる.

☐ 食生活における包括的アセスメントを実施できる.

☐ 摂食嚥下障害を有する人へのアセスメントと支援の概要を説明できる.

☐ 食事介助の実際を説明できる.

☐ 食に関するリスク管理を説明できる.

☐ 食に関する在宅療養生活での社会資源を説明できる.

☐ 在宅療養の場における排泄およびその支援について説明できる.

☐ 地域ケアの特徴を踏まえた排泄支援とその実際について説明できる.

□ 在宅における清潔についての特徴やアセスメントを踏まえ，清潔ケアが実践できる．

□ 清潔についての社会資源を説明できる．

□ 適切な移動の動作のための身体評価を実践できる．

□ 安全で安楽な移動介助について，療養者や介護者，家族に説明できる．

□ 呼吸状態を把握する方法を説明することができる．

□ 療養者の状態と介護力に合わせた適切な呼吸への支援方法を選択できる．

□ 在宅療養者の睡眠をアセスメントするのに必要な視点を挙げることができる．

□ 在宅療養者の睡眠を援助する際に考慮しなければならない注意点を挙げることができる．

◆ 学習参考文献

❶ 小山珠美編．口から食べる幸せをサポートする包括的スキル：KT バランスチャートの活用と支援．第 2 版，医学書院，2017．

口から食べることへの看護支援を生活者の視点で包括的にアプローチするための実践書．オールカラーで事例展開法も豊富に紹介している．

❷ 小山珠美．口から食べる幸せを守る：生きることは食べる喜び．主婦の友社，2017．

「口から食べることをあきらめないで」という強いメッセージが込められている．一般向け実用書で読みやすい．経口摂取を禁止されてしまう医療の実情とその対処について，患者・家族や医療従事者がどうすべきかなどを紹介している．

❸ 志自岐康子ほか編．基礎看護技術Ⅱ：看護実践のための援助技術．第 1 版，メディカ出版，2022，（ナーシング・グラフィカ，基礎看護学③）．

看護に必要な生活援助技術について，図表や写真，イラストなどを用い，科学的根拠などを踏まえ，わかりやすく説明している．また，基本的な睡眠の援助技術が掲載されている．

❹ 押川眞喜子監修．写真でわかる訪問看護アドバンス．新訂版，インターメディカ，2020．

訪問看護に必要な看護技術，療養者や家族・介護者に対する指導の実際について，豊富な写真を用いて，わかりやすく説明している．在宅で実施される基本的な処置の場面と方法について，訪問での場面をイメージしやすい．

❺ 島内節ほか編著．これからの在宅看護論．ミネルヴァ書房，2014．

在宅療養者の予防的ケアからエンド・オブ・ライフ・ケアまで訪問看護に求められる基本的内容が網羅されている 1 冊である．

❻ 松田智行，橋本貴幸．ビジュアルレクチャー 地域理学療法学．浅川育世編．第 3 版，医歯薬出版，2019．

在宅での理学療法士の具体的なサービスやアプローチ方法，環境整備や福祉用具についてわかりやすく説明している．

❼ 野村歓監修．OT・PT のための住環境整備論．橋本美芽ほか編．第 3 版，三輪書店，2021．

住環境の整備の考え方から実際までの設計図を用いて具体的に解説されている実践的な 1 冊である．

❽ 山本昌司．やりなおしの呼吸と循環とことんマスター：脱・あいまい知識！イラストでぐんぐんわかる生理学と人工呼吸ケア．メディカ出版，2012．

呼吸と循環の働きなど，基礎知識の再確認ができる．イラストがかわいらしくわかりやすい．

ノーリフト

「看護師が健康でなければ，いいケア提供はできない」と聞いたら，どのように思うだろうか？　私は，日本で働いていたとき，夜勤など変則勤務対応のストレスや身体疲労，特に腰痛などに悩みながらも，看護師として病院で一生懸命頑張って働くことは当たり前だと思っていた．しかし，大学院を含む5年間のオーストラリア（豪州）生活で，看護師がすべきことは，病院でストレスや身体疲労を抱えながら一生懸命働くことではなく，ケアのプロとして「国民の健康を守ることに目を向ける」ことだと気付いた．そのためには自分の目標や人生を考え，健康で安心して看護が行える体制をマネジメント側が整えることが大切である．マネジメント側には，目の前の患者やその家族だけでなく，国民＝同僚や自己の健康も守る役割があることを，豪州の看護師向けの腰痛予防対策（**ノーリフト**）を通して学んだのだった．

健康とは

海外の看護師が豪州の大学に編入して一番最初に学ぶのは，プライマリヘルスケアにおける「健康」についての価値観だった．豪州は移民が多く，患者だけでなく看護師にもアフリカ各国や，中国，インドネシアなどさまざまな国の人たちがいる．その人たちの「健康観」は違う．当たり前のようであるが，人との違いを理解することは，頭で理解するほど容易でないこともここから学んだ．

2020年，新型コロナウイルス（COVID-19）感染拡大に伴い，人々は改めて健康の意味を考えたのではないだろうか．単に身体的な状況だけでなく，人との交わり，経済的な理由，食事，集まりやイベントの意味など人の行動，精神的状況も含めての「健康」を考えたはずだ．世界保健機関（WHO）憲章[1]に「健康とは，完全な肉体的，精神的及び社会的福祉の状態であり，単に疾病又は病弱の存在しないことではない．到達しうる最高基準の健康を享有することは，人種，宗教，政治的信念又は経済的若しくは社会的条件の差別なしに**万人の有する基本的権利**の一つである」と書かれている．「心も身体も健康であること」，これは患者だけに対しての言葉ではなく，「万人＝すべての人々」に当てはまることなのである．

プロが患者になってはいけない

看護師や介護職員の働く環境を整えることは，ケアを受ける人の命にも関わる．2020年，COVID-19感染拡大に伴い医療崩壊や看護師不足が何度もニュースになった．そして，患者の受け入れができないことによって，医療における「命のトリアージ」が行われてしまうのではないかという懸念も聞かれるようになった．このCOVID-19の経験は，まさしくケアする側が患者になっては，医療すら提供できないことを究極に実感した例である．アメリカでは，看護労働環境が整っているICUの患者の死亡率は，そうでない場合に比べて11％も低かったことが報告されている[2]．福祉用具を活用するノーリフトにおいても，最大の受益者は患者であったと2002年に報告されている[3]．

ノーリフトの効果

ノーリフトとは，1998年ごろから，看護師の腰痛が治療費・医療費を圧迫し，人材不足にも影響を与え「育成しても辞めていく」といった悪循環の繰り返しであったことを問題視した豪州看護協会が，「押さない・引かない・持ち上げない・抱え上げない・ねじらない」をキーワードに，看護師の腰痛予防対策No Liftingを臨床現場で普及するに当たりつくられた言葉である．看護師はあらゆる場所において自分の健康を守るため，「押す・引く・持ち上げる・ねじる・運ぶ」の動作で腰痛を起こさないように道具などを活用することが義務付けられている[4]．実際には，ノーリフトという合言葉の下，看護師が患者の状況を把握し，コミュニケーションをベースとして患者の動きを引き出すことにもつながっている．

私がノーリフトを知った当初，道具を使って人を移乗することが非人間的に感じられ，この取り組みに大反対だった．しかし，人力で移乗することによって看護師は腰痛を経験するが，移乗させられる患者側にも人力による移乗時の皮膚損傷，不快感や痛み，あるいは寝かせきりによる褥瘡や筋力低下などがあり，豪州ビクトリア州

表　豪州でのノーリフト導入の結果

ケア提供を受ける側の利益
- 皮膚の損傷がなくなる，移乗時の不快軽減，転倒や転落の危険を防ぐ
- 寝かせきり（寝たきりでない）による合併症の予防
- 寝かせきりは，ネグレクトとして認識し，生活不活発病の増加を防ぐ

スタッフの利益
- 痛みや身体負担が軽減する，ケア提供がはっきり掲示される

政府や経営者側の利点
- 労災申請の減少や治療費削減，人材不足の解消，統一したケア提供
- 口コミによる求人や利用者の増加，インシデントの発見が容易になる

Department of Human Services Melbourne Victoria, 2002.

政府からの報告（**表**）では，ノーリフトでこれらの軽減効果がみられたとされている[3]．ケアを受ける側の利点，スタッフの利点，政府や経営者の利点があり，誰もが利益を得たという報告を読み，私の福祉用具への認識が変わった．

労働災害としての腰痛

　日本でも労働安全衛生法により，雇用主には従業員の健康を守るため，職場環境の安全確保と衛生管理対策が義務付けられ，健康診断や有害業務について規定されている．日本における看護や介護の領域での腰痛は「職業病」とされており，日本の看護職・介護職の 6,045 人を対象とした調査[5]の結果，81％の看護職・介護職が腰痛を経験していた．しかし，管理者に伝えてもほとんど何の対策も行われておらず，人力で持ち上げることを原則禁止している「職場における腰痛予防対策指針」（厚生労働省，2013 年改訂）[6]は看護・介護の教育で教えられていない．

　しかし，コルセットを着用し，ボディーメカニクスを活用した人力のみで行う移乗介助は，世界的には腰痛予防には効果がないと記載されている[7]．豪州のみならず北欧などでも，移乗介助時にケア関係者が道具を使うのは当然となっている．なぜなら，看護職や介護職の腰痛の最大の原因は，人が持ち上げ慣れない重さ（5 ～ 7 kg 以上）を持ち上げていることにある．移乗介助やトイレ介助がその代表的な例といえる．

新しい文化をつくる

　介護の人材不足や作業効率が課題となっている日本だが，人が行うべき内容か，機械でも行える内容か，見直すことが必要である．日本で移乗介助時に看護師が患者を持ち上げていることを知った豪州看護師から「オーストラリアでは，認知症患者の行動把握は人が記録をし，動けなくなってきたらリフト機器で移乗する．日本は認知症の患者にセンサーマットを使用して，人が必死に移乗する．日本は，人と機械の使い方を間違っていないか？」と言われドキッとした．看護職がケアの目的を見据え，働き方を見直すことで療養者の自立を支援することができ，また，自分たちの健康をも守ることができるのではないだろうか．私は豪州に 5 年間滞在したが，日本で見るような拘縮の患者は 1 人しか記憶にない．

　豪州の看護師たちが「ノーリフトは，文化を変えていくツールです．看護や医療に根付く悪しき古き習慣を変え新しい文化をつくるのです」と言っていたことを思い出す．いまだに「ノーリフトは，リフト（福祉用具）を使わないことですか？」と聞かれることもあるが，ノーリフトは今の患者の状況をもう一度見直すことができるツールだと考えている．

　2016（平成 28）年「ニッポン一億総活躍プラン」の「介護離職ゼロの実現」の中で，ノーリフティングは介護ロボットに並ぶ次世代型介護技術と記載された[8]．また，最近では，高知県をはじめノーリフトを実施することで拘縮が軽減するなどケアの質の改善も報告されている．2020（令和 2）年厚生労働省第 192 回社会保障審議会介護給付費分科会[9]で，介護保険報酬に介護職員の腰痛予防対策に取り組んだ施設への報酬の加算ができるよう議論があった．

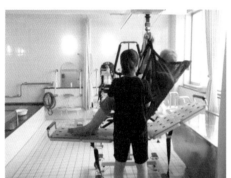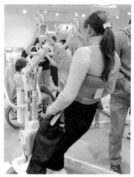

リフト機器導入後の入浴介助の様子
（奄美中央病院，2011）

立ち上がりの介助／
講習会での福祉用具体験
（大阪府看護協会，2016）

図　リフト機器・福祉用具の導入

　日本でも，非常識な福祉用具の活用が常識になる日は近いのではないだろうか．看護や介護の文化は，新しい人たちが新しい教育を受け，知ることで変えていけるものであると実感している（**図**）．

「ノーリフト」は，日本ノーリフト協会の商標登録用語です．

引用・参考文献

1）日本WHO協会．世界保健機関（WHO）憲章とは．https://japan-who.or.jp/about/who-what/charter/，（参照2023-07-20）．
2）Kelly, D.M. et al. Impact of critical care nursing on 30-day mortality of mechanically ventilated older adults. Crit Care Med. 2014, 42（5），p.1089-1095.
3）Victorian nurses back injury prevention project：evaluation report 2002. Department of Human Services, 2002.
4）No lifting policy 1998. Australian Nursing Federation in Victoria.
5）日本ノーリフト協会文献．2013年発表ICN国際看護協会学会．
6）厚生労働省．職場における腰痛予防対策指針．https://www.mhlw.go.jp/stf/houdou/2r98520000034et4-att/2r98520000034pjn_1.pdf，（参照2023-07-20）．
7）Nelson, A. ed. Safe patient handling and movement. Springer Publishing Company, 2005.
8）首相官邸．一億総活躍社会の実現．https://www.kantei.go.jp/jp/headline/ichiokusoukatsuyaku/index.html，（参照2023-07-20）．
9）厚生労働省．第192回社会保障審議会介護給付費分科会資料．https://www.mhlw.go.jp/stf/newpage_14660.html，（参照2023-07-20）．

4 療養を支える看護技術（医療ケア）

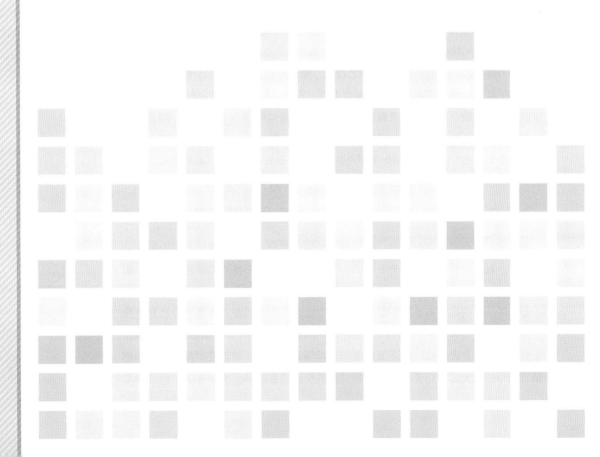

1 医療ケアの原理原則

1 意義・目的（医療ケアの対象者と自立支援）

医療ケアの対象者は，難病や重度な障害をもち人工呼吸器を装着する療養者（児），疼痛コントロールのために薬物療養が必要ながん末期療養者，酸素療法が必要な慢性呼吸不全による療養者などである．在宅の場においてこのような医療ケアを担えるようになると，療養者や家族の生活の質が高まるだけでなく，自分たちの生活をコントロールすることができるようになる．そして，障害者や病人としての自分ではなく，自分たちなりの「普通」の生活を再獲得することにつながったり，最期まで望む場で暮らすことができたりする．

そのために，在宅の場においても安全かつ療養者の生活に応じた形で，療養者と家族が主体となりながらも医療が継続されることを目的として支援を行う．療養者の疾患の種類や状況，家族の状況や関係性などに応じて，身体的・心理的・社会的自立を見据え，療養者本人や家族が安全に医療ケアを行うことができるような支援を目指す．

2 観察とアセスメント

在宅療養は，24時間体制で医療職が療養者を管理する場ではなく，生活を営む場で行われる．そのため，医療ケアの日々の管理は，原則として療養者と家族が主体的に行うことになる．

そのため，療養者の身体的な状況の観察に加え，医療を取り入れた暮らしに関わる心理的・社会的な状況の観察とアセスメントが必要となる．さらに，家族に関わる観察とアセスメントも重要となる．療養者と家族の年齢や教育歴・病状によっては，理解力や認知力に課題があり，安全に行えない場合もある．また，家族による医療ケアでは，家族の医療ケアの技術に問題がなくても，療養者との関係が悪かったり，同居していなかったり，同居していても日中仕事で不在だったりすると，安全な医療ケアがなされないこともあるため，総合的なアセスメントが必要となる（➡ p.26 表1.2-2，➡ p.27 表1.2-3参照）．

3 リスクマネジメント（トラブルや合併症の予防と対応）

療養者の疾患や障害のほか，療養者・家族の性格，仕事や趣味などの特性に応じて，起こり得る合併症やトラブルを予測し，禁忌も含めて事前に注意喚起を行う．

そして，合併症やトラブルが生じた場合に，早期対処ができるように緊急性と重症度のアセスメントを行い，合併症やトラブルのサイン，緊急度を療養者・家族に伝えるとともに，対応策を事前に指導しておく．緊急度が高いときの連絡方法や相談先については，かかりつけ医や訪問看護ステーション，救急車な

どの連絡先一覧を大きな文字で記し，ベッドの近くに貼ってもらうなど，療養者・家族に合った方法で明示する．さらに，訪問介護員（ホームヘルパー）など他の介護者にも連絡先を伝え，随時，連絡や相談をできるようにしておく．

4 在宅療養者と家族のセルフマネジメント力の維持・向上のための支援

訪問看護師は，調整が可能な場合は入院時に病室を訪問し，自宅で使用する物品を用いて安全に医療が継続できるよう療養者と家族に指導する．その際，療養者本人が実施可能な場合でも，年齢や認知機能の程度，予後によっては，家族が担うようになることもあるため，家族にも医療ケアの方法を確認してもらう．これらは，表1.2-2（➡ p.26），表1.2-3（➡ p.27）の視点に基づいて療養者と家族の総合的な能力をアセスメントし，能力に応じた支援を行う．

指導においては，医療ケアの必要性を理解できる方法で説明し，療養者の自宅にある物品を用いて看護師が手本となるケア方法を見せながら，徐々に療養者や家族にも実施してもらう．療養者や家族が慣れてくると，自ら工夫して編み出した手法を用いることもあるが，不衛生な状態や感染症の症状が繰り返される場合は，レスパイト入院などの機会に一緒に医療ケアを行って，療養者や家族の手技を確認する．

5 多機関・多職種との連携

2020（令和2）年度診療報酬の改定では，医療機関からのより手厚い訪問看護提供体制を評価する観点から，専門性の高い看護師による同行訪問や小児，難病患者，ターミナルに関わる訪問看護の提供体制，退院時共同指導等の一定の実績を満たす場合に訪問看護・指導体制充実加算が新設された．そのため，医療機関との連携が活発になっていると考えられている．

また，在宅療養者が高齢者である場合は，介護支援専門員（ケアマネジャー）との連携が，医師との連携と同様に重要となる．療養者の疾患や障害によっては訪問介護員と協働することも多く，時には療養者の安全を確保するために，積極的に連携し医療的視点を伝えることも必要となる．

6 資材の調達と管理

療養者・家族は，かかりつけ医，薬剤師，専門業者などから，医療ケアに必要な資材を調達する．災害時への備えとして，多めに資材を確保・管理するとともに，必要なときには予備のバッテリーを整備し，定期的に外出することなどで，資材が実際に使用できることを確認してもらう．

また，療養者や家族の経済状況や価値観に配慮して，安価に入手できる資材や代用品の情報提供もしながら，安全な医療ケアを継続して行えるよう支援する．

plus α
退院前の訪問指導
入院期間が1カ月を超えると見込まれる患者の円滑な退院のため，患者の自宅を訪問し，当該患者またはその家族等に対して，退院後の在宅での療養上の指導を行った場合に，当該入院中1回（入院後早期に退院前訪問指導の必要があると認められる場合は2回）に限り退院前訪問指導料を算定できる．訪問看護師は，患者の病状，家屋構造，家族の介護力などを考慮しながら，在宅療養で必要となる指導を行う．

plus α
在宅で専門看護師・認定看護師と連携する専門性の高い看護師の探し方
2012（平成24）年診療報酬改定で，在宅療養者の疼痛管理や褥瘡ケアについて専門・認定看護師が訪問看護ステーションの看護師と同行訪問した場合に，費用の算定ができるようになった[1]．地域にいる専門性の高い看護師，すなわち専門分野ごとの専門看護師，認定看護師は，日本看護協会の以下のサイトから検索できる．なお，特定行為研修を修了した認定看護師は「特定認定看護師」と呼ばれ，在宅ケア分野の修了者も誕生している．https://nintei.nurse.or.jp/certification/General/GCPP01LS/GCPP01LS.aspx，（参照2023-07-20）．

7 社会資源の活用・調整

　在宅療養における医療ケアでは，**医療保険**，**介護保険**，**障害者総合支援法**に基づくさまざまなサービスなどの社会資源を活用できる．日本は国民皆保険制度が導入されているため，すべての人が医療保険を活用できる．介護保険では，医師やケアマネジャーとの連携が予防的な看護を提供することにつながる．精神や身体の障害をもつ人は障害者総合支援法で，行政の社会福祉士や保健師，病院の地域連携室のメディカルソーシャルワーカー（MSW）との連携により，適切な時期にフォーマルな社会資源を活用することが可能になる．また，療養者が自分らしく地域で生活するためには，インフォーマルな社会資源の活用も大切であるが，医療ケアの実施においては，特に患者会や家族会による支援が重要となる．また，健康危機管理の視点では，近隣住民，民生委員なども含めたソーシャルキャピタルの活用も重要となる．

2 薬物療法

学習目標
- 在宅療養の場における薬物療法の特徴が理解できる．
- 在宅療養の場における薬物療法に必要な看護技術が理解できる．

1 在宅における薬物療法の意義・目的

　病院などの施設における薬物投与は看護師等の管理，観察の下で行われるが，在宅療養者の場合，生活の場において療養者や介護者，家族によって管理される．したがって，薬物療法の場面を直接看護師が観察して薬物有害反応（**副作用**）に気付き，迅速に対応することは難しい．

　また，在宅においては，医師から処方されている薬以外に，療養者自身や家族が市販薬を購入し服用するセルフメディケーションの機会も生じるが，自己判断で市販薬を併せ飲むことで**薬剤の相互作用**を起こす場合がある（表4.2-1）．市販薬に限らず，漢方薬や栄養剤，健康食品なども併せ飲んで影響を及ぼすことがあるので注意が必要である．

表4.2-1　**薬剤の飲み合わせによる相互作用の一例**

薬剤名	飲み合わせの市販薬・栄養剤	現象・原因
ワルファリン（抗凝固薬）	鎮痛薬	いずれにも抗凝固作用があり効果が増強する
ビスホスホネート製剤（骨粗鬆症治療薬）	カルシウム	一緒に摂取・服用すると，薬剤が吸収されにくくなり作用が減弱する

plus α

高齢者の薬物代謝

高齢者は加齢の影響により胃酸分泌や消化管運動，胃や腸管の血流量の低下によって吸収量が低下し，総水分量の減少や体脂肪割合の増加，血清アルブミンの減少などで血中濃度に影響を及ぼしやすい．また，酵素の活性低下によって薬物代謝が減弱する上，腎臓や肝臓の機能低下により副作用も生じやすい．加えて，さまざまな合併症のため，複数の種類を服用していることが多い．このように高齢者では薬物による中毒や副作用が起こりやすいが，自覚症状が現れにくいという特徴がある．

plus α

セルフメディケーション税制

健康の維持増進および疾病の予防への取り組みとして，2017（平成29）年1月1日以降，スイッチOTC医薬品（要指導医薬品および一般用医薬品のうち，医療用から転用された医薬品）を個人が購入した際に，その購入費用について所得控除

一方，適切な薬物療法によって生活の場で病状をコントロールでき，生活の質（QOL）の向上を図ることができる．在宅療養者の薬物療法は，無理なく安全に，そして適切に行えているかどうかを訪問看護という制限のある時間の中で観察・アセスメントし，療養者本人や介護者，家族に助言・指導していくことが重要である．

を受けられるセルフメディケーション税制（医療費控除の特例）が始まった[2]．薬店などでは領収書で対象医薬品に特別なマークを付けるなど，わかりやすくする試みがなされている．

2 薬物療法におけるアセスメント

1. 観察のポイント（服薬状況の把握と管理）

薬物療法時のケアとして，以下のような点について観察，アセスメントを行う．

- 療養者の病状と薬物療法により期待できる効果と副作用
- 療養者の年齢，認知機能，視覚，触覚，味覚などの感覚機能
- 介護者の年齢，認知機能，感覚機能
- 療養者や家族の，薬に対する知識・理解の程度
- 時間や量，薬剤の種類を指示通り服薬ができているか
- 薬剤の効果の状況，副作用出現の有無
- 服用できず残った薬（残薬）の有無
- 副作用出現時の対応方法を理解し，対応できる能力の有無など

2. 薬剤の種類と使用方法

薬剤にはさまざまな種類があり（表4.2-2），効果を最大限に発揮させるためには適切に使用できているかを観察する必要がある．

表4.2-2　薬剤の種類

剤　形	特色・適切な使用方法など	剤　形	特色・適切な使用方法など
錠　剤	錠剤が大きい場合は，誤嚥防止のため，医師や薬剤師に相談する	塗布剤	軟膏，クリーム状のものがある．使用前に患部や手を清潔にする
カプセル剤	中の粉末を取り出さずにそのまま服用する	噴霧剤	指示された距離から噴霧する
散　剤	オブラートや薬用ゼリーなどの服薬補助製品を用いると服用しやすい	点眼剤	点眼後はまばたきせず，しばらく目を閉じる
顆粒剤	においや苦みが抑えられ溶けやすい	点鼻剤	点鼻後は鼻をつまんで頭を後ろに反らせて，鼻呼吸をする
液　剤	容器を振ってから使用する．キャップなどで1回分を量って服用する	坐剤・腟剤	薬を手のひらで温めてから取り出し，先のとがったほうから肛門や腟内に挿入する
吸入剤	少量を肺や気道に直接作用させる	注射剤	直接，血液中や体内に入るため，効果の出現が早い
貼付剤	湿布薬などの患部の症状を和らげるものと，狭心症治療薬などの全身への作用を期待するものがある		

3. 薬剤の保管上の留意点

薬剤は保管状況によって性質が変化することがある．医師や薬剤師から指示された通りに保管ができているかを観察する．また，在宅療養は生活の場であり，療養者以外にも幼い子どもや家族が同居している場合，間違って服用することがないよう，管理できているかも観察のポイントである．

- 直射日光や高温多湿の場所を避け保管できているか
  ①冷所保存：冷蔵庫などでの保存（食品と間違えないよう注意する）
  ②遮光保存：遮光の容器か袋に入れて保存
- 乳幼児の手の届かない場所であるか
- 薬以外のものと区別できているか
- ほかの容器に移し替えたりしていないか
- 期限が切れた古い薬を保管していないか

3 薬物療法における援助の実際

1. 正しい服薬方法

在宅での療養生活の場合，訪問看護師などの医療従事者が療養者の服薬場面を観察できないことが多い．そのため訪問時は，正確な薬の服用ができているかを観察し必要に応じて指導する．

薬は決められたタイミングに服用しないと効果がなかったり，副作用を生じたりする．服用のタイミング（表4.2-3）を正確に理解していない場合もあるので確認する必要がある．

2. 薬剤の相互作用

薬の服用と一緒に摂取するものによって薬物の効果が増強または減弱し，副作用が起こる場合がある（表4.2-4）．また，薬を複数種類飲む多剤併用（ポリファーマシー）によって悪影響を及ぼす場合がある．薬効が増強する場合を協力作用，減弱する場合は拮抗作用と呼ぶ．訪問時は，薬剤同士の相互作用だけでなく，普段の食事内容を尋ねるなどして，避けたほうがよい食品などを気付かずに摂取していないかを確認する．

表4.2-3　指示される服用のタイミング

食前	胃の中に食べ物が入っていないとき（食事の1時間から30分前）
食後	胃の中に食べ物が入っているとき（食事の後30分以内）
食間	食事と食事の間（食事の2時間後が目安）
就寝前	就寝30分くらい前
頓服	発作時や症状のひどいとき

表4.2-4　一緒に摂取することを避けたほうがよい食品・嗜好品の組み合わせ

薬剤名	避けたほうがよい食品・嗜好品	理　由
ワルファリン（抗凝固薬）	納豆・クロレラ食品（ビタミンKを含む食品）	効果が減弱する
一部のカルシウム拮抗薬（降圧薬）	グレープフルーツジュース	薬物の分解を阻害し，作用を増強する
テトラサイクリン系薬（抗菌薬）	牛乳・乳製品	一緒に摂取すると薬剤が吸収されにくくなり，作用が減弱する
テオフィリン（気管支喘息治療薬）	たばこ	薬効を強めたり弱めたりする
ジアゼパム（抗不安薬） トリアゾラム（睡眠薬） クロルプロマジン（抗精神病薬） カルバマゼピン（抗てんかん薬）	アルコール	中枢神経抑制作用が増すことにより薬効が増強し，意識障害や呼吸困難を引き起こす恐れがある
ニトログリセリン カルシウム拮抗薬	アルコール	血管の拡張により急激な血圧低下を引き起こす

3. 看護のポイント

療養者の状態をアセスメントし，残存機能に応じた**服薬管理**の工夫が必要である．

1. 飲み忘れや飲み間違いがある場合

- 薬剤の種類はなるべく単剤とし，多剤の場合は一包化（ワンドーズパッケージ）してもらう．
- 介護者や家族の見守りが可能な時間帯に実施できるよう，医師や薬剤師に相談して1日の服薬回数をできるだけ少なくしてもらう．
- 薬の袋に日付や飲む時刻を記入しておく．
- 服薬カレンダーや服薬ボックス（図4.2-1）を使用する．
- 食事と一緒に薬を準備する．
- 血圧を測定したら降圧薬を服用するなど，健康管理行動とセットにする．

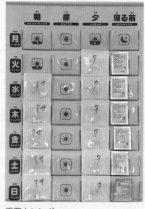

服薬カレンダー

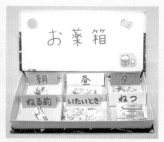

家庭にあるものを利用した服薬ボックス

図4.2-1　服薬カレンダーと服薬ボックス

- 1人暮らし，家族が不在の場合には，メモや電話で服薬の確認をする．
- 外出時にはピルケースを持参する．
- 療養者の視覚に入りやすい場所に「お薬を飲んでね」などのメモを貼っておく．
- デジタル電波時計をカレンダーのそばに設置して，日時と曜日を認識してもらう．
- 飲み終えた薬の袋を服薬カレンダーに残しておいてもらうようにする．
- 服薬チェックシートや服薬支援機器を活用する（➡p.112参照）．

2. 嚥下機能が低下した療養者・義歯を装着している場合

- 甘味のあるとろみのついた水分と一緒に内服してもらう．
- ゼリー状のオブラートである服薬補助製品（図4.2-2）を使用する．
- 医師や薬剤師に相談し，薬の形態を変更してもらう．

3. 疾患や服薬の必要性について理解が不十分で，適切に服薬できない場合

- 療養者の思いを理解し，適切に服薬できない状況や原因を把握する．
- 療養者の理解度に合わせた言葉を使用して，薬の効果や副作用について説明する．
- イラストなど視覚で表現したり，文字の大きさに配慮したパンフレットなどを活用したりして説明する．
- 医師や薬剤師と相談し，錠剤や散剤などを貼付剤で代替するなど，受け入れやすい形態に変更する．

4. 疾患により拒薬・怠薬・服薬中止がある場合

- 精神疾患などで適切な服薬ができていない場合は，病状や副作用の出現状況，療養者の思いを丁寧に把握する．
- 観察やアセスメントを実施し，薬剤の変更や調整の必要が感じられた場合は主治医に相談する．

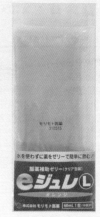

写真提供：株式会社モリモト医薬

図4.2-2　服薬補助製品

4 在宅療養の場で生じる薬物療法に関するトラブル

　在宅での薬物療法は，病院や施設と異なる環境下で，次のようなさまざまなトラブルが生じる．症状悪化や副作用の出現にとどまらず，生命の危険にもつながるため，個々の状況に応じたきめ細かな対応が必要である．

- 薬物療法の理解や薬剤の取り扱いが不十分なまま退院し，在宅の場でうまく実施できない．
- 認知症や高齢による認知機能の低下で，服薬することや服薬したことを忘れてしまう．
- 高齢による機能低下や障害のため，薬剤の管理ができず誤って服用・使用する．
- 視覚・触覚の障害や低下により，インスリン療法など煩雑な薬剤の取り扱いができない．
- 疾患を複数抱えていて薬剤の種類や量が多いため，誤って服用したり自己判断で選別したりする．
- 精神疾患をもつ療養者などのアドヒアランスの低下により服薬拒否や服薬の中断・怠薬があり，それが長期間続く．
- 嚥下障害があり飲み込みづらい．
- 薬剤が義歯に挟まって苦痛が生じる．
- 副作用が生じていても，気付かず過ごす．
- 見守ってくれる介護者や家族がいないため，適切な薬剤管理ができない．

plus α

残薬の問題

　近年，在宅で療養する高齢者の「残薬」が問題となっている．療養者の病状維持・回復には適切な薬剤の処方と服薬が重要であるが，一方で，厚生労働省の概算では，飲み忘れによる残薬は年間で約470億円分に上る．医療費の適正化を図るためにも，残薬の実態や原因などを明らかにする必要がある．一人ひとりができることとして，受診時にはお薬手帳を必ず持参する．医薬品情報を一元化しているため，重複処方を避けることができる．

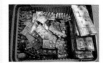

厚生労働省. 中央社会保険医療協議会総会資料（2015.11.6）.

5 療養者・家族への支援

　家族や介護者に対し，想定される薬の副作用についてあらかじめ説明しておき，副作用の症状があった場合は，訪問看護ステーションや医師，かかりつけ薬局の薬剤師に相談するよう指導しておく．特に，発疹，かゆみ，皮膚や粘膜の発赤，胃痛，発熱，倦怠感などアナフィラキシー様症状が生じた場合は，すぐに医療従事者に連絡するよう伝えておく．また，連絡する際は本人や介護者，家族が「何を，どのくらいの量・期間使用し，どのような症状が出たか」を伝えることで早期の対応がしやすいことを伝えておく．

　また，家族や介護者が薬を管理している場合，それが負担になりすぎないような配慮も必要である．取り扱いを簡易にしたり，服用回数を少なくしたりするなどして，療養者のみならず家族の生活スタイルに合わせたものとなるよう，医師や薬剤師と連携して支援する．

6 多職種との連携・社会資源の活用

1 多職種との連携

　認知機能の低下や障害がある場合，頻回に訪問する介護福祉士や訪問介護員，その他の関連する専門職に，服薬の声掛けや服薬チェックを依頼することも必要である．また，薬による副作用が生じた場合は医師および薬剤師との連携により，相談できる体制を関係職種で話し合って整えておくことも必要である．

2 社会資源の活用

　在宅療養者の薬物療法は，訪問看護師だけが対処するのではなく，訪問薬剤管理指導（居宅療養管理指導または在宅患者訪問薬剤管理指導）を活用して薬剤師が療養者宅へ訪問し服薬の管理指導を行う方法もある．

服薬支援機器の活用

　今後，高齢者や認知症の人など，服薬支援が必要な在宅療養者の急増が見込まれ，さまざまな服薬支援機器が開発されている．これらは軽度認知障害（mild neurocognitive disorder, mild cognitive impairment：MCI）および認知症の前段階の人に向けた服薬の意識づけと飲み忘れを防止する機器で，あらかじめ設定した服薬時間になると音声アナウンスや光の点滅で服薬時間を知らせる．認知症の治療薬を飲み忘れることで症状が進行し，重症化の恐れがあるため，服薬支援機器を介護保険対象とすることが検討されている．すでに利用者の1割負担で貸与する事業を実施している自治体もある[4]．

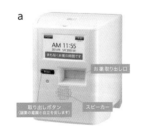
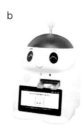
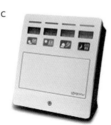

a. 服薬支援ロボ®
　写真提供：ケアボット株式会社

b. FUKU助®
　写真提供：株式会社メディカルスイッチ

c. お薬のんでね！®
　写真提供：株式会社電興社

3 がん外来化学療法

学習目標
◗ がん外来化学療法の目的と対象者，および治療による副作用が理解できる．
◗ 外来でがん化学療法を適切に受けるために重要な，副作用発生時のセルフケア，
管理のポイント，多職種連携と療養者・家族への支援が理解できる．

1 がん外来化学療法の目的と対象者

がんの治療には手術療法，**化学療法**，放射線療法の3本柱がある．化学療法は，殺細胞性抗悪性腫瘍薬や分子標的治療薬などの抗悪性腫瘍薬（抗がん薬）を使用し治療する，支持療法薬（制吐薬，副腎皮質ステロイドなど）によって副作用を和らげるなどの目的がある．主に錠剤やカプセルなどの「服薬」と「静脈内注射」の方法がある．近年，抗がん薬の進歩や副作用の症状緩和の治療法が確立してきたことから，通院で治療を行う**外来化学療法**が増えている．

plus α
外来化学療法の進め方

がん外来化学療法は，多領域に対応できる臓器横断的アプローチを行い，緩和ケアと並行する機会が多い．また，外来通院でもチーム医療が行われている．

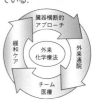

1. がん外来化学療法による影響

1. メリット

療養者は，自宅で家族とともに日常生活を送りながら，また，仕事を続けながら治療が継続できることで，普段の生活リズムや生活の質（QOL）を保つことができ，精神的な安堵感が得られる．さらには，経済的負担の軽減にもなる．

2. デメリット

自宅での体調変化に対する不安があり，なんらかの症状が出現した場合は来院しなければならない．また，通院時間や外来での待ち時間がある．

2. 目的と対象者

目的は，外来で望ましい化学療法を継続することで，療養者の社会活動を可能な限り損なうことなく，QOLを確保し，治療の効果を発揮させることにある．

がん患者が外来で化学療法を受けるには，①病名の告知がなされていること，②担当医から化学療法について十分な説明がなされていること，③化学療法を受けるに当たり，文書で同意を示していること，が大切である．加えて④全身状態の指標の一つで，患者の日常生活制限の程度を示すパフォーマンスステータス（performance status：PS）が，2未満であること（表4.3-1）が条件である．

表4.3-1　パフォーマンスステータス

Score	定　義
0	全く問題なく活動できる 発病前と同じ日常生活が制限なく行える
1	肉体的に激しい活動は制限されるが，歩行可能で，軽作業や座っての作業は行うことができる 例：軽い家事，事務作業
2	歩行可能で，自分の身の回りのことはすべて可能だが，作業はできない．日中の50％以上はベッド外で過ごす
3	限られた自分の身の回りのことしかできない．日中の50％以上をベッドか椅子で過ごす
4	全く動けない 自分の身の回りのことは全くできない 完全にベッドか椅子で過ごす

Common Toxicity Criteria, Version2.0 Publish Date April 30, 1999. https://ctep.cancer.gov/protocolDevelopment/electronic_applications/docs/ctcv20_4-30-992.pdf. （参照 2023-07-20）.
＊米国の腫瘍学の団体の一つであるEastern Cooperative Oncology Group（ECOG）が決めた，performance status（PS）の日本臨床腫瘍研究グループ（JCOG）による日本語訳．この規準は全身状態の指標であり，病気による局所症状で活動性が制限されている場合には，臨床的に判断することになっている．
日本臨床腫瘍研究グループホームページ．http://www.jcog.jp．（参照 2023-07-20）.

2 がん外来化学療法におけるアセスメント

1. 副作用の種類と出現時期

　抗がん薬の副作用とその出現時期の主なものを把握し，アセスメントする（図4.3-1）．がん化学療法患者は副作用を抱えながらこのような症状をコントロールし，仕事や学業に取り組んでいる．

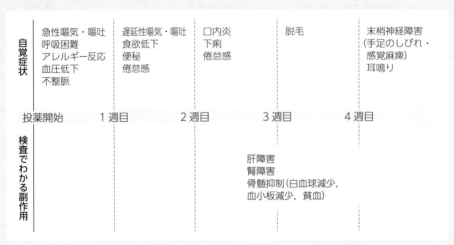

図4.3-1　**副作用の種類と出現時期**

2. 療養者の心身のアセスメント

　外来で化学療法を受けている間，心身の変化を早急にキャッチすることが重要である．特に，図4.3-2の①～⑥を正確に把握しアセスメントする．

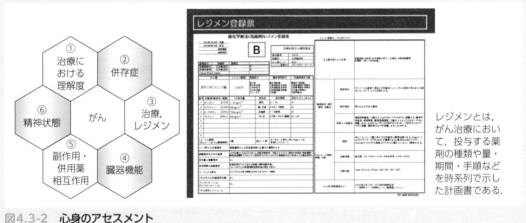

図4.3-2　**心身のアセスメント**

3 リスクマネジメント

1. 副作用への対応

治療後から数カ月にわたり，倦怠感や食欲不振，下痢や便秘，脱毛，皮膚障害や末梢神経障害などが生じ，日常生活に支障を来す．外来で化学療法を受けている時間は限られているため，看護師や薬剤師などからの生活指導を十分理解できないまま帰宅することがある．一方，訪問看護師は療養者の生活空間の場で吐露される苦痛や潜在的ニーズを把握できる．薬剤や治療時期，回数の変更を検討してもらうなど，かかりつけ医や病院看護師・薬剤師などと情報を交換し，連携を図りながら症状の軽減につなげていく．

一方，医療現場で取り扱われる抗がん薬などに，シクロホスファミドなどの発がん性を有する化学物質が含有されている場合がある．これらの健康に影響を及ぼす薬剤（ハザードドラッグ，hazardous drugs：HD）に曝露することで健康障害が発生する恐れがある．HDの取り扱いは病院・施設だけでなく，在宅療養の場においても，療養者や家族，介護者の曝露を防ぐ指導が必要である．

plus α
がん化学療法における曝露対策

日本がん看護学会など3学会により『がん薬物療法における職業性曝露対策ガイドライン』が出され対策が講じられている[5]．

➡ 副作用・合併症については，ナーシング・グラフィカ『緩和ケア』2章8節も参照．

4 外来通院中の在宅療養者に対する援助

1. セルフケアの指導

QOLを低下させないことを目指して，出現頻度が高い副作用へのセルフケアを指導する．

①嘔気・嘔吐
- 制吐薬を服用する．
- 嘔気・嘔吐時は，水分補給と消化の良い食事に努める．

②口内炎
- 口腔内を保湿し，柔らかい毛の歯ブラシで清潔に努める．

③脱毛
- 化学療法実施前にウイッグ，帽子などを用意する．また髪を短くカットしておく．
- 洗髪はやさしく行い，頭皮に刺激を与えない．

④末梢神経障害
- 締め付けの強い靴や靴下は避け，熱い風呂や冷たいものを触るなどの刺激はできるだけ与えない．
- 外出時は，日傘や帽子，手袋などを用い，直射日光を避ける．
- 自分の体に異変がないかの観察を日課にし，異常があればすぐに医師に報告する．

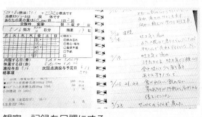
観察・記録を日課にする

2. 苦痛を伴う不安・心の揺れへの対応

化学療法の効果が弱まったり，がんが再発したりした場合は，治療に対して心の揺らぎが生じ，療養への意欲が低下することがある．少しでも前向きな気持ちで化学療法に対するアドヒアランス*を高められるような支え，療養者への寄り添いが必要となる．

3. 家族への支援

がん外来化学療法導入中には，療養者およびその家族はさまざまな不安に襲われ，精神症状が現れる可能性がある．影響を最小限にとどめ，混乱しないよう支援する．そのために，治療方針の意思決定への家族参加を定期的に促し，治療期から緩和移行期を視野に入れた家族ケアを行うが，以下の①～⑤についての支援方法を検討しておく必要がある．

用語解説 *
アドヒアランス

治療方針やその方法について患者が積極的に関わり，服用方法や薬の種類を十分に理解し納得した上で実施，継続すること．

①日常生活におけるケアを家族だけで行う不安
②家族が抱える不安や心配事を誰に相談できるのか
③社会生活を送りながら前向きに治療に取り組める環境にあるのか
④治療を化学療法のみにかける期待と迷い，病状の進行と悪化に対する心配
⑤余命を考えなければならないときの療養者の思いと家族の思いに生じた相違

5 社会資源の活用・調整

1 外来における院内連携

外来でがん化学療法を受ける療養者とその家族が抱えるさまざまな問題には，専門知識と経験をもつ多職種の医療メンバーで構成されるチームが有用とされている．看護師はチームの架け橋となって相互をつなぐ役割を担っている．

2 外来と地域との連携

退院支援看護師やソーシャルワーカーが，地域の診療所や訪問看護ステーションと連携を図りながら在宅支援調整を行う．具体的には，社会復帰のサポートや自宅における状態の変化への速やかな対応，また，在宅での看取りが可能となるよう調整する．

3 制度の利用

訪問看護師には患者と家族が意思決定を行うための必要な情報源やアクセス方法を提供する役割がある．また，療養上の不安や悩みについて相談ができる各種機関の情報も伝えておく（表4.3-2）.

各種がん患者会・患者団体のピアサポート，患者や家族の交流や情報交換をするがんサロンなども貴重な社会資源である．また，医療費が高額になった場合，高額療養費制度を利用できることも知らせておくとよい．

plus α
がんと就労

がん患者の３人に１人は就労可能年齢で罹患し，仕事をしながら通院するがん患者は約32万人以上といわれている．がん患者の34%が依願退職・解雇となり，自営業等の者では13%が廃業している[6]．診断前に比べて，年収が減少したという報告もある[7]．働き盛りのがん患者ががん治療を行いつつ，仕事を継続し収入を得ることは自己尊厳の維持において重要である．

表4.3-2　がんの療養者や家族が利用できる相談窓口の一例とサポート内容

がん相談支援センター	全国のがん診療連携拠点病院などに設置されているがんに関する相談窓口．通院していなくても無料で利用できる
国立がん研究センター がん対策情報センター 「がん情報サービス ganjoho.jp」	がんに関する最新かつ信頼できる情報をわかりやすく提供するウェブサイト https://ganjoho.jp，（参照 2023-07-20）.
日本対がん協会「がん相談事業」	看護師や社会福祉士によるがん無料電話相談．医師による無料の面接や電話相談など

もう一つのがん外来治療「放射線療法」

放射線療法とはX線やγ線などの放射線を用いて，がん細胞内の遺伝子にダメージを与え破壊する治療方法である．がんそのものの治療のほか，骨転移による疼痛や脳転移による神経症状の緩和を目的として行われ，体への負担が少なく通院で可能という効果的な治療法である．放射線治療を受ける患者数は著しく増加しているものの，日本と諸外国では放射線治療の適応率に大きな差があり，国の第2次がん対策推進基本計画で「放射線治療の推進」は重点課題として挙げられている[8]．

放射線療法によって皮膚炎，骨髄抑制，放射線宿酔による倦怠感などの急性有害事象や，さまざまな機能障害，二次性発がんなどの晩発性有害事象が生じる場合がある．化学療法中と同様に，次のような生活上の留意が必要である[9]．

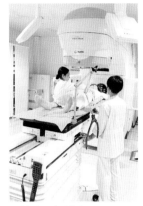

写真提供：埼玉県立がんセンター

- 照射部位は日焼けをしたように赤くなったり，乾燥したりかゆみや痛みを感じたりする．刺激に弱くなるため，直射日光を避け，化粧品や香水などは照射部位に付けないようにする．
- 仕事や家事なども可能であるが，治療中は体調管理を心掛ける．
- 脱毛が生じる場合は，医療用かつら（ウイッグ）や帽子を上手に活用する．

4 排痰ケア

学習目標

◉ 呼吸のアセスメントに基づいた適切で安全かつ有効な排痰ケアが実施できる．

◉ 排痰ケアの方法を介護者に指導し，援助できる．

1 在宅における排痰ケアの意義・目的と対象者

在宅療養の場における**排痰ケア**の対象疾患として，慢性閉塞性肺疾患（COPD）や肺炎，神経筋疾患，脳血管障害などが挙げられる．これらの疾患患者で痰の量が1日30mL以上（1回の吸引で5mL以上）の場合は，日常的に排痰ケアを行わないと，喀痰貯留から無気肺，そして肺炎・気管支炎，呼吸不全へと増悪することがある．肺区域のどの部位に，どの程度の量の，どんな性状の痰があるか，また，1日の中でいつ喀痰しているかなどのアセスメントに基づいた適切な排痰ケアを行うことにより，頻回の喀痰に煩わされることなく，日常生活動作（ADL）や健康関連QOL*が改善する．その結果，急性増悪を起こさず在宅で療養することができ，再入院が減少する．なお，血行動態の不安定なもの，未処置の気胸，肺内出血などの状態では禁忌である．

用語解説*＊

健康関連QOL

健康関連QOLは，疾患や治療が，患者の主観的健康感（メンタルヘルス，活力，痛みなど）や，仕事，家事，社会活動にどのようなインパクトを与えているかを定量化したもの[15]である．その評価として，包括的尺度にはSF-36®などが，呼吸器疾患特異的尺度には，SGRQ（聖ジョージ呼吸器疾患質問票）が用いられる．

117

2 排痰ケアにおけるアセスメント

呼吸のフィジカルアセスメント（視診，触診，聴診，打診），呼吸モニター（パルスオキシメーター，カプノメーター*），呼吸機能，最大咳流量（PCF），呼吸筋力，胸郭拡張差，健康関連QOLなどの評価に基づいて行う．

用語解説 *

カプノメーター

呼気中のCO₂分圧を測定する装置．神経筋疾患でよく用いられる．

1. 視 診

Miller&Jonesの5段階分類（表4.4-1）による喀痰の分類を用いる．また，痰の色調，におい，量，痰の出る時間などを調べる．また，吸引した痰の評価は以下の方法が簡便である．

①薄い：吸引した後，吸引カテーテルがクリアーである．

②中等度：吸引した後，吸引カテーテルの両側に粘稠な分泌物が付着するが，水を吸引すると分泌物は除去される．

③濃い：吸引した後，吸引カテーテルの両側に粘稠な分泌物が付着するが，水を吸引しても分泌物は吸引されない．

表4.4-1 Miller & Jones の 5 段階分類

M1		膿を含まない，純粋な粘液性痰
M2		わずかに膿を含む，主に粘液性痰
P1	膿性痰	grade1 膿が全体の 1/3 以下
P2	膿性痰	grade2 膿が全体の 1/3 から 2/3
P3	膿性痰	grade3 膿が全体の 2/3 以上

2. 触 診

胸壁の動きをみる．この際，体表面から見た肺の位置（図4.4-1〈→p.119〉，表4.4-2）を理解しておくとよい．上葉，中葉および舌区，下葉，横隔膜の動きは図4.4-2のように手を置き，吸気，呼気において左右対称的に動くか，可動範囲はどうか，動くタイミングはどうか，同時に同程度動くかを調べる．病変のある部位の動きは減少している．中枢気道に痰のある場合には，手に呼気時のラトリング（ガラガラ）の振動や，吸気時のロンカイ（グー）の振動を感じるが，末梢気道に起因するラ音では感じない（図4.4-3）．

表4.4-2 体表面から見た肺のランドマークポイント

①胸骨角（ルイ角）と第2肋骨は気管分岐部

②乳頭の位置は第4肋間

③心尖部は第5肋間と鎖骨中央線の交点

④肩甲骨下角は第7肋骨で S₆（上・下葉区）

⑤前面では右上葉は第4肋骨より上，左上葉は第6肋骨より上

⑥後面では上葉と下葉の境界は第2胸椎から腋窩に引いた線

⑦前面では中葉・舌区は第4肋骨と第6肋骨に挟まれた部位

⑧下葉・舌区の下端は側面では中腋窩線と第8肋骨交点

⑨下葉・舌区の下端は後面では肩甲骨線と第10肋骨（硬い肋骨）の交点

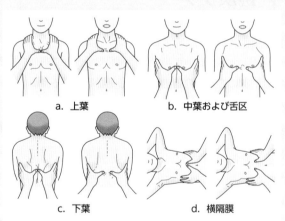

a. 上葉　　b. 中葉および舌区

c. 下葉　　d. 横隔膜

宮川哲夫．動画でわかるスクイージング：安全で効果的に行う排痰のテクニック．中山書店，2005，p.66．

図4.4-2 触診

3. 聴 診

寝たきりの療養者を聴診するポイントを以下に示す．

●ベッドマットを手で押し下げ，聴診器をその隙間に入れて背側の呼吸音を聞き，体位を側臥位か3/4腹臥位にして同じ部位を再度聴診する．

前面

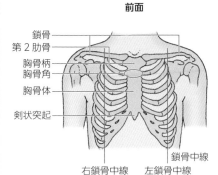

第1肋骨の下のくぼみが第1肋間である．

後面

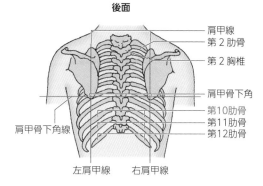

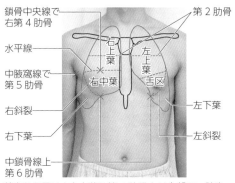

前方から見ると右上葉は第4肋骨より上部で，肺尖区は第2肋骨より上部に位置する．右中葉・左舌区は，前方で第4肋骨と第6肋骨に挟まれた部位にある．舌区は左上葉に含まれる．

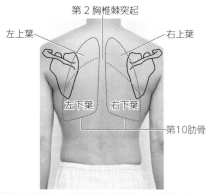

後面から見ると上葉は第2胸椎から腋窩に向かって引いた線より上部にある．その線と第10肋骨に挟まれた部位が下葉となる．

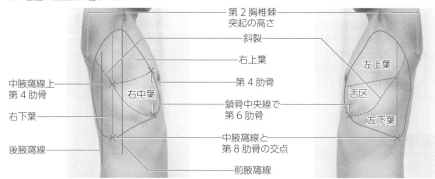

側方から見ると上葉は第4肋骨と中腋窩線の交点より上部にあり，中葉・舌区は第2胸椎と第6肋骨を結ぶ線と第4肋骨に挟まれた部位にある．下葉の下端は中腋窩線と第8肋骨の交点より上部に位置する．舌区は左上葉に含まれる．

図4.4-1　体表面から見た肺の位置

- 胸水，無気肺では，背臥位の背側の肺胞呼吸音は，全くない．
- 肺炎あるいは間質の水であれば，吸気時にファインクラックル（図4.4-3）が聞こえるが，間質性疾患では吸気終末に向かい徐々に増大して聞こえる．肺炎では，吸気相全域にわたって同じ強さで聞こえる．
- 患側を上にした側臥位で同じ部位の呼吸音を聞き，肺胞呼吸音が大きく聞こえてくると間質の水か胸水であると判断する．無気肺では肺胞呼吸音は聞こえてこない．

119

- 水は体位を変えると即座に変化し重力の影響を受けるが，痰ではすぐに変化しない．
- 気管分岐部より上の気道に痰があると，呼気時のコースクラックルや吸気時のロンカイ（図4.4-3）が肺野全体に聞こえ，末梢気道の音は聞こえないので，中枢側の痰を除去してから再度聴診する．
- 頸部と胸部で同じロンカイが聞こえたときは，上気道を確保して再度音を聞き，舌根沈下によるものか，声門より下のものかを判断する．
- 排痰ケア実施後も聴診を行い，気道分泌物が除去されたか確認する．

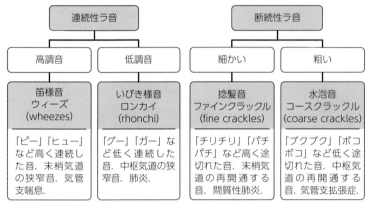

宮川哲夫. 図5：副雑音の分類. 副雑音と聴診のポイント. ナース専科. 2006, 36 (12), p.47. 一部改変.

図4.4-3　ラ音の分類

plus α

副雑音の分類

副雑音のうち，肺内に由来する異常呼吸音をラ音という．ラ音には，ある一定時間以上持続するラ音を指す連続性ラ音と，持続時間の短い不連続なラ音を指す断続性ラ音がある（図4.4-3）．

4. 咳嗽の評価

　咳の評価には，湿性咳か乾性咳か，咳の頻度，強く深い咳が可能か，気管圧迫法や吸引チューブによる咳嗽反射の有無，最大咳流量* (peak cough flows：PCF，またはcough peak flow：CPF) を評価する．PCFの評価にはピークフローメーターをフェイスマスクに付けて測定する．喀痰可能なPCFは160L/分（2.7L/秒）以上[16]，気道感染時には270L/分（4.5L/秒）以上必要[17]である．

用語解説 *

最大咳流量（PCF）

息を十分に吸って一気に呼気を排出したときの息の速度を計測する．

ピークフローメーター

3　援助の実際

1. 体位排痰法

　排痰ケアにはさまざまな方法があるが，最も実施されているのは**体位排痰法**である．すべての排痰ケアに必要な排痰の生理学と喀痰レオロジー*から考えると，換気の改善が最も重要である．障害された気道クリアランスの改善には，末梢気道と中枢気道の痰の移動を考えなければならない．末梢気道の痰を中枢気道に移動させるためには，気管支拡張閾値圧（critical opening pressure）を超えた末梢気道へのエアーエントリーの改善*と呼気流量の増加が重要である．気管支拡張閾値圧とは気管支が開通する閾値圧のことをいう．粘液栓痰（プラグ痰）が気管支を閉塞し肺胞が虚脱する（図4.4-4.①）．吸気により気管支が拡張し，吸気圧，吸気流量，吸気量が増大する（図4.4-4.②）．気管支拡張閾値圧を超える圧が加わると，痰が破れて末梢気道（肺胞内）に空気が入り，虚脱した肺胞が膨らむ（図4.4-4.③a）．呼気流量が吸気流量を超えれば，気道分泌物は中枢側へ移動する（図4.4-4.④a）．

用語解説 *

喀痰レオロジー

喀痰の物理的特性．

用語解説 *

エアーエントリーの改善

痰が詰まって空気が入りにくくなっている気管支を広げ，その末梢に空気を入れること．

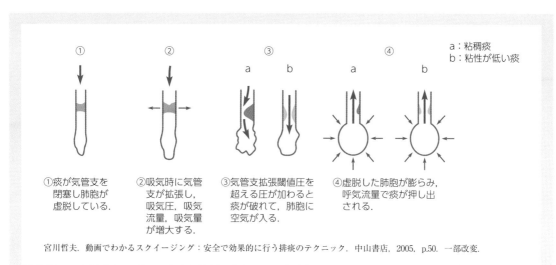

a：粘稠痰
b：粘性が低い痰

①痰が気管支を閉塞し肺胞が虚脱している.

②吸気時に気管支が拡張し，吸気圧，吸気流量，吸気量が増大する.

③気管支拡張閾値圧を超える圧が加わると痰が破れて，肺胞に空気が入る.

④虚脱した肺胞が膨らみ，呼気流量で痰が押し出される.

宮川哲夫. 動画でわかるスクイージング：安全で効果的に行う排痰のテクニック. 中山書店, 2005, p.50. 一部改変.

図4.4-4　気管支拡張閾値圧

2. 咳による排痰

中枢気道からの痰の除去には咳が重要で，咳による痰の除去は第4～5分岐部より中枢側の痰に有効である. 咳の呼気流量は気道の断面積に反比例し，早い乱流を起こし高い剪断力を生み出す（速度＝流量/気道断面積）.

3. 軽打法

軽打法は1秒量を有意に低下させるので行わない. また，無理な排痰体位をとらず，不安定な症例には修正した排痰体位（頭低位を除き）を用いる（図4.4-5）.

● 体位排痰法〈動画〉

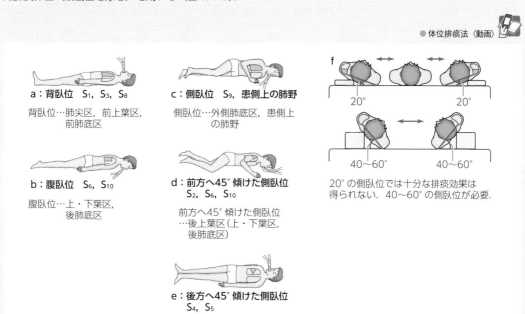

a：背臥位　S_1，S_3，S_8
背臥位…肺尖区，前上葉区，前肺底区

c：側臥位　S_9，患側上の肺野
側臥位…外側肺底区，患側上の肺野

b：腹臥位　S_6，S_{10}
腹臥位…上・下葉区，後肺底区

d：前方へ45°傾けた側臥位　S_2，S_6，S_{10}
前方へ45°傾けた側臥位…後上葉区（上・下葉区，後肺底区）

f
20°　20°
40～60°　40～60°
20°の側臥位では十分な排痰効果は得られない. 40～60°の側臥位が必要.

e：後方へ45°傾けた側臥位　S_4，S_5
後方へ45°傾けた側臥位…中葉・舌区

a～e　宮川哲夫. 動画でわかるスクイージング：安全で効果的に行う排痰のテクニック. 中山書店, 2005, p.98.
f　宮川哲夫. "効果的な排痰法を教えて？". 人工呼吸器とケアQ＆A. 岡元和文編. 第2版, 総合医学社, 2010, p.209.

図4.4-5　修正した排痰体位

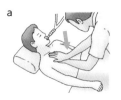

上葉．第4肋骨より上の
前胸部

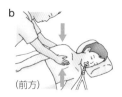

(前方)

中葉．前方は第4と第6肋
骨に挟まれた部位，後方は
肩甲骨の下角

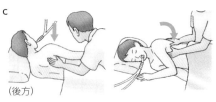

(後方)

下葉．中腋窩線と第8肋骨の交点より上部の側胸部

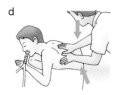

後肺底区．中腋窩線と第8肋
骨の交点より上部の側胸部と
第10肋骨より上の後胸部

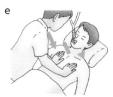

中枢．第4肋骨より上の
両前胸部

宮川哲夫．呼吸ケアナビガイド：治療・ケアの手順がひと目でわかる！．中山書店，2013，p.68．一部改変．

図4.4-6　スクイージング

4. 排痰体位とスクイージング

　排痰体位はその他の気道クリアランス法に併用すべきであり，排痰部位の胸郭に対し**スクイージング**（呼気圧迫法）を行う（図4.4-6）．スクイージングでは呼気の始めに優しく圧迫を加え，呼気終末には圧を少し強くし，最大呼気位まで呼気を絞り出すように圧迫を加え吸気は妨げないようにする．痰の移動を促進するため振動法（バイブレーション）やスプリンギングを併用する．

plus α

スプリンギング

肋骨のバネのような動きを併用する．呼気時に胸郭を圧迫し，呼気の始めは胸郭の拡張を抑え，胸の広がりを感じたら急に手を放す．

5. 気管支拡張薬・痰溶解薬などの吸入療法の併用

　体位排痰法に気管支拡張薬・痰溶解薬などの吸入療法を併用する．呼気陽圧（セラペップ®），振動呼気陽圧（アカペラ®），高頻度胸壁振動法（スマートベスト®），バッグバルブマスクの加圧換気などの併用も排痰に有効である．

6. その他の方法

　痰が中枢気道に移動してくると，咳や声門を開いて強制呼出させる手技により（ハフィング），**吸引**を行う．神経筋疾患・脊髄損傷・脳性麻痺・脳卒中などで咳がうまくできない場合には，エアスタック法（自力かbagging）や機械的咳介助装置（カフアシスト®，コンフォートカフ®）を用いる．徒手による咳介助などを行う．

　唾液の垂れ込みでは，低圧持続吸引器や魚観賞用エアーポンプを改造して持続吸引するものがある．またカフ上部吸引チューブと内部吸引チューブの付いているものや唾液吸引用チューブ，あるいは，吸引カテーテルに針金を入れて形を整えたりして工夫する．

　以上のような排痰ケアを実施する際の看護として，次の点に留意する．

- 療養者や家族に説明し，同意を得る．
- 部屋の湿度を保ち，排痰しやすい環境を整備する．
- 療養者に水分補給を促し，分泌物を排出しやすくする．
- 排痰時に限らず，可能な限り寝たきりの時間を短くして座位の時間を保持し，自力での咳嗽力を保持する．
- 療養者の状態に応じて，上記の手技を組み合わせて実施する．
- 排痰ケアの実施中だけでなく，実施後の呼吸状態を観察・アセスメントする．

4 排痰ケアで生じやすい合併症・トラブル

1. 合併症

合併症として，低酸素血症，気管支攣縮，不整脈，頭蓋内圧の上昇，疼痛，血圧の変動，肺内出血，外傷，嘔吐などがある．

2. トラブルへの対応

排痰ケア実施中はモニタリングを行い，血行動態や酸素化の悪化（呼吸数10回/分・心拍数20回/分・血圧30mmHg以上の変化，不整脈，呼吸困難，疼痛，意識レベル，$SpO_2<85\%$）では中止する．

5 療養者・家族への支援

1日の生活の中で痰がいつ喀出されるかをアセスメントし，自力で可能か，介護が必要かにより排痰法を選択する．また，緊急時の対処方法を習得しておく．

- 介護力に見合ったケアを促し，段階を踏まえて指導していく．
- 排痰ケアが必要なときのアセスメントのしかたを指導する．
- 毎日の生活のリズムに排痰ケアを組み入れる．
- 喀痰による窒息が起きたときの緊急時の対応方法を指導する．
- 呼吸状態が悪化した場合は，訪問看護師や主治医に連絡をする．
- 療養者に苦痛を与えないで喀痰ケア（体位排痰法・吸引あるいは咳）ができるよう指導する．

6 多職種との連携

在宅療養の場において多職種が関わっている場合には，看護師による清拭，体位変換，吸入療法実施後，理学療法士による排痰ケアを行い，看護師や理学療法士による吸引を行うと，効率よく排痰ケアができる．また，医師による肺超音波像などの定期的な評価も必要である．喀痰で窒息する可能性もあるので，緊急時の対処方法も話し合っておく．

5 気管カニューレ管理

学習目標

◖ 在宅における気管カニューレの管理方法がわかる．
◖ 気管カニューレを装着しながら生活する療養者・家族への支援の方法がわかる．

1 在宅における気管カニューレ管理の意義・目的と対象者

気管カニューレとは，気道を確保するために気管に直接入口（孔）を作り，呼吸を確保するものである．気管孔の造設には一時的なものと永久気管孔があ

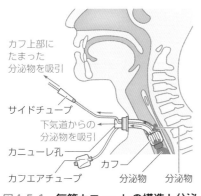

カフ上部に
たまった
分泌物を吸引

サイドチューブ

下気道からの
分泌物を吸引

カニューレ孔

カフ

カフエアチューブ　　分泌物　分泌物

図4.5-1　気管カニューレの構造と分泌物の吸引

表4.5-1　在宅における気管カニューレの長所と短所

長　所	短　所
●痰の吸引が容易である ●効率的に換気できるため体内の酸素量の確保ができる ●呼吸苦から解放される	●湿気・温度が保てない ●外観が気になる ●ほこりや菌が入りやすい ●医療ケアが必要である ●そのままでは発声できない ●療養者,家族の精神的負担が大きい

り，カニューレは，その孔がふさがらないように支持している（図4.5-1）.

　気管カニューレ管理の対象者は，呼吸不全により十分な換気が得られない状態，喉頭・咽頭癌，食道癌など気管周囲の手術により**気管切開**が必要な状態，頻回な誤嚥性肺炎や筋萎縮性側索硬化症（ALS）などの神経難病により呼吸機能が不十分である状態の患者である.

　在宅における気管カニューレは，呼吸苦から解放されるなどの長所がある一方，医療ケアが必要など短所もある（表4.5-1）.生命の維持に直結するため，気管カニューレの取り扱いは療養者本人・家族共に精神的負担が大きく，周囲のサポートが必要不可欠である.

2 気管カニューレ管理におけるアセスメント

1. 訪問時の呼吸およびバイタルサインと気管カニューレの観察

　表4.5-2に，気管カニューレ装着中の観察ポイントと考えておくべき合併症を示す.

表4.5-2　気管カニューレ装着中の観察ポイントと考えておくべき合併症

観察ポイント	異常の徴候	考えておくべき合併症・状態
バイタルサイン （意識，体温，呼吸，血圧，脈拍）	●発熱，脈拍増加，意識低下，血圧上昇，呼吸数増加，呼吸苦出現，酸素飽和度の低下，痰量増加，黄色粘稠痰，肺の副雑音の聴取など	●肺炎・気道感染
痰の状態	●粘稠痰もしくは痰が全く出ない ●気道の狭窄音，呼吸苦の増加，血圧上昇	●気道閉塞・カフの破れ
気管カニューレの位置	●気道から空気が漏れている ●酸素飽和度が回復しない ●痰や分泌物でガーゼが汚れやすい ●吸引チューブが入りにくい，途中で引っかかる ●吸引により少量の出血がある ●カフのエア注入時に抵抗がある	●カニューレが抜けかかっている，もしくは浮いている ●カニューレのサイズが小さい ●カフが抜けている ●カニューレによる気管壁の圧迫がある ●気管壁の潰瘍・肉芽形成がある
皮膚の状態	●固定ひも（バンド）の締め具合 ●結び目による圧迫痕の有無 ●ガーゼの分泌物による汚れの量と性状，出血の有無，頸部～胸部，背部の皮膚の異常（発赤，潰瘍，腫脹，熱感，皮下気腫の有無など）	●皮膚潰瘍，かぶれ ●皮下気腫 ●気管孔の肉芽

3 気管カニューレ管理における援助の実際

1. 気管カニューレの種類

気管カニューレの種類は，構造や材質などの違うものなどさまざまである（表4.5-3）．また永久気管孔では，カニューレを使用せず，**人工鼻**のみで装着できるようになっているものもある．医師と相談し，療養者の生活スタイルや本人・家族の管理能力により選択されることが望ましい．

表4.5-3　カニューレの種類と特徴

カニューレ		特　徴
材質別	金　属	カフがないため，唾液が流れ込む可能性がある
	プラスチック	軟らかい素材であり，挿入時に皮膚を傷つけにくい．カフや吸引口が付いているため，唾液の落ち込みを防ぎ，カフ前後の痰・唾液を吸引しやすい
構造別	単　管	閉塞の場合，すべてを入れ替える必要がある
	二重管	二重で厚みが増すため，単管よりも内腔が小さくなる
カフ付き・カフなし	カフ付き	痰が多い，嚥下困難，人工呼吸器装着の場合に使用する．自然抜去しにくいが，カフ圧による皮膚圧迫から潰瘍ができる可能性がある
	カフなし	嚥下機能に障害がなく誤嚥のリスクの低い場合，小児に使用されることが多い．唾液の流れ込みや自然抜去の危険性が高い
用途別	スピーキングカニューレ	嚥下が良好な場合に使用する

カフ付きチューブ

カフなしチューブ

窓付きチューブ

スピーキングカニューレ

plus α

小児の気管カニューレ管理

新生児医療や小児医療の進歩に伴って，小児の気管切開患者は増加傾向にある．小児の場合，成長・発達を考慮した長期にわたる経過観察が必要である．気管の成長によりカニューレのサイズに変更が生じる．また，肉芽が形成されやすいため，創部を清潔に保つ必要がある．

2. 気管カニューレの管理方法

1. バンドによる固定

気管カニューレの自然抜去の防止のため頸部にバンドまたはひもを用いてカニューレを固定する．固定が弱すぎると自然抜去してしまうが，強く締めすぎると皮膚圧迫痕や，すれ，潰瘍，水疱形成を起こすため，皮膚の清潔と，毎日巻き直すことが必要である．皮膚トラブルが起きると，しっかりとした固定ができず，換気が保たれにくくなるため，皮膚トラブルを未然に防ぐケアが重要である．ひもの結び目やバンドの断面に皮膚保護材テープなどを使用したり，切れ込みを入れたガーゼを皮膚とひもの間に挟むなどの工夫で予防する．また，カニューレタイやネックカバーを装着することで保護し，外見上気にならず，おしゃれを楽しむこともできる（図4.5-2）．

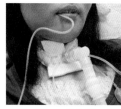

皮膚に当たる部分がかぶれやすいのでガーゼを挟む．

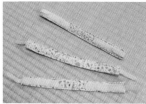

手作りのバンド

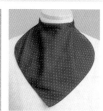

カニューレタイ・ネックカバー
保護と同時にうまく隠す工夫がされている．

写真提供：原田産業株式会社

図4.5-2　カニューレの固定と工夫

2. カフの調整

気管カニューレの固定のための**カフ**は，抜去を防ぐだけでなく上部からの唾液・食物などの流れ込みを防ぐ役割がある．しかし，圧迫による気管壁の潰瘍形成，時間経過による**カフ圧**シールドの減少が起こるため，定期的に空気の入れ替えをしなければならない．カフと接する気管壁への長期圧迫による空気の入れ替え時は，上部からの流れ込みがないようにカフ圧を抜く前に吸引をしておく（図4.5-3）．

3. 訪問看護師によるカニューレ交換とその方法

カニューレの汚染が明らかなときや閉塞気味のときに交換する．在宅では，2～3週間に1回くらいが目安である．原則として，医師や看護師など医療者が行うが，緊急時に家族ができるように指導しておく必要がある．

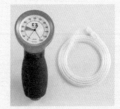

カフ圧を測定し，適度に調節する．

写真提供：コヴィディエンジャパン株式会社

図4.5-3　カフ圧計

plus α

カフの空気量

アメリカ胸部疾患学会（ATS）のガイドラインでは誤嚥予防のために，20cmH$_2$O以上でのカフ圧管理が推奨される．30cmH$_2$O以上では，気管粘膜の血流低下が指摘されている．医師の指示にもよるが，低圧高容量型，カフ圧25cmH$_2$O以下（気管壁の血流を障害しない圧）で気管に密着し，空気漏れがない圧で調整するのが望ましい．

必要物品の準備

新しい気管カニューレ，切れ込みを入れたガーゼ（必要時），消毒用綿棒，消毒液（0.025%オスバン®液など），潤滑用ゼリー，カフエア用注射器，ひも（カニューレ固定用），はさみ，吸引用具一式．

手順

❶ 流水を使用して手指をしっかり洗浄する．

❷ 新しい気管カニューレのカフに空気を入れ，カフの亀裂や異常がないか確認しておき，確認後，固定用ひもを通しておく（カフエアは抜いておく）．

❸ 新しい気管カニューレの先端に潤滑油ゼリーを塗っておく．

❹ 必要に応じて気管吸引およびカフ上下の吸引チューブから吸引をしておく（特にカフ上部は，カフエアを抜いたときに，気管内へ落ち込む可能性が高いため吸引をしておく必要がある）．
挿入されているカニューレのカフを完全に抜いてからゆっくりカニューレを引き抜く．翼を両手で持ち，回しながら抜くとよい．

❺ 必要時，気管内を直接吸引する．切開孔を綿棒で内側から外側に向かい円を描くように消毒をする．

❻ 新しい気管カニューレをゆっくり挿入し，カフ圧計を使用し，ゆっくりとエアを入れていく．

❼ 聴診器で両肺音を聴取し，両肺にエアが入っていることを確認する．

❽ 切れ込みを入れたガーゼで気管カニューレ周囲を覆い，ひもまたはバンドを用いて固定する．

コンテンツが視聴できます（p.2参照）

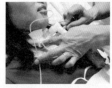

● 気管カニューレの交換〈動画〉

---

3. 療養者・家族・介護者による気管カニューレのセルフケアと管理（清潔と気道浄化のケア）

1. ガーゼ交換

痰や分泌液で汚れやすい場合は1日2回交換する．交換と同時に，頸部を温タオルまたは清浄綿で拭き，清潔を保つ．

2. 入浴方法

気管に水が入らないように留意することが重要である．洗髪時は，タオルで気管を軽く押さえてもらい，下を向いたまま洗う．湯船に漬かるときは，肩まで漬からず，胸あたりまでになるように湯量を調整する．入浴中は，湯気による湿気で痰喀出が多くなるため，必要に応じて吸引を実施できるようにセットしておく．その際，感電の危険を回避するために，手動吸引器または充電式吸引器が望ましい．

3. 口腔ケア

嚥下機能が低下することから唾液の気道内への流れ込みが起こりやすい．そのため，口腔の清潔を保ち，肺炎を予防することが重要である．

4. 加湿管理

気管切開による呼吸は，湿気や温度を調整することができず，気管内も乾燥してしまうため，痰が硬くなりやすく，肺実質にも刺激となる．

適度な湿気を与えるために，人工鼻または加湿器を使用する（図4.5-4）．人工鼻は使い捨てのことが多く，高価なため，カニューレの上に小さな茶こしを置き，そこにぬらしたガーゼを入れて使用するなどの工夫がされる

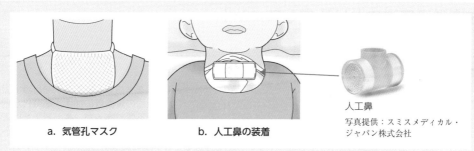

| a. 気管孔マスク | b. 人工鼻の装着 | 人工鼻 |

写真提供：スミスメディカル・
ジャパン株式会社

図4.5-4　気管孔の保護と加湿方法の例

こともある．また，加湿器の使用やぬれたタオルを干すなどして部屋の乾燥を防ぐ工夫を行う．

5. 排痰のケア

　自発呼吸が可能であれば，自力で排痰できることで，気管カニューレの閉塞や感染を減らすことができる．上手な咳嗽の方法，排痰スクイージングの方法，呼吸リハビリテーションなどを指導し，自力で上手に排痰ができるようにする（➡4章4節 p.117も参照）．

4 療養者・家族への支援

　気管カニューレの使用時には毎日行わなければならないケアも多い．さらに，呼吸状態，皮膚の状態など日々の観察と変化の気付きは家族の重要な役割となる．しかし，呼吸管理は生命に直結するケアとなるため，慣れるまでは責任の重さから神経質になってしまうこともある．療養者は，軽い呼吸苦であっても生命の危険を感じ不安感が強くなる．一方で，「これくらいのことで，医療機関に電話してよいのか？」と連絡を躊躇したり，不安に思うことも多い．療養者と家族が手技に慣れ，自信をもって管理できるようになるまで緊急用件でなくても話を聴き，いつでも助けを求めてよいことを伝え，安心感を与えながら支援していく．

6 在宅酸素療法（HOT）

学習目標

◉ 在宅酸素療法（HOT）の意義と対象者の特徴が理解できる．

◉ 在宅酸素療法（HOT）の管理方法と，療養者・家族への支援が理解できる．

1 在宅酸素療法の意義・目的と対象者

　在宅酸素療法（home oxygen therapy：**HOT**）は，慢性呼吸不全患者に対して，在宅で酸素吸入を行い，日常生活や社会活動を維持する治療法である．1985（昭和60）年にHOTが医療保険適用となって以来，HOT療養者数は増加を続け，現在では約16万人に達している．

　慢性呼吸不全患者に対するHOTの目的は，呼吸困難感の軽減，日常生活動作（ADL）や生活の質（QOL）の向上，生命予後の改善である．

plus α

**在宅酸素療法の
対象者と疾患別内訳**

医療保険適用のHOTの対象疾患は高度慢性呼吸不全例，肺高血圧症，慢性心不全，チアノーゼ型先天性心疾患で，HOT施行患者の上位5疾患はCOPD，肺線維症など，肺結核後遺症，肺癌，慢性心不全によるチェーン・ストークス呼吸である[23]．

2 在宅酸素療法におけるアセスメント

1. 適切な機器選択

　HOT利用者や家族の理解度と管理能力, 呼吸状態や生活の状況, 経済状態を考慮して機器選択を行う. 設置型酸素濃縮装置は, 電源が確保できれば場所を問わず設置可能であるが, 機器の設備費に加え, 電気代が別途かかることを考慮しなければならない. 一方, 液化**酸素装置**の使用には電力は不要であるが, 療養者または家族が親容器から子容器への充填をする必要があり, この充填作業はやや困難である. 装置の違いによるメリット・デメリットを考慮した上で, 療養者・家族が管理しやすい機器を選択できるように支援する.

2. 本人・家族による日々のセルフケア

　機器の使用に当たって, さまざまな作業や調整, 管理が必要になる.

- ●加湿器：酸素流量が3L/分以下であれば感染予防の観点から加湿は不要である. 加湿が必要な場合, 精製水や湯冷ましを使用し, 1日に1回交換する.
- ●フィルター：空気取り入れ口のフィルターは, 毎日ほこりを払い, 週1回は中性洗剤で洗浄, 乾燥させ, 清潔を保つ.
- ●カニューレ：適宜水洗いし, 綿棒で水分を除く. チューブの折れ曲がり, 傷や穴が空いていないか確認する.
- ●酸素チューブ：活動範囲に応じて長さを調整する. 接続部の緩み, 外れ, チューブの閉塞や屈曲がないかを確認する.
- ●酸素ボンベ：外出時や酸素濃縮器が使用できない場合に使用する. 使用前に, 必ず酸素残量の確認をする. ボンベ交換は時間的な余裕をもって酵素供給業者に依頼する.
- ●パルスオキシメーター：動脈血酸素飽和度測定装置. 動脈血に含まれる酸素の量を測定し, 日常の体調管理に利用する.

3 在宅酸素療法の実際

1. HOTに用いる機器の種類と原理

1. 酸素供給装置

　HOTの場合, 設置型酸素濃縮装置と液化酸素装置による酸素供給が可能であるが, 日本では設置型酸素濃縮装置の使用が全体の約9割を占めており, 液化酸素装置の利用率は約1割である (日本呼吸器学会. 在宅呼吸ケア白書). 酸素濃縮装置は電力を要するが, 液化酸素装置は電力不要である. 従来, 屋内では設置型酸素濃縮装置を使用し, 外出時は酸素ボンベを利用することが多かったが, 近年, 小型のポータブル酸素濃縮器が開発され, 利用が広がっている (図4.6-1).

2. インターフェイス (接続用部品)

　HOT利用者の多くは, 経鼻カニューレを使用している. 家庭で使用する場合は, 活動範囲や居住スペースに合わせて延長チューブを用いて長さを調整する. 延長チューブの長さが20mまでは吸入流量や酸素濃度への影響はない. そのほか, 酸素マスク, リザーバーマスク, リザーバー付き経鼻カニューレなどが利用されることもある.

2. 訪問看護師による在宅酸素療法中の日常生活における指導内容

1. 体調の自己管理

　毎日時間を決めて体調の自己管理を行う. 呼吸の状態, 発熱の有無, 咳・痰の有無, 浮腫や痛みについて, 記録しておく. 療養者自身の自己管理が難しい場合には, 家族に観察のポイントを指導する.

2. 日常生活動作の工夫

　HOT利用者の多くが, 動作時の息苦しさを感じているため, 腹式呼吸, 口すぼめ呼吸 (➡p.96 図3.5-4参照) を行うよう, 療養者と介護者 (家族) に説明する. 前屈や上肢の挙上など横隔膜や胸郭の動きを妨げるような動作を避け, 呼吸を止めず, 動作は呼吸に合わせてゆっくりと行い, 動作の途中に休憩を入れるなどの工夫をするように指導する.

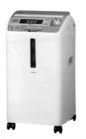

a. 設置型酸素濃縮装置
空気中の窒素を吸着させ、濃縮した酸素を発生させる。電力が必要なため、バックアップ用ボンベの準備を要する。

写真提供：帝人ファーマ株式会社

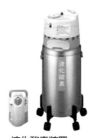

b. 液化酸素装置
液体酸素の気化を利用した装置であるため、電力は不要。騒音も発生しない。機器のメンテナンスはほとんど不要。ボンベ交換は業者が行う。

写真提供：エイフク株式会社

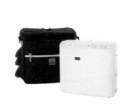

c. 携帯型酸素濃縮装置
設置型酸素濃縮装置と同じしくみ。重量は2.5kgで、ポータブル性に優れている。本体電池のみを使用した場合の連続使用時間は約2時間30分程度である。

写真提供：帝人ファーマ株式会社

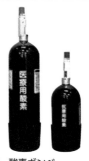

d. 酸素ボンベ
外出時や酸素濃縮装置が故障した際に用いられる。

写真提供：エア・ウォーター株式会社

図4.6-1　酸素供給装置

3. 日常生活上の注意

1）感染予防

慢性呼吸不全患者の急性増悪の主な要因は感染である。急性増悪の早期発見と対応のため、外出後のうがい・手洗い、口腔内の保清、屋内の清掃と換気、機器や器具の洗浄消毒、インフルエンザや肺炎球菌の予防接種を受けるなどして、感染を防ぐ。また、普段から痰の量や性状、自覚症状をセルフモニタリングし、体調の変化を早期にとらえ、早めに受診するよう指導する。

2）禁煙

喫煙により、気管支の線毛運動が妨げられ、喀痰喀出が困難になり、感染を引き起こしやすくなる。また、気管支や肺胞の炎症を引き起こし、肺胞の破壊が進むため、呼吸困難感をより増強させることがある。酸素吸入中に喫煙することで、熱傷や火災の恐れもあるため、喫煙している療養者に対しては禁煙指導を行う。

4. 栄養管理

慢性呼吸不全患者は、食事からのエネルギー摂取が困難である場合が多く、また代謝亢進状態にあるために、栄養障害を来しやすい。少量で十分なエネルギーを摂取できるよう、高タンパク・高脂質の食品を摂取する。また、腹部膨満に伴う呼吸困難を防ぐために、1回の食事量を減らす、ガスが発生しやすい食品や飲料を避けるなど、食事の工夫についても情報提供する。

5. 入浴

入浴は酸素の必要量を増加させるので体力の消耗につながる。鼻カニューレをつけたまま入浴する。湯舟では水圧による呼吸の負担を避けるため深く漬からないようにし、長湯を避ける（図4.6-2）。

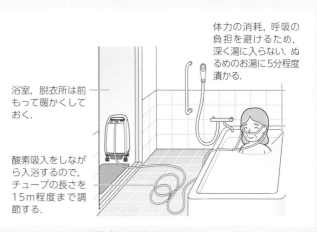

体力の消耗、呼吸の負担を避けるため、深く湯に入らない。ぬるめのお湯に5分程度漬かる。

浴室、脱衣所は前もって暖かくしておく。

酸素吸入をしながら入浴するので、チューブの長さを15m程度まで調節する。

図4.6-2　HOT療養者の入浴

4 安全管理と援助

1．CO_2ナルコーシス

COPD患者の場合，呼吸困難感が増強した際，指示範囲以上に酸素流量を上げることにより，**CO_2ナルコーシス**を生じる危険性がある．自己判断で酸素流量を変更することがないように十分説明をしておく必要がある．

plus α

CO_2ナルコーシスはなぜ起こる？

通常，血液中の二酸化炭素（CO_2）濃度上昇と，酸素（O_2）濃度低下を呼吸中枢が感知することで呼吸が誘発される．COPD患者では，血中CO_2が普段から高濃度であるため，O_2不足により呼吸中枢が刺激される．そこに高濃度の酸素を吸入すると，O_2不足による刺激が奪われて自発呼吸が抑制され，CO_2が蓄積してCO_2ナルコーシスに陥る．

2．チューブによる転倒

酸素吸入を行いながら屋内を移動するのは容易ではない．チューブが足元にあることで転倒する可能性があり，移動目的地点までチューブが届かないこともある．トイレや入浴時には，チューブ閉塞を避けるためにトイレや浴室のドアを完全に閉めることができず，酸素吸入を中断してしまうこともある．

3．閉じこもりの予防

機器の使用に不安がある場合は，それを理由に外出を避け，閉じこもりがちになり，抑うつや不安感を増強させる恐れもある．落ち着いた状態で，安全・確実なHOTの管理ができるよう，継続した指導を行うことが求められる．

4．火　災

酸素は火を燃えやすくする性質があるため，酸素使用中は火気に近づかないように注意する．酸素供給装置は，ストーブやガスレンジから 2m以上離れた場所に設置する[24]．酸素吸入しながらの喫煙やドライヤーの使用は避け，線香の火や，仏壇のろうそくなどにも近づかないように注意する．

5．緊急時の対応

普段から，かかりつけ医，訪問看護ステーション，酸素供給業者の連絡先を目につきやすい場所に掲示しておくとよい．また，酸素濃縮装置を使用している場合，停電により酸素供給が停止するため，速やかに酸素ボンベに切り替える．可能であれば外部補助電源や緊急用酸素ボンベを確保することが望ましい．

6．外出，旅行時の注意点

HOTを適切に管理することで，外出や旅行をしたり，趣味を楽しんだり，また仕事を続けたりすることもでき，生きがいやQOLの向上につながる（図4.6-3）．訪問看護師は本人の意欲や希望を把握して支援する．旅行時には次のような注意点があり，情報提供しながら一緒に計画を進めるとよい．

- 主治医の許可を得る．
- 公共交通機関を利用する際は，交通機関によって酸素の持ち込み限度や注意点があるため，前もって確認する．
- 長期間の場合，酸素供給業者に事前に連絡して宿泊先などに酸素を届けてもらえるよう手配する．

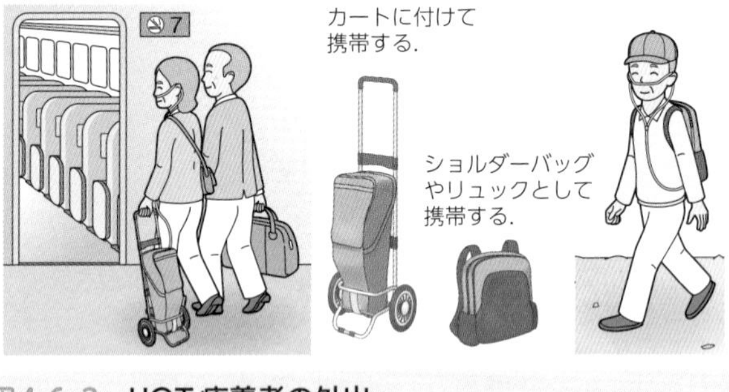

図4.6-3　HOT療養者の外出

5 社会資源の活用・調整

HOTを実施している療養者は，機器のトラブルや外出時・災害時に備えて，機器の会社（業者）や酸素供給会社とすぐに連絡を取り合えるようにしておく．

なお，HOTは医療保険が適用される．HOT対象疾患のうち，慢性閉塞性肺疾患（COPD）は介護保険における特定疾病の一つであり，申請により身体障

害者福祉法における呼吸器機能障害の身体障害者手帳を取得できる（**表4.6-1**）. 重症度によっては，日常生活用具給付や交通機関の割引などの福祉制度も活用できる.

　また，HOT療養者同士が集い，交流をする患者会もあり，日常生活上の苦痛を共有し合ったり，情報を交換し合ったりする場となっている.

表4.6-1　**呼吸器機能障害の身体障害者手帳の等級分類**

級別	障害の程度
1級	呼吸困難が強いため歩行がほとんどできないもの，呼吸障害のため指数*の測定ができないもの，指数が20以下のもの，または動脈血 O_2 分圧が50Torr以下のもの
2級	該当なし
3級	指数が20を超え30以下，もしくは動脈血 O_2 分圧が50Torrを超え60Torr以下のもの，またはこれに準ずるもの
4級	指数が30を超え40以下，もしくは動脈血 O_2 分圧が60Torrを超え70Torr以下のもの，またはこれに準ずるもの

＊指数とは，予測肺活量1秒率のこと. 1秒量（最大吸気位から最大努力下呼出の最初の1秒間の呼気量）の予測肺活量（性別，年齢，身長の組み合わせで，正常ならば当然あると予測される肺活量の値）に対する百分率を算出する.

厚生労働省通知. 障発第0110001号.

酸素ボンベ使用可能時間の計算方法

　外出・旅行時は災害が発生したり，交通渋滞・遅延によって予定以上の酸素を必要としたりする場合があるため，酸素の残量に余裕をもって外出するのが望ましい. 酸素ボンベには残量の表示がないので，圧力計のメモリから残量を計算する.「あとどのくらいもつのか」を療養者本人や家族が把握できると望ましい.

　計算式は次の通りである.

$$酸素ボンベ使用可能時間（分）= \underbrace{ボンベの容量（L）\times \frac{内圧（MPa）}{充填圧（MPa）}}_{酸素残量} \div 1分間の酸素流量（L/分）$$

（例）酸素を3L/分で吸入している在宅療養者. 使用している500L酸素ボンベ（14.7MPa充塡）の内圧計は4.4MPaを示している. この場合の残りの使用可能時間は，

$$500（L）\times \frac{4.4（MPa）}{14.7（MPa）} \div 3（L/分）≒49.8（分）　　→約50分となる.$$

7 在宅人工呼吸療法（HMV）： 非侵襲的陽圧換気療法（NPPV）

学習目標

◑ 非侵襲的陽圧換気療法（NPPV）の意義と対象者の特徴が理解できる.

◑ 非侵襲的陽圧換気療法（NPPV）の管理方法と，療養者・家族への支援が理解できる.

1 在宅における非侵襲的陽圧換気療法の意義・目的

　在宅人工呼吸療法（home mechanical ventilation：**HMV**）には，非侵襲的陽圧換気療法（NPPV）と気管切開下間欠的陽圧換気療法（TPPV）がある.

　非侵襲的陽圧換気療法（noninvasive positive pressure ventilation：**NPPV**）は，気管挿管をせず，口や鼻に装着したマスクを用いて陽圧換気を行う人工呼吸療法である（**図4.7-1**）. NPPVは会話や食事が可能であるなどのメリットがあるが，療養者の協力が不可欠で，皮膚トラブルが発生しやすいなどのデメリットもある.

　在宅において長期にNPPVが適用される場合，睡眠障害や睡眠の質の改善，生活の質（QOL）の改善，機能的状態の増加，寿命の延伸を目的とする.

　日本呼吸器学会の『NPPV（非侵襲的陽圧換気療法）ガイドライン 改訂第2版』（以下，ガイドライン）において，一般的な適応が示されている（**表4.7-1**）. 主な適応疾患は，急性呼吸不全*，慢性呼吸不全*に大別されている.

plus α

NPPV の利点

NPPV は気管挿管に伴うリスクが避けられ，人工呼吸器関連肺炎の発生が少ないのもメリットである. 従来は急性期の患者に使用されていたが，近年は慢性期の特徴を踏まえた状態のアセスメントを行い，在宅でも広く利用されている.

用語解説 *

**急性呼吸不全
慢性呼吸不全**

急性呼吸不全には，慢性閉塞性肺疾患（COPD）の急性増悪，喘息，拘束性胸郭疾患の増悪，間質性肺炎，心原性肺水腫，胸郭損傷，免疫不全，免疫抑制に伴う急性呼吸不全，急性呼吸窮迫症候群（ARDS），重症肺炎，終末期などがある. 慢性呼吸不全には，拘束性換気障害，COPD（慢性期），慢性心不全におけるチェーン・ストークス呼吸，肥満低換気症候群，神経筋疾患などがある.

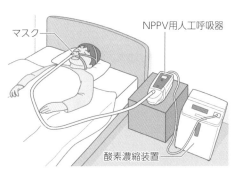

マスク
NPPV用人工呼吸器
酸素濃縮装置

NPPV機器と配置例

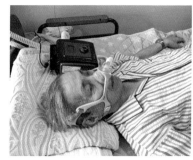

NPPVを利用する在宅療養者

図4.7-1　NPPV 機器と療養者

表4.7-1　NPPV の一般的な適応

- 意識状態が良く協力的である
- 循環動態が安定している
- 気管挿管が必要でない
  - 気道が確保できている
  - 喀痰の排出ができる
- 顔面の外傷がない
- マスクをつけることが可能
- 消化管が活動している状態である

日本呼吸器学会 NPPV ガイドライン作成委員会編. NPPV（非侵襲的陽圧換気療法）ガイドライン. 改訂第2版, 南江堂, 2015. http://fa.jrs.or.jp/guidelines/NPPVGL.pdf, （参照 2023-07-20）.

2 非侵襲的陽圧換気療法におけるアセスメント

1. 呼吸状態

全身状態の観察を行うとともに，バイタルサイン，動脈血酸素飽和度（SaO_2），人工呼吸器と患者の呼吸の同調，胸郭の動き，呼吸困難感，呼吸音，努力呼吸の有無，喀痰喀出状況，痰の性状，水分出納を確認する．また，頭痛，睡眠状況，精神状態，意識状態，食事摂取状況についても確認する．

2. NPPV機器

設定されたモード，呼吸回数，流量が指示通りであるかを確認する．また，回路の接続に緩みや漏れがないかを確認する．

3 リスクマネジメント

1. マスク関連のトラブル

マスク装着に伴う不快感，鼻の腫脹や乾燥，皮膚発赤やびらんの有無，眼の刺激感，腹部膨満感，リークの有無などを確認する．

2. NPPVの合併症に関連する観察項目

最も多いのはマスク使用に伴う不快感や皮膚トラブルである．マスクのサイズや種類（図4.7-2），固定，皮膚の保清状況を確認し，必要であればマスクの種類やサイズの変更，回路のアーム使用，皮膚保護剤の使用，装着時間の短縮なども考慮する．

陽圧や流量に関連して，鼻のうっ血や，鼻や口の乾燥，眼の刺激感や皮膚潰瘍も発生する．加温・加湿の調整，リークの調整，口腔ケアや保湿の必要性を考慮する．また，大量の空気の飲み込みによる腹部膨満がないかも併せて観察する．

重篤な合併症として，誤嚥性肺炎，低血圧，気胸が報告されているため，徴候の有無を確認する．

● NPPVマスクの着け方〈動画〉

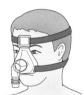 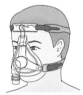 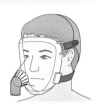

a. 鼻マスク
鼻呼吸が可能で長期使用の療養者に適している．装着したまま会話，食事が可能である．

b. 口鼻マスク
より確実に陽圧と吸入酸素濃度の維持が可能．口からのリークが少ない．

c. 顔マスク
緊急時に素早く装着可能．皮膚トラブルが発生しやすい．

図4.7-2　NPPV に使用するマスクの種類

4 在宅における安全管理と援助

1. NPPV機器と機材の管理

在宅で長期に使用するNPPV機器には，コンパクトで操作性の容易なものが選択されることが多い（図4.7-3）．人工呼吸器の設定モードや呼吸回数，酸素流量は，目につく場所に掲示し，療養者や家族，在宅ケアサービス提供者がいつでも確認できるようにする．NPPV回路は予備として1セットは常備しておく．日々の手入れとして，マスクは肌に触れる部分をウエットティッシュ（アルコールの含まれていないもの）で拭き，チューブは外して陰干しする．加温・加湿器を使用している場合は，毎日すすぎ洗いを行い，清潔を保つ．

2. 緊急時の対応

普段から，使用している機器のバッテリーの充電機能を確認し，停電発生時の動作可能時間を確認しておく．

- 外部バッテリーは常に充電しておき，停電になった場合はすぐに使用できるように近くに置いておく．
- 災害による停電に備え，外部補助電源を確保することが望ましい．
- NPPV関連の緊急時連絡先リスト（医療機関，主治医，訪問看護師，機器の管理担当者，電力会社，搬送担当者）を作成し，事前に申し合わせをしておく．
- NPPVの動作が完全に停止した場合は，酸素投与に切り替えて電力の復旧を待つ．
- 復旧後は，モードや呼吸回数，流量などが初期化されている可能性もあるため，設定を確認し，再装着後は必ず全身状態，呼吸状態のアセスメントを行う．

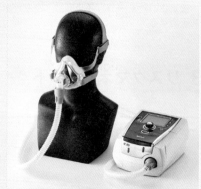

汎用人工呼吸器（二相式気道陽圧ユニット）と人工呼吸用マスク
写真提供：帝人ファーマ株式会社

図4.7-3　NPPV 機器
➡人工呼吸器の原理・構造の詳細については，ナーシング・グラフィカ『基礎看護技術Ⅱ』10章参照．

5 療養者・家族への支援

NPPVを利用する在宅療養者，その家族への支援においては，次のことへの留意が大切である．

- 自己中断を予防するため，療養者，家族に，NPPVの目的を繰り返し伝える．
- 療養日誌に自覚症状，痰の量や性状，服薬・食事や排泄状況などを記載してもらい，訪問時に内容を確認する．
- 呼吸器合併症の予防のため，排痰法，呼吸訓練法（腹式呼吸や口すぼめ呼吸，➡p.96 図3.5-4参照）を日常的に実施できるよう指導する．
- トラブルや災害発生時に備え，平時から緊急の対応方法や必要物品の備えについて，療養者・家族とともに確認する．

6 社会資源の活用・調整

NPPVは医療保険の適用となる．NPPVで用いる機器は，医療機関を経由して療養者にレンタルされる．したがって，医療機器メーカーや酸素業者との日常的な連携が欠かせない．

8 在宅人工呼吸療法（HMV）： 気管切開下間欠的陽圧換気療法（TPPV）

◗ 気管切開下間欠的陽圧換気療法（TPPV）の意味と目的，対象者について理解できる．
◗ 気管切開下間欠的陽圧換気療法（TPPV）におけるアセスメント・管理が理解できる．

1 気管切開下間欠的陽圧換気療法の意義・目的

気管切開下間欠的陽圧換気療法（tracheostomy positive pressure ventilation：**TPPV**）とは，気管切開を行い気管カニューレに人工呼吸器を接続して行う換気療法であり，無呼吸状態や呼吸運動を支配する筋肉や神経が障害され，自発的な呼吸運動が微弱，または困難な場合に呼吸を補助する方法である（図4.8-1）．

呼吸の補助，低酸素血症や高二酸化炭素血症の改善，呼吸筋疲労の回復により肺機能を維持することを目的とし，生活の質（QOL）の向上が期待できる．

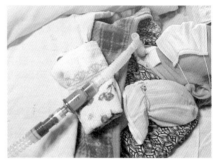

図4.8-1　**気管切開下間欠的陽圧換気療法（TPPV）の療養者**

2 気管切開下間欠的陽圧換気療法におけるアセスメント

以下の内容を中心にアセスメントを行う．

- 全身状態：合併症の有無や治療法，バイタルサイン（血圧・脈拍・体温・酸素飽和度・尿量など），栄養状態，感染徴候，倦怠感や疲労感，全身の皮膚の状態（口腔粘膜や気管切開部の状態など），腹部膨満感や腸の蠕動音，浮腫，冷汗，末梢の冷感
- 呼吸状態：人工呼吸器を適応した理由，人工呼吸器の種類と設定条件，呼吸回数やパターンなど，気道内分泌物の量や性状，呼吸音や非同調呼吸の有無
- 低酸素血症：人工呼吸器の効果が不十分な場合に低酸素血症が生じるため，その症状（意識状態・傾眠・不穏・頭痛・不整脈や頻脈・血圧低下・チアノーゼなど）
- その他：利用者・家族の疾患や気管切開・人工呼吸管理の受け止め方，気管切開・人工呼吸管理による苦痛や疼痛，コミュニケーション手段が制限されることによる不安の程度，精神的・心理的状態，ベッド上に拘束されること（体動制限）に関する苦痛，活動に対する意欲，社会的役割，発達課題の達成状況，支援体制，経済状況など

3 リスクマネジメント

1. リスクマネジメントと生活への影響

　TPPV中の療養者は，鼻腔，口腔内での加温・加湿がなく，乾燥した空気が気道内に入ってくるため，自力での排痰が困難となる．また，肺炎，上気道感染や吸引による気道粘膜損傷の危険性がある．加温加湿器による温度

調整や無菌操作の徹底が必要である.

　気道粘膜は繊細な膜で,強すぎる吸引や乱暴な操作を行うと粘膜剥離や出血を生じることがある.カフが粘膜を圧迫する危険もあり,固定法やカフ圧に注意が必要である.

　発声できないため,意思疎通の手段を確保する.

4 在宅における安全管理と援助

1. 医療機器・機材類の種類としくみ

　在宅で使用する人工呼吸器にはさまざまな機種があり,主治医の指示により,在宅で管理が可能な機種を選択する(従圧式・従量式・小児用など).

2. 機器の定期的なメンテナンス

- 人工呼吸器の設定,作動状況を確認する.
- 加温加湿器の水を定期的に交換し,適温に調整する.
- カフ圧低下を防止し,適正なカフ圧の空気量を確認する.
- 呼吸器回路の交換は月に1回,フィルターは汚染を観察し,月に1回交換することなどを指導しサポートする.

3. 療養環境の整備

- 1日のスケジュールや機器の点検,緊急連絡先リストなどを室内にポスターにして掲示するなど,関わるすべての人が同じようにケアを提供できるように工夫する.
- 介護負担の軽減や事故防止のため,生活環境や動線に配慮しながら,必要な物品は療養者の身近に配置する.

4. 災害時の対応

　停電・災害時の対応,業者への連絡など,トラブル時に落ち着いて対応できるように,準備・訓練しておく.

- バッグバルブマスク,手動吸引器,外部バッテリー,交換用回路を常備し,その使い方を家族・介護者や関係者に指導するとともに,定期的に作動を点検する.
- 関係者の緊急連絡先のリストを備えておく.
- 停電や災害に備え,電力会社や消防署に人工呼吸器を使用していることを届け出ておく.

5 療養者・家族への支援

　TPPVは,療養者の動きやコミュニケーションを制限する上,機器のトラブルが生命維持に直結するため,療養者・家族共に負担感や不安を生じやすく,日常的なケアを要する.

- 精神的支援:人工呼吸器の装着により,動きや言語的コミュニケーションが制限されてしまう.また,機器のトラブルが生死に直結するため本人や家族は不安を抱きやすい.
- コミュニケーション方法の工夫:意思伝達装置・透明文字盤やパソコンを活用する(➡p.37参照).療養者や家族の状況に応じて外出などが楽しめるよう支援する.
- 介護者の負担軽減と健康管理支援:疲労が蓄積しないように介護状況を確認し,社会資源を紹介するなど支援体制を整える.
- 家族(介護者)の介護力・管理能力を評価し,人工呼吸器の取り扱いや,日々のメンテナンス,災害時や誤作動・送気のトラブルなどが発生した場合の対応を指導しサポートする.

6 社会資源の活用・調整

　TPPVを行いながら在宅で安全に暮らすために，フォーマルな社会資源（行政や医療機関・ケア施設など）だけでなく，インフォーマルな社会資源（家族や親類・近隣の人々やボランティアなど）の活用を促す．

　TPPVは，在宅気管切開患者指導管理料の適用となる．機材，衛生材料は医療機関から支給されるが，吸引器などは管理料に含まれないため，レンタルなどを利用することになる．

介護職の喀痰吸引

「社会福祉士及び介護福祉士法」の一部改正（平成23年6月）により，介護福祉士および一定の研修を受けた介護職員等は，事業所ごとに都道府県知事に登録をした上で，一定の条件の下に喀痰吸引等の行為を実施できる[30]．

9 排尿ケア

学習目標

◖ 在宅における排尿ケアのトラブルと対応について理解できる．
◖ 在宅における排尿ケアについて療養者・家族への指導内容が理解できる．

1 在宅における排尿ケアの意義・目的

　日本の60歳以上の男女の約78％がなんらかの**下部尿路機能〔蓄尿・排尿（尿排出）機能〕障害**を有しているとされ，排尿困難，尿失禁は，特に高齢者において頻度の高い症状である[36]．下部尿路機能障害は，外出への支障やケアを要することにより，活動性や精神面へ影響し，療養者のみでなく介護者の生活の質（QOL）をも低下させてしまう恐れがある．

　神経の障害によって膀胱の収縮力が低下する脊髄疾患や脳血管障害，糖尿病，大腸癌や子宮癌の術後，前立腺癌や前立腺肥大症などにより，残尿や尿排出障害が生じ自然排尿が困難な場合，自己導尿の適応となる．加齢や認知機能低下により自己導尿が困難な場合，主治医の指示により終末期の苦痛緩和を目的として，また複合的な介護事情がある場合には，膀胱留置カテーテルの適応となる．ただし，看護や介護上の都合で使用し続けたりせず，失禁に対応する用具ではないことを十分に理解して用いる．

2 排尿ケアにおけるアセスメント

　排尿ケアのアセスメントにおける観察項目は次の通りである．

- ●全身状態：発熱などの感染徴候など
- ●尿：尿量，混濁，血尿，血塊，浮遊物，臭気など
- ●カテーテル挿入部と皮膚：挿入部（尿道口）の腫脹，発赤，疼痛，皮膚損傷，テープかぶれなど
- ●カテーテル：閉塞，屈曲，固定状態など

3 リスクマネジメント

　トラブルの予防・早期発見のために，療養者や家族，さまざまなサービス提供者の協力を得ていくことが大切である．膀胱留置カテーテルの合併症と対応を表4.9-1に示す．原因を確認し，合併症の予防と対応に努める．

表4.9-1　膀胱留置カテーテルの合併症と対応

合併症とトラブル		原　因	対　応
自己導尿	尿路感染症（血尿・混濁尿・発熱，尿道口のびらん・発赤）	尿路を経由した上行性感染によるものが多い	● 手指消毒，ルート接続チェック，尿の排出時，不潔なものに触れないなど，感染経路の清潔保持をする ● 蓄尿バッグをカテーテルより下に置く ● 陰部洗浄により会陰部の清潔を保つ ● シリコンコーティングのカテーテルを使用する
	尿道損傷（カテーテル挿入・抜去困難）	尿道内でバルーンに固定水を注入したり，挿入困難時に無理にカテーテルを挿入したりすることで生じる	● 挿入困難な療養者の場合，泌尿器科医に相談する ● カテーテルを根元まで挿入してから固定水を注入し，尿道の損傷を防止する
膀胱留置カテーテル	膀胱結石（カテーテル閉塞）	尿中に排泄された物質の結晶化　尿路感染からアルカリ尿に傾き結石が生じやすくなる	● 尿量1日2,000mLを目標にし，飲水を促す．尿混濁防止に努める ● シリコンコーティングのカテーテルを使用し，尿中の浮遊物付着の防止に努める ● バランスの良い食事を心掛ける ● 膀胱洗浄を実施（生理食塩液）する
	尿道皮膚瘻・尿道下裂（図4.9-1）	男性の長期カテーテル留置により，カテーテル周囲の尿道炎や尿道内血行障害から尿道皮膚瘻が形成される	● 男性の場合は陰茎を上に向け膀胱留置カテーテルを腹部に固定する ● 症状に応じ，主治医と膀胱瘻の造設などを検討する
	萎縮膀胱	長期のカテーテル留置により，膀胱壁の伸展や収縮機能が低下する．カテーテルによる膀胱粘膜刺激の持続により慢性炎症性変化を引き起こし，膀胱の排尿筋の伸展性が欠落し，膀胱容量が減少する	● 膀胱留置カテーテルの長期使用を避けるため間欠的導尿の活用を検討する（在宅の場合，介護者の負担を考慮する必要がある） ● 膀胱留置カテーテルを抜去し，排尿を一定時間我慢することで膀胱壁の機能回復を促す
	痛む・しみる（膀胱刺激症状），カテーテル周囲からの尿漏れ	尿道や膀胱粘膜への刺激，細菌感染が原因の膀胱の無抑制収縮誘発による刺激で生じる	● カテーテルの屈曲や閉塞の有無の確認 ● カテーテルの材質を低刺激のラテックス製のカテーテルに変更する ● バルーン固定水の入れ替え，1〜2mL多めに注入する ● 尿漏れの場合，カテーテルサイズを大きくする．大きくしても尿漏れが続く場合は医師に報告し薬物療法を検討する ● 尿漏れの原因が膀胱収縮で，自尿が期待できればカテーテルの早期抜去を検討する ● 痛んだり，しみたりする場合はカテーテルのサイズを小さくする

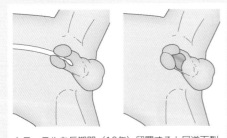

カテーテルを長期間（10年）留置すると尿道下裂を生じることもある（男性）．

図4.9-1　尿道下裂

plus α

尿路感染発生経路 [37)]

① 挿入時に，膀胱内に微生物が押し込まれ侵入する．
② 会陰や直腸に定着している微生物が侵入する．
③ 接続部の閉鎖の不完全などにより，微生物が侵入する．
④ 排液口から微生物が侵入して尿を汚染する．

4 在宅における安全管理と援助

1. 清潔間欠導尿（clean intermittent cathterterization：CIC）（図4.9-2，図4.9-3）

在宅**自己導尿**は，さまざまな原因により自然排尿が困難な療養者について，療養者自らが実施する排尿法である．尿閉の場合，あるいは100mL以上の残尿が存在し，頻尿・尿失禁・尿路感染の発生に関与する場合に適応になる．行動範囲の拡大が可能となり，尿路感染を起こしにくく結石形成も少ないなどの利点がある．

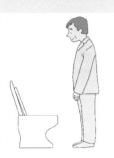

a. 立位（男性）
衣類や下着を下げ，導尿しやすい姿勢をとる．

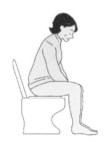

b. 座位・トイレで座った姿勢

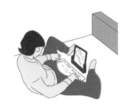

c. ベッド上での姿勢
尿道口が見える位置に鏡を設置する：

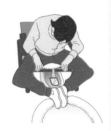

d. 車椅子上での姿勢
台や便器に足をのせ，見やすく改良した鏡を利用する．

図4.9-2 自己導尿の姿勢

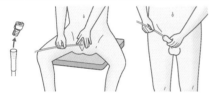

❶女性の場合は，片手で陰唇を広げ，キャップを外してからもう一方の手で鉛筆を持つようにカテーテルを持ち，尿道口に挿入する．男性の場合は陰茎を持ち上げるように持ち，力まずに深呼吸しながら膀胱までゆっくり挿入する．

❷尿を出す．

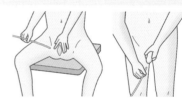

❸尿が出終わったらカテーテルをゆっくりと引き，尿を完全に出し切ってからカテーテルを抜く．

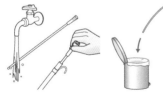

❹カテーテルを水道水で洗浄し，消毒液が入ったケースに戻す（消毒液は1日1回交換する）．ディスポーザブル型の場合は不燃ごみとして廃棄する．

図4.9-3 自己導尿の手順

2. 膀胱留置カテーテル管理

1. カテーテルの定期交換
- 通常のフォーリーカテーテル（図4.9-4）は2週間に1回，シリコンコーティングのカテーテルでは4週間に1回を目安にカテーテルを交換する．尿に混濁や浮遊物が多い場合は，適宜交換する．
- 蓄尿バッグは，2週間ごとに交換する．

2. 生活場面に合った用具の選択
- 蓄尿バッグは，サイズが大きく多量の尿をためておくことができるため，夜間などベッド上で過ごす際や，外出時など長時間尿の廃棄ができないような場合に使用する．

- レッグバッグは，ベルトで大腿と下腿に固定して使用するので，体の動きを妨げず，リハビリテーションや外出をするときに適している（図4.9-5）．
- DIBキャップはカテーテルのふたで，外出時，入浴時，リハビリテーション訓練時に使用するとよい．交換目安はカテーテル交換時，または1カ月以内である（図4.9-5）．

3．尿廃棄
- 1日1回，一定時間に蓄尿バッグの尿を廃棄する（尿量が多い場合は，適宜廃棄する）．
- カテーテルを蓄尿バッグから外す際，バッグ側ルート先端をアルコール綿やガーゼで保護する．

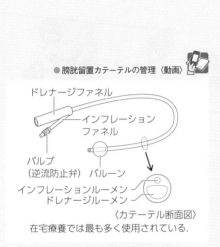

● 膀胱留置カテーテルの管理〈動画〉

〈カテーテル断面図〉
在宅療養では最も多く使用されている．

図4.9-4　2Way フォーリーカテーテル

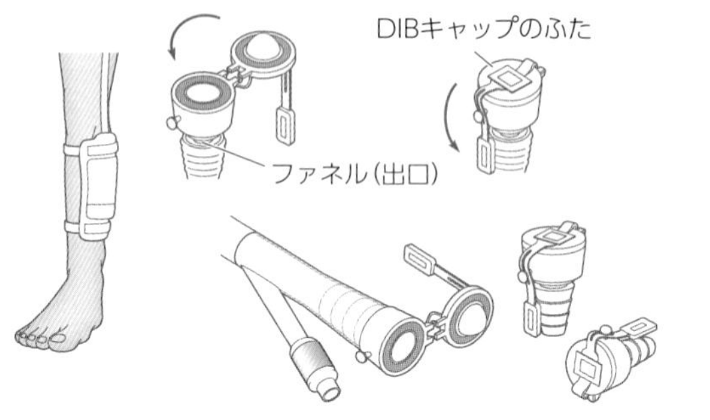

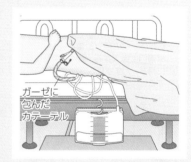

DIBキャップと，ドレナージファネルに装着したカテーテル

- レッグバッグ（脚用蓄尿バッグ）は下肢内側に固定する．
- バッグを使用しないときはDIBキャップのふたを閉め，つまみをキャップ側面のフックに留める．

株式会社ディヴインターナショナルホームページを参考に作成．

図4.9-5　レッグバッグと DIB キャップ

4．固　定
- 固定の部位は男性と女性で異なる．
- 男性：尿道皮膚瘻予防のため，カテーテルは陰茎を上に向け腹部にテープで固定する．
- 女性：カテーテルを下に向け大腿部にテープで固定する．
- カテーテル固定用の絆創膏は，皮膚の保護のため毎日取り替え，貼る位置をずらす．
- ラテックス製のカテーテルが皮膚に当たることでかぶれてしまう場合，カテーテルをガーゼに包み（図4.9-6），その上から面ファスナー付きの布製のカバー（介護者の手作りなど）で覆って直接皮膚に当たらないようにする方法もある．
- 蓄尿バッグはベッドの右と左へ交互に掛けるようにし，固定の位置も変える．ベッドの位置により左右に変えられない場合は固定用テープを毎日替える．

ガーゼに包んだカテーテル

図4.9-6　カテーテルの屈曲の例

5．カテーテル管理
- カテーテルが屈曲したり，押しつぶされたりしないように固定する場所に注意する（図4.9-6）．
- 排液口が床などに着地しないように気を付けながら，蓄尿バッグの位置を膀胱より低い位置に保つ．膀胱が低い位置にあって，蓄尿バッグを平らに置く場合は下にタオルなどを敷き，逆行性感染を起こさないよう，頻繁に廃棄する．

3．膀胱洗浄
医師の指示に基づいて，尿混濁や浮遊物が多くみられカテーテル閉塞の危険が高い療養者に対してのみ実施する．

5 療養者・家族への支援

1. 異常の早期発見と対応

　毎日，発熱，尿量，性状を観察し，異常時は直ちに訪問看護ステーションや主治医に連絡するよう伝える．
　療養者・介護者に廃棄した尿量や気が付いたことをノートに記入してもらい，訪問時に確認する．記録することにより，訪問看護師が尿量を確認でき，また療養者や家族の自己管理意識を高める効果もある（➡3章2節p.78参照）．

2. 水分摂取

　1日1,500〜2,000mLの尿量を確保するために食事以外に1,000mL/日以上の水分摂取を勧める．一度にたくさん飲めない療養者のために，「毎食時に200mL以上のお茶や汁物を飲みましょう」「食間に150mLのお茶やコーヒーなどの水分を摂りましょう」「水分の多い果物などを食後やおやつに食べましょう」と，具体的にどの程度摂取したらよいかわかるように指導する．

3. 入　浴

● カテーテル挿入部の発赤やびらんなどのスキントラブルを予防するため，陰部は石けんで洗い，清潔を保つ．
● 蓄尿バッグとカテーテルの接続を外すと感染の危険が高いため，バッグ内に湯が入らないように，接続したままビニール袋に入れるなどして入浴する．

4. 外出時の工夫

● 留置カテーテルの場合，生活に制限がないようにし，療養者や家族の意欲低下を防ぐ．
● 外出時は，活動しやすくカテーテルやバッグを目立たなくするため，外出前に尿を廃棄し容量を小さくする．
● ゆったりした服装や長めのスカートなどで覆う，ポシェットにバッグを収納するなどの工夫を伝える（図4.9-7）．

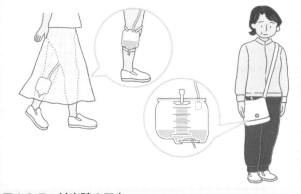

図4.9-7　外出時の工夫

5. 自宅内移動時の管理

● 在宅で車椅子に乗り1日を過ごす場合は，蓄尿バッグが常に膀胱より下の位置になるようにする．
● 車椅子の後面にS字フックを使い，蓄尿バッグの位置を工夫する（図4.9-8）．
● 蓄尿バッグとわからないよう，色付き・柄付きのビニール袋やエコバッグなどで工夫する．
● 自宅内で歩行可能な療養者の場合，上着のポケットにS字フックを活用して蓄尿バッグを掛けると，歩行の邪魔にならない．

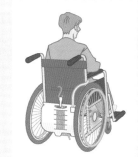

図4.9-8　S字フックの利用例

6 社会資源の活用・調整

　膀胱留置カテーテルは「在宅寝たきり患者処置指導管理料」，清潔間欠導尿は「在宅自己導尿指導管理料」で，カテーテルなどの必要な資材が支給される．ガーゼなどの衛生材料は自己負担である．

　近年独居世帯の増加により，訪問介護員による尿の廃棄や外出援助が増えつつある．そのため介護職への指導・助言と連絡が求められる．

10 ストーマ管理

学習目標
- ストーマの種類と特徴，種類別の排泄物の違いと処置のしかたが理解できる．
- ストーマの異常やトラブルを速やかに把握し適切な対応ができる．

1 在宅におけるストーマ管理の意義・目的

　ストーマは大腸癌や膀胱癌などの腫瘍疾患の手術に伴って，また，クローン病，潰瘍性大腸炎や尿路結核などの炎症性疾患の治療の一環として造設される．その他，鎖肛や二分脊椎症などの先天性疾患や，外傷による排泄機能の喪失など，疾患以外の後天的な要因も**ストーマ管理**（ストーマケア）の対象となる．

　ストーマ管理は消化器系ストーマと尿路系ストーマに大きく分かれるが，それぞれのストーマの種類別の特徴を理解し，ケアをする必要がある．

　ストーマ造設による排泄経路の変化は，療養者の日常生活にさまざまな影響を及ぼす．中でも，ストーマ装具の装着のトラブルによる排泄物のにおい・漏れは自尊心の低下をもたらし，療養者の社会的な活動を制限させる．

　ストーマ管理では，療養者が自己管理することで自尊心や社会活動を取り戻したり，皮膚トラブルの予防や早期発見・対処したりしながら，療養者の生活の質（QOL）の向上や維持・継続を主な目的とする．

plus α
緩和ストーマ
切除不能進行癌による消化管や尿路閉塞に対して，対症緩和目的で造設されるストーマ[39]．近年増えてきている．

2 ストーマ管理におけるアセスメント

ストーマ管理における主な観察項目やアセスメントの視点は次の通りである．

① ストーマの色やサイズに変わりがないか，写真やストーマゲージ（図4.10-1）を用いて比較する．
② ストーマの種類と装具の装着状態や腹部症状を観察し，ストーマ周囲のしわ，くぼみ，圧迫や腹壁の変化，出血や排泄物の漏れや原因をアセスメントする．
③ ストーマ周囲の皮膚状態を観察し，発赤，びらん，潰瘍，表皮剝離などのスキントラブルや感染の徴候をアセスメントする．
④ 排便方法（自然排便法，灌注排便法）や造設部位による排泄物の特徴を踏まえ，排便状況を観察する．

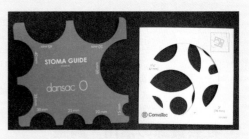

図4.10-1　さまざまなストーマゲージ

3 リスクマネジメント

1. 在宅療養で見られるトラブル・晩期合併症とその原因・対応 （図4.10-2, 表4.10-1）

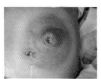 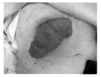 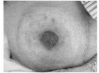 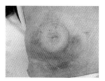

a. 正常　　　　b. ヘルニア　　　　c. 脱出　　　　d. テープかぶれ　　　e. 装具かぶれ

図4.10-2　正常なストーマとトラブル

表4.10-1　ストーマのトラブルの原因と対応

	ヘルニア・脱出	テープかぶれ	装具かぶれ	感染症
原因	加齢や肥満による腹壁の脆弱化，繰り返す咳，腹水や体重増加による腹腔内圧の上昇などにより生じる	テープ貼付部位は湿度が高いため皮膚の透過性が増し，粘着剤などが皮膚に浸透しやすくなる．そのため化学的刺激に過敏反応を起こしやすくなり，アレルギー性の接触皮膚炎を起こしやすくなる．また，テープを勢いよく剥がすと，機械的刺激による皮膚損傷も生じる	ストーマ固定ベルトの圧迫，摩擦，ずれなどにより皮膚損傷を起こしやすい	テープかぶれや装具かぶれによる皮膚損傷や，発汗による皮膚の浸軟によって真菌感染が生じることがある
対応	初回は，必ず病院を受診する．繰り返す場合は，医師の指示により，療養者本人や家族，また看護師が戻すこともある（還納）	皮膚被膜剤の使用や刺激を回避することで保護する．テープを刺激の少ないものに変更したり，短く切ったりする．勢いよくテープを剥がさないことは皮膚損傷の予防につながる	ガーゼやタオルを装具と皮膚の間に入れ，ベルトを定期的に交換する．予防としても有効である	病院を受診し，薬を処方してもらう

2. 危機管理

　製造停止や災害などのリスクに備えて，1カ月分のストーマ装具を保管・備蓄し，自宅だけでなく親類の家など複数の場所に配置する．使用装具の製品名や番号，サイズなどのコピーも身体障害者手帳と一緒に保管するとよい．また，灌注排便法で管理をしている療養者に対しては，災害時には場所や水の確保が難しくなるので，自然排便法に変更しなければならないことも説明する[40]．

4 援助の実際

1. ストーマ装具の種類と管理

　ストーマ装具は，ストーマに装着するストーマ袋と皮膚に接着する面板の二つからなるが，装具には，形状や局所条件に対する特徴や年齢・生活状況に関する特徴を組み合わせた多くの種類がある．療養者の状態に適した装具を使用することが大切である．

　入院時はトラブルなく退院した患者でも，日常生活を行う中で，頻回の漏れや**皮膚トラブル**に悩まされることもある．そのため，以下の点に配慮し予防的ケアを心掛ける．

①ストーマのサイズに合わせて面板をカットし，腹壁に適した装具を選択するほか，適切な時期に装具を交換し漏れや皮膚トラブルを予防する．

②装具の交換の目安は，皮膚保護剤が1cm以内に溶けた状態のころであるが，排泄物の性状や発汗により皮膚のトラブルが予測される場合は，早めに交換したり皮膚保護剤を使用したりする．また，装具は粘着剥離剤を用いて剥がし，弱酸性の洗浄剤でやさしく洗うことで，機械的刺激による皮膚トラブルを予防する．

③粘着剤・皮膚保護剤やテープによるアレルギー反応がある場合は，粘着剤・皮膚保護剤を変更したり，刺激の少ないテープを選択したり，テープの使用を中止するなどして，皮膚トラブルに対応する．

④装具交換時の脱毛による毛嚢炎を予防するために，体毛を切っておくなど，事前の対応を行う．

2. 装具交換の手順

準備する物品：ストーマ装具，リムーバー（粘着剥離剤），石けん，洗面器（微温湯），不織布（タオル），ゴミ袋，ゴム手袋．

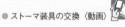 ● ストーマ装具の交換〈動画〉

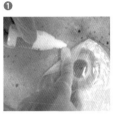

❶ リムーバーを少し垂らす．

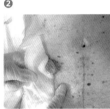

❷ 皮膚を指で軽く押さえるようにしながら装具を剥がす（シャワーの湯でも可）．

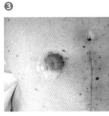

❸ このように腸粘液が排泄されていることもあるが問題ない．

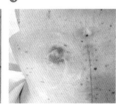

❹ ストーマ周囲の皮膚を石けんで洗浄する．ストーマと皮膚の接合部に汚れが付着していることが多い．

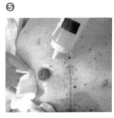

❺ 石けん分を微温湯で流す（拭き取り，シャワーのどちらでも可）．

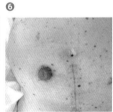

❻ 湯で流した後は，皮膚の水分をしっかり拭き取る．

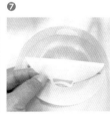

❼ ストーマのサイズを測定し，装具をカットする．装具の裏の剥離紙を剥がす．

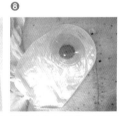

❽ 腹部のしわをのばして，装具を貼付する．装具の上からしばらく手で押さえて密着性を高める（装具交換終了）．

5 療養者・家族への支援

1. 皮膚の管理

皮膚の管理はストーマによる皮膚障害を防ぐ上で最も重要である．ストーマ周囲の皮膚を日々清潔に保ち，排泄物や肌に合わないタイプの皮膚保護剤などの接触・機械的な刺激を避け，感染を予防する．必要時，量販店で購入可能な機材や洗浄剤などの安価な代用品を紹介する．皮膚トラブル時は，自己判断で市販のかゆみ止めや過去に処方された軟膏を塗布せず，訪問看護師や**皮膚・排泄ケア認定看護師（WOCナース）**に相談するよう指導する．

2. 食事と排泄の管理

食事について基本的に制限はないが，規則正しい生活を心掛け，便の状態を観察しながら，消化しやすくガスや悪臭を発生させにくい食事にするよう配慮してもらう．また，体重が増減すると，ストーマの形状変化が起こりやすく，装具の種類を再検討する必要が生じるため，体重をコントロールするよう伝える．

3. 入浴と睡眠の管理

入浴時は，自宅では装具を外してもよいが，公共の浴場では装着したまま入浴する．就寝前には，ストーマ袋を空にするよう伝える．

4. 外出の支援

外出・遠出などで尿をためるための補助袋（レッグバッグ）や，ストーマ装具にかぶせて排泄物を隠しつつ汗を吸収して発汗による皮膚障害を防止するストーマ袋カバー，オストメイトが使用できる公共トイレ（➡ p.84 図3.2-6参照）など，療養者や家族に必要な情報を提供する．漏れなどの緊急時の対策のためには，装具一式とアルコール不使用のウエットティッシュを持ち歩いてもらう．また，ストーマのある療養者は排泄量を減らすことを意識しがちであり，水分摂取を控えてしまう傾向がある．脱水症の危険があるため，特に運動後の水分摂取を指導するほうがよい．

6 社会資源の活用・調整

1 多職種との連携

ストーマ造設時から，皮膚・排泄ケア認定看護師との連携や医師との連携を密にし，日常的なチェックや異常時のサポートを得られるようにする．

2 資材の調達と管理

ストーマ装具をストーマ外来で確保する．そのほか，ストーマ装具販売業者の協力も得て安定的な物品の調達を行う．

3 制度の利用

永久ストーマであれば，身体障害者手帳の交付（膀胱または直腸機能障害）を受け，排泄補助用具などの福祉用具の給付や更生援護施設の利用などが可能となる．また税の減免や交通旅客運賃の割引ができる場合がある．自治体によって給付内容や提出書類が異なるため，ソーシャルワーカーと連携して行う．

潰瘍性大腸炎やクローン病などの指定難病と診断された場合は，難病の患者に対する医療等に関する法律（難病法）により医療費の公費助成を受けることができる．この場合も，装具費用の一部補助や税金の減免，障害年金の支給などが受けられることがある．

11 在宅経管栄養法（HEN）

学習目標
- 在宅における経管栄養法の知識を学ぶ．
- 在宅における経管栄養法を知り，療養者・家族への支援が理解できる．

1 在宅における経管栄養法の意義・目的と対象者

　経腸栄養の方法には，経口法と，チューブを用いる経管栄養法がある．在宅における**経管栄養法**・在宅経管栄養法（home enteral nutrition：HEN）は，本人・家族の活動性が確保され，社会参加が可能になるなど生活の質（QOL）の向上が見込まれる．また，家族の介護負担の軽減を図ることができる．栄養剤にかかる費用は，在宅中心静脈栄養（home parenteral nutrition：HPN）より1/2〜1/3程度安価に抑えられ，経済的なメリットもある．

　経管栄養法の対象となる療養者は，摂食嚥下障害，繰り返す誤嚥性肺炎，咽頭・喉頭・食道・胃噴門部などの狭窄，クローン病などの炎症性腸疾患が挙げられる．一方，腸管の完全閉塞や吸収障害がある場合や消化管出血，難治性の下痢などでは禁忌である．

　経管栄養法は，チューブを入れる部位により，経鼻，**胃瘻**，腸瘻に分かれる．ここでは主に経鼻と胃瘻による方法を解説する．

経管栄養法のその他の対象者

幽門狭窄や上部小腸閉塞・狭窄などに対して，減圧目的で実施することがある．

腸管は免疫臓器

免疫担当細胞のうち，50〜80％が腸管に集まっており，経腸栄養により腸管と免疫能を刺激すると，全身の免疫能が賦活化される．

2 経管栄養法におけるアセスメント

　経管栄養のアセスメント項目を以下に示す．

- ●バイタルサイン：頻脈，動悸，低血圧，冷汗，顔面蒼白など
- ●意識状態：意識レベル，傾眠傾向など
- ●消化器症状：悪心，腹痛，下痢，腹部膨満感など
- ●（胃瘻の場合）瘻孔部の状態：感染徴候，漏れ，ボタンのゆるみ，肉芽，違和感，疼痛など

3 リスクマネジメント（表4.11-1）

表4.11-1　**経管栄養のトラブルの種類と観察項目**

トラブル・合併症		主な原因	対処法
経鼻経管栄養法	鼻翼の圧迫壊死	●同一部分へのチューブによる圧迫	●固定場所を毎回少しずつずらす ●チューブの材質を変更する
胃瘻（PEG）	下痢	①注入速度が速い ②注入量が多すぎる ③栄養剤が低温である ④浸透圧が高い，または栄養剤の希釈 ⑤食物繊維不足 ⑥細菌汚染	①注入速度を遅くする ②1回量を減らす，注入回数を増やす ③冷蔵庫保管の場合は早めに取り出して常温に戻す ④浸透圧の低い栄養剤に変更する ⑤食物繊維が添加されている栄養剤を用いる ⑥清潔なルートや容器を使用し，2週間に一度は交換する．栄養剤は開封後すぐに使い切り，使い回しや作り置きはしない
	腹部膨満感，悪心・嘔吐	●下痢の①〜③と同じ ④注入時の不適切な体位	●下痢の①〜③と同じ ④投与中・投与後は暫時30〜45°程度に上半身を挙上する

トラブル・合併症		主な原因	対処法
経鼻経管栄養法	胃瘻（PEG） チューブ自己（事故）抜去	● 不穏状態や理解不足 ● 衣類の引っ掛けなど強い力で引っ張ること ● 胃瘻の場合は，バンパーの劣化	● チューブが引っ張られないように衣類などに確実にチューブを固定する ● 経鼻の場合は，皮脂などで鼻翼への固定が緩んでいないかを確認し，定期的に清潔にし，貼り替える ● 胃瘻の場合は，抜去後2〜3時間で瘻孔が閉鎖し始めるので，応急的にチューブを挿入し，かかりつけ医に連絡する
胃瘻（PEG）	バンパーの埋没	同一部位での皮膚や胃壁への過度な圧迫やチューブのずれ	● ストッパーと皮膚の間隔が1〜1.5cm程度あり，カテーテルが滑らかに回転，上下する状態が適切である ● 1日1回以上，360°以上回転させる．回転させる場合は，カテーテルを軽く胃内に押し込んで回す
	不良肉芽 a. 不良肉芽　　b. 胃内部の虚血状態から発赤状態		● 肉芽が小さく，痛みや出血がない場合は経過をみる ● ステロイド軟膏を用いて肉芽の消退を促す ● 皮下組織への物理的な刺激を避けるため，化粧パフやスポンジなどを使用 ● カテーテルを垂直に保つようにし，胃内部の虚血を防ぐ
	スキントラブル 瘻孔部の感染 瘻孔開大 c. 瘻孔部の感染		● 定期的にスキンケアを行い清潔を保つ ● 皮膚保護剤などを用い，消化液が皮膚に付着しないようにする ● 毎日，瘻孔周辺や皮膚を観察し，発赤，腫脹，熱感，発疹，瘙痒，湿潤，滲出液などを認めた場合，かかりつけ医に連絡する

4 援助の実際

1. 在宅経管栄養法の方法

　経管栄養法は，チューブの挿入経路によって経鼻栄養法と瘻孔栄養法に分けられる．瘻孔栄養法はその造設部位によってさらに分類されるが，経皮内視鏡的胃瘻造設術（percutaneous endoscopic gastrostomy：PEG）による胃瘻が最も一般的で，そのほかに腸瘻がある（表4.11-2）．

　また，簡易懸濁法*を用い，チューブを通じて経口薬を投与することもできる．

表4.11-2　経管栄養の方法

	経　鼻	胃　瘻	腸　瘻
適　応	● 嚥下困難，経口摂取が困難な場合 ● 食欲不振，消化管の術後など	● 口腔，咽頭，喉頭，食道の通過・機能障害 ● 中枢神経障害で経管栄養が長期にわたる場合 ● 経鼻法では胃内容物が逆流してしまう状態のとき	
利　点	● 一時的な栄養補給に適している ● チューブの挿入が簡便である	● 自己（事故）抜去などのトラブルが起こりにくい ● 経口摂取と併用できる ● 咽頭部の刺激がない ● 誤嚥性肺炎を防止できる ● ADLが制限されない	

2. 栄養剤の選択

1. 経腸栄養剤

　経腸栄養剤は，「医薬品」と「食品」の二つに大別される（表4.11-3）．

plus α

PEGの適応

PEGは4週間以上の生命予後が見込まれる療養者が適応となる．1カ月以内に死が訪れるような療養者にはPEGは実施しない．

用語解説 *

簡易懸濁法

錠剤はそのまま容器へ，カプセル剤は中身を入れる．55℃の温湯を入れ10分間放置して撹拌すると自然に崩壊し懸濁する．投薬直前まで薬の安定性を保つことができる．

表4.11-3	経腸栄養剤の種類と特徴	
	医薬品（経腸栄養剤）	食品（濃厚流動食）
法　規	医薬品医療機器等法	食品衛生法
保険適用	あり	なし（自己負担）
医師の処方	必要	不必要
個人購入	不可能	可能
注入時間	長い（1～2時間/回）	短い（5～15分/回）

表4.11-4	半固形化栄養剤とミキサー食	
	半固形化栄養剤	ミキサー食
メリット	●粘度調整が不要 ●姿勢保持が不要 ●介護時間の短縮	●家族と同じ献立 ●経済的である ●病態や個人の嗜好に応じた献立の選択が可能
デメリット	●栄養剤の種類が少ない	●粘度調整が必要

2. 半固形化栄養剤

半固形化栄養剤の普及により，液体栄養剤の投与に伴うトラブル（胃食道逆流による誤嚥性肺炎，瘻孔周囲からの漏れによる皮膚のトラブル，下痢や嘔吐，高血糖など）が，回避されている．半固形化栄養剤は，生理学的な観点から，より自然な摂取形態であることから，自律神経や消化管活動の活性につながるとされる．また，注入時間短縮のため，同一姿勢回避から褥瘡悪化予防が期待できる．

近年では胃瘻からの**ミキサー食**も注目されている（表4.11-4）．

3. 経鼻法

経管栄養チューブが抜けた場合，家族の介護力に応じ，家族が再挿入できるように指導をしておく（図4.11-1）．

plus α
詰まりやすい薬剤

薬剤投与前に，閉塞を起こしやすい薬剤なのか確認が必要である．大建中湯，アローゼン®，酸化マグネシウム，クラビット®，フロモックス®，セルシン®，ランソプラゾール®OD錠などがある．

● 経鼻経管栄養〈動画〉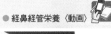

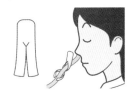

❶エレファントノーズ法によるチューブの固定：粘着包帯などに切れ込みを入れた固定用テープを用意し，チューブに巻く.

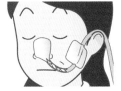

❷鼻尖・鼻翼を覆い，さらに頬に固定する.

図4.11-1　経鼻法での経管栄養チューブの固定

4. 胃瘻法

胃瘻カテーテルの種類は，腹壁から外の形状（ボタン型，チューブ型）と胃の内側にある形状（バルーン型，バンパー型）があり，組み合わせにより四つのタイプに分けられる（表4.11-5）．

表4.11-5　胃瘻法の種類

体　外	ボタン型		チューブ型	
体　内	バルーン型	バンパー型	バルーン型	バンパー型
形　状	バルーン／体外ボタン／胃／腹壁	バンパー／体外ボタン	バルーン／チューブ	バンパー／チューブ
長　所	●目立たず動作の邪魔にならないため，自己（事故）抜去がほとんどない ●栄養剤の通過する距離が短いのでカテーテルの汚染が少ない ●逆流防止装置がある		●投与時の栄養チューブとの接続が容易である	

バルーン型のカテーテル交換は1～2カ月ごとに在宅医により実施することができ，バンパー型のカテーテル交換は，内視鏡またはX線透視下での操作が必要なため受診が必要である（表4.11-6）．

表4.11-6　バルーン型とバンパー型のメリット・デメリット

	バルーン型	バンパー型
メリット	● 交換が容易	● 交換までの期間（約6カ月）が長い
デメリット	● 1～2カ月に一度の交換が必要	● 交換の際，痛みや圧迫感を感じやすい

栄養剤の注入方法

● 胃瘻〈動画〉

❶
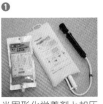
半固形化栄養剤と加圧バッグ．

❷
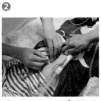
ボタンのキャップを開け，カテーテルを接続する．

❸
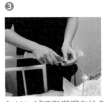
❹
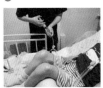
シリンジで微温湯を注入する．

❺
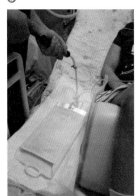
❻
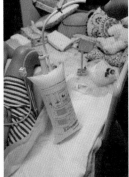
栄養剤を加圧バッグに入れ，手動ポンプで規定の圧まで加圧する．

5 療養者・家族への支援

家族や介護者が療養者とコミュニケーションをとりながら，安全に実施できるよう，必要な手技を習得してもらうことが重要である．療養者本人・家族の理解力を見極め，その力量に応じた無理のない指導を行う．

1. 注入する速度・量・回数・内容
医師の指示に基づき実施するが，療養者本人・介護者の生活パターンにできるだけ合わせるようにする．特別な指示がない場合は，家族と同じ食事をミキサーにかけ注入してもよい．注入時は確実に注入されていることを確認する．

2. 注入中の体位
座位または半座位の姿勢がよい．注入後1時間程度は，逆流を防ぐためにそのままの姿勢をとることが望ましい．

3. （胃瘻の場合）瘻孔部のスキンケア
瘻孔部周辺の皮膚の清潔を保つ．入浴時は何も覆わず，そのままでよい．

4. 栄養剤の管理
栄養剤の調製は細菌の繁殖による下痢などを防ぐため，清潔な道具を使用し，手洗いを十分に行った上で衛生的な場所で行う．すぐに使用しない場合は冷暗所

または冷蔵庫で保管し，長時間経過したものは，使用せずに廃棄する．

5. チューブの管理
●投与開始前と終了時に，微温湯を20mL程度フラッシュして，内腔になるべく栄養剤が残らないようにする．
●食用酢を水で10倍程度希釈し，酢水ロックをすることで，内腔の衛生状態を維持する．

6. 口腔ケア
　口腔内の菌を減らし唾液の分泌を促進させることで，自浄作用の機能を向上させる．また，口腔機能の低下を予防する．

7. トラブル・合併症の予防と早期発見

8. 緊急時の対処方法と連絡先の確認

6 社会資源の活用・調整

　地域では，病院から在宅まで一貫した医療，栄養管理を行うために地域一体型NST（nutrition support team，栄養サポートチーム）の活用が有効である．

　また，経管栄養は，在宅成分栄養経管栄養法指導管理料（月1回）の適用となる．

胃瘻造設をめぐる議論

　一般に，胃瘻による栄養法は，経口摂取が困難な療養者に行われ，栄養改善には大きな効果が認められる一方で，生命予後に対する有効性はまだ一致した見解がない．近年，この栄養法を延命治療に用いてよいのかという問題が生じている．

　厚生労働省（終末期医療に関する意識調査等検討会報告書．2014）によれば，認知症や終末期で口から水分を摂れなくなった場合，国民の76.8%が胃瘻を望んでいない実態があった．日本老年医学会は高齢者の終末期医療・ケアについて，2012（平成24）年1月，胃瘻の造設などは，医療・ケアチームが慎重に検討し，患者の尊厳を損なう，苦痛を増大させるなどの可能性がある場合には，治療の差し控え・中止も考慮する必要があるという立場を示している．

　食べることは楽しみでもあり，生きる力につながる行為である．したがって，胃瘻を造設したからといって，経口摂取をあきらめるのではなく，十分にアセスメントし，摂食嚥下リハビリテーションや歯科などで口腔ケアを行い，経口摂取できる機能を回復することに努めていくことが望ましい．

---

12 輸液管理（在宅中心静脈栄養法，末梢静脈栄養法）

学習目標
● 輸液管理の目的・方法が理解できる．
● 輸液管理の療養者・介護者への指導内容が理解できる．

1 在宅における輸液管理の意義・目的と対象者

　在宅中心静脈栄養法（home parenteral nutrition：HPN），末梢静脈栄養法（peripheral parenteral nutrition：PPN）は，中心静脈や末梢静脈を介して必要な栄養・水分を注入し，栄養状態の改善，維持を図る方法である．

　在宅で輸液管理を行うことにより，在宅への移行と在宅療養生活が可能になり，療養者および家族の生活の質（QOL）の向上が期待できる．消化管狭窄・腹膜炎・消化管出血などにより経口摂取や経腸栄養法が不適応と診断された場合や，潰瘍性大腸炎やクローン病など経口・経腸栄養により病態が悪化する状態の療養者が主な対象である．

2 輸液管理におけるアセスメント

1．栄養状態評価のための観察項目（栄養評価）

- 身長，体重，体重変化，BMI，上腕筋面積，体重減少率，上腕周囲長および上腕筋囲，尿量，皮膚や毛髪の状態，注入量，日常生活動作（ADL），摂取エネルギー

2．代謝合併症に関する観察項目

- 高血糖：口渇，尿量増加，全身倦怠感，傾眠
- 低血糖：四肢の冷汗，手指の振戦，顔面蒼白，意識レベルの低下，けいれんなど
- 電解質異常：悪心・嘔吐，脱力感，知覚異常，けいれん，水分摂取量
- 微量元素欠乏：貧血症状，皮疹の出現，口内炎
- 必須脂肪酸欠乏：皮膚炎・貧血・創傷治癒の遅延
- 消化器症状（悪心，嘔吐，下痢，便秘，痛みなど）の有無

3 リスクマネジメント

1．カテーテルの抜去

- カテーテルの固定を2カ所以上にする．
- 輸液ラインを衣類などにも固定する．

2．血栓症

- 発熱，閉塞部より末梢の腫脹，疼痛，チアノーゼ，浮腫，輸液の滴下不良などの徴候に注意する．
- 日ごろから観察を行い，異変を感じたときは直ちに医師に連絡する．

3．空気塞栓

- 咳嗽，浅い呼吸，胸痛，頻脈，呼吸数の増加，呼吸困難，チアノーゼなどの徴候に注意する．
- 輸液ラインの交換時はクランプをし，接続を確実に行う．
- 空気抜き機能のあるフィルターを使用する．
- ルート内に空気を認めたら，輸液の注入を中止する．
- 空気塞栓の徴候が現れたら，下肢を挙上した左側臥位をとり，直ちに医療機関を受診する．足元にクッションなどを入れたりベッドの頭側を下げたりして，適正な姿勢を保つようにすればよい．

4．代謝異常：低血糖

- 冷汗，悪心，意識障害，不安感などの徴候に注意する．
- 経口摂取が可能ならば，砂糖を口に含む．
- 注入速度は，医師の指示に基づく（輸液ポンプの活用）．

5. 代謝異常：高血糖

- 尿量の増加，動悸，全身倦怠感，のどの渇きなどの徴候に注意する．
- 急速に滴下させないよう，速度を調整する（輸液ポンプの活用）．
- 輸液を中止する．

6. 感染症

- カテーテル刺入部の発赤，疼痛，腫脹，滲出液，発熱などの徴候に注意する．
- 清潔操作を確実に行う．
- 体外式の場合は，週1回または汚染時に適宜消毒を行う．
- 埋め込み式ポートの場合は，同一部位への穿刺を繰り返さないようにし，ヒューバー針抜去直後の入浴は避ける．

7. カテーテル内血液の逆流，カテーテルの閉塞

- 通常カテーテルラインを正しく取り扱っている限りトラブルは起こりにくいが，注入ラインの接続部が外れている状態，クランプしたままの状態や輸液バッグが空の状態，輸液ポンプが停止したままの状態で放置していると，血液の逆流や血液の凝固などによりカテーテルの閉塞を起こしやすい．

4 援助の実際

1. 輸液管理方法の特徴

在宅では，針を抜去すれば自由に歩行や入浴ができる皮下埋め込み式を利用している人が多い（表4.12-1）．

表4.12-1　輸液管理方法の利点・欠点

介する静脈	中心静脈			末梢静脈
	体外式 （皮下固定式）	皮下埋め込み式 （ポート式）	末梢静脈挿入型 （PICC）	末梢静脈栄養法
方　法	皮下挿入部から血管挿入部まで抜去防止カフ付きのカテーテルを通し，10cmほどの皮下トンネルをつくる	血管挿入部から皮下にカテーテルを這わせ，前胸部の皮下に埋め込んだポートに，ヒューバー針*を差し込む	肘部の静脈から，中心静脈カテーテルを挿入する	腕などの末梢静脈から，末梢静脈カテーテルを挿入する
利　点	●14日以上の長期に適している ●挿入後2～3週間経過すると，カフが周囲の組織と一体化するため，抜去を防止しやすい ●カテーテル挿入部と血管挿入部が離れていること，カフが装着されていることで，逆行性感染を予防しやすい	●14日以上の長期に適している ●入浴・水泳などに制限がない ●ヒューバー針を外せばカテーテルが外観からはわからない ●輸液を滴下している時以外はカテーテルが露出しないため，感染を予防することができる	●適切な管理により長期間も可能である ●カテーテル挿入時の合併症が少ない ●穿刺に伴う患者の苦痛が少なくて済む	●14日未満の短期間に適している
欠　点	●カテーテル挿入部の皮膚の清潔保持のため，消毒が必要 ●入浴，水泳などに制限がある ●身体的・精神的拘束感がある	●外科的手術が必要 ●異物を体内に入れることに対する療養者の不安がある ●ヒューバー針の穿刺時に疼痛がある ●ポート中心部を穿刺しないと，皮下での輸液漏れ，ポートの損傷が生じやすい	●肘関節の屈曲により，滴下量や速度が変動しやすい ●血栓性静脈炎を生じやすい	●投与できるエネルギー量は1,000kcal程度が上限であるため，この方法だけでは必要な栄養補充が行えない ●血管炎や静脈炎を起こしやすい ●血管外に薬剤が漏れやすく，皮膚障害を起こすこともある

＊ヒューバー針とは針の先端部分がわずかに屈曲し，針の長軸に対して直角方向に開口した針

2. 輸液の管理

1. 輸液注入法の選択

輸液の注入方法には，持続注入法と間欠注入法があり，患者の状態，基礎疾患，QOLなどを考慮して選択する．

- ●持続注入法：耐糖能異常や心・肺・腎機能低下の症例で選択する．生体の代謝変動への影響は少ないが，日常行動の制限がある．輸液ラインの交換は週１〜２回でよい．
- ●間欠注入法：基礎疾患が少なく，活動性の高い症例などで選択．在宅の場合，家族の介護力，本人と家族の生活リズムや行動範囲によって，医師と相談して，調整することが可能である．１日の一定時間（通常６〜12時間）のみの注入のため，ヘパリンロック（カテーテル内にヘパリン加生理食塩液を注入して血液の逆流を防ぐ）すれば，残りの時間は輸液ラインから解放され活動が可能である．輸液ラインの交換は毎日必要である．

2. 環境整備

- ●輸液バッグや注入ポンプを置く位置を工夫する．
- ●輸液ラインの長さを療養者の行動範囲に合わせて考え，転倒予防の対策を講じる．
- ●S字フックの利用．かもいに引っ掛ける，トイレに輸液をS字フックで掛けるなど，輸液バッグを掛けられる場所を作っておく（図4.12-1）．

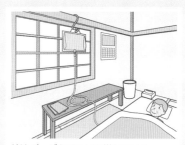

輸液バッグをかもいに掛けている．

図4.12-1　環境の整備

3. 注入の手順

1. 輸液バッグの準備と輸液ラインの接続

- ●清潔な場所で輸液バッグの準備を行う．ベッド周囲に処置用物品を置くスペースを確保する．
- ●24時間持続注入の場合，輸液バッグの交換時間をトラブルに対応しやすい午前中に設定するなど，介護者の生活や負担を考慮する．

2. 穿刺（図4.12-2，図4.12-3）

バイタルサインやポート挿入部の皮膚の異常がないか，感染徴候がないことを確認してから穿刺する．感染予防の観点から，原則として訪問看護師が穿刺する．

ポートや穿刺部に触れる前後に手指消毒を徹底する．イソジン®消毒などで針刺入部を中心に円を描くように外側に向かって消毒し，しっかり乾燥させる．ヒューバー針がコツッという音をたてるまでまっすぐ穿刺し，同じ箇所を連続して何度も穿刺しないよう位置を変える．

3. 点滴開始

注入速度により急激に血糖変動などの代謝の変化を起こすため，特に注入開始30分程度と終了前30分程度は速度をやや遅くする．また注入終了後，次の注入まで，低血糖症状に気をつけるよう指導する．

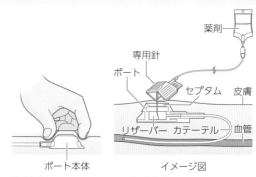

株式会社メディコンホームページより作成

図4.12-2　皮下埋め込み式（型）中心静脈ポート（CVポート）

●注入の手順〈動画〉

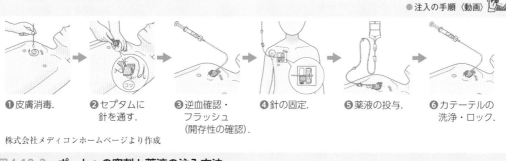

| ❶皮膚消毒． | ❷セプタムに針を通す． | ❸逆血確認・フラッシュ（開存性の確認）． | ❹針の固定． | ❺薬液の投与． | ❻カテーテルの洗浄・ロック． |

株式会社メディコンホームページより作成

図4.12-3　ポートへの穿刺と薬液の注入方法

4. 速 度

基本的に自然滴下が望ましいが，自然滴下では流量が保持できない場合は主治医の判断で輸液ポンプを使用する．

5. 終 了

感染防止の観点から看護師が抜針を行うが，訪問時間などの状況によって，療養者または家族，介護者が実施できるよう指導する．

6. 廃 棄

残った薬液は，廃棄して一般廃棄物として捨てる．自治体の決まりに従って廃棄する．使用した穿刺針は，専用の廃棄容器，またはふた付きの瓶などに捨て，医療廃棄物として医療機関や指定の薬局に渡す．

4. 薬液管理

- ●調剤した薬剤は，室温に置いておくと細菌が増殖するので，できるだけ速やかに投与する．脂肪製剤の入ったものは24時間以内の滴下が望ましい．
- ●高カロリー輸液は，遮光袋に入れ冷蔵庫に保管する．また，混合後24時間以内に投与を終了する．
- ●冷蔵庫に保管していた場合，室温に戻すために注入する1時間前には冷蔵庫から出しておく．

5 療養者・家族への支援

異常に気付いた場合は，速やかに訪問看護師に連絡してもらい，訪問看護師と医師が連携して対応し，安心して療養生活が継続できる支援体制を説明する．

1. 感染予防

家族が輸液ルート交換や抜針を行う場合，手指の消毒と無菌操作について指導し，手技の確認を行う．

2. 療養者・家族（介護者）への指導とサポート

輸液ポンプ使用時には，アラームが鳴ったときの対処方法や，自然滴下の場合は滴下数について指導が必要である．またカテーテル内の異常（血液の逆流や閉塞など）や，輸液ルートが体の下敷きになり，閉塞・屈曲していないか，輸液ルートが巻きついていないかなどに注意するよう指導する．

療養者・家族（介護者）による抜針，滴下などの観察などが必要となるため，療養者や家族の不安を理解して，よく話を聴く．その上で，介護力・理解度に応じた指導を行う．

3. 手技や管理方法の確認

パンフレット（図4.12-4）を活用し，注意してほしい項目や日常生活について指導し，訪問時には手技を確認する．療養が長期になると，自己流になる傾向がある．そのときは否定的にならず，療養者や介護者に，その理由をよく聴くように心掛ける．

資料提供：元 静岡赤十字病院 石神泉

図4.12-4　在宅療養のためのパンフレット（例）

4. 入浴・シャワー

- ポートが入っていても入浴可能である.
- 入浴時は, カテーテルの挿入部を防水性の粘着力の強いドレッシング材で覆うようにする. 皮膚の状態, 発疹の有無を観察し, 接続部までビニール袋で覆い, 周囲を防水性のテープで留める（図4.12-5）. ポート部が湯に浸らないように注意する. 入浴後にガーゼ交換をする. 湯気による湿潤は感染を起こしやすいので注意する. 半身浴で, 状態に応じて, 入浴時間は15分程度とする.
- ヒューバー針を抜いた当日でも, 通常の採血や注射同様に, 入浴は可能である. 抜針時の皮膚の状態を確認し, 感染徴候がみられたときには医師に相談する.

5. 就寝時の安全確保

夜間に間欠投与を行う場合, 療養者は, 就寝中に輸液ラインが抜けないかと不安になったり, 輸液が途中でなくならないかと心配したりして, 不眠につながる. 療養者自身で輸液の残量を確認して, 安心して入眠できるように援助する.

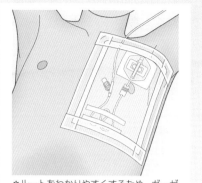

＊ルートをわかりやすくするため, ガーゼを省略している.

図4.12-5　ポートを装着しての入浴

6 社会資源の活用・調整

「在宅中心静脈栄養法指導管理料」適用となり, 保険医療機関から医療器材や衛生材料が支給される. また, 在宅患者訪問薬剤管理指導を行っている薬局（薬剤師）に薬剤や衛生材料などの調達や定期配達を依頼することも可能である.

医師, 理学療法士, 作業療法士, 訪問介護員, 医療機器業者（輸液ポンプ）などの多職種と訪問看護師がチームとして, 療養者と家族を支える支援体制をとり, 連携していくことが求められる.

13 褥瘡管理

学習目標
- 在宅における褥瘡管理の特徴を理解できる.
- 在宅における褥瘡の発生機序を理解できる.
- 在宅における褥瘡管理の基本的技術を理解できる.

1 在宅における褥瘡ケアの意義・目的

在宅療養者には高齢者が多く, やせ, 基礎疾患などにより全身状態の悪化が起こりやすいため, 褥瘡発生のリスクが高い.

褥瘡の発生により, 局所の疼痛や感染といった療養者本人の身体的苦痛や全身状態の悪化に加え, 家族や介護者には褥瘡の手当てや体位変換, 食事の工夫, スキンケアなどの身体的な介護負担が発生する. 褥瘡が治りにくい場合などには, 本人・介護者の不安や精神的な疲労も大きくなり, さらに手当てに必要な物品やサービス導入の増加などにより経済的負担の発生も考えられる.

在宅における褥瘡ケアでは，褥瘡の発生の予防や，褥瘡の治癒を目指すだけではなく，悪化を予防し痛みや感染を軽減させることで，生活の質（QOL）の向上を図る．

2 褥瘡発生のリスクアセスメントと予防

1. 褥瘡の危険因子

褥瘡ケアでは，発生，悪化，再発それぞれの予防が重要である．褥瘡の発生機序を理解し，**褥瘡の危険因子**を見極めて除去することが大切である．在宅においては，生活の中にリスクが複合して存在しており（図4.13-1），スキンケアやリハビリテーション，介護力などの環境やケア要因も影響してくる．

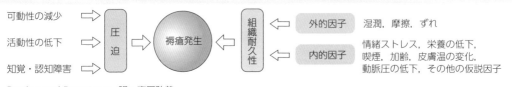

Braden and Bergstrom. 訳：真田弘美.

石田千絵. "在宅における援助技術". 地域療養を支えるケア. 第7版, 臺有桂ほか編. メディカ出版, 2022, p.273. （ナーシング・グラフィカ, 地域・在宅看護論①）.

図4.13-1　ブレーデンの褥瘡発生の概念図

2. 褥瘡アセスメント項目とスケール

在宅での**褥瘡アセスメント**では，そのケアに多職種が関わることが多く，本人の理解力や介護状況も異なるため，褥瘡のリスクや局所を科学的に評価するためにはツールを用いるとよい．主なアセスメントツールを紹介する（表4.13-1）.

表4.13-1　主な褥瘡アセスメントツール

	アセスメントツール	特　徴
危険因子評価	ブレーデンスケール	米国で開発されたアセスメントツール．日常的に観察可能な6項目を評価し，在宅での褥瘡発生危険度は17点となる．予防対策の介入がしやすい
	褥瘡危険因子評価票	日常生活自立度がB・Cの人に，危険因子の「あり・なし」「できる・できない」の二者択一で評価を行う．危険因子が一つでもあれば，予防計画へつなげる
	OHスケール（大浦・堀田スケール）	日本人特有の褥瘡発生危険要因をもとに作成されたもので，合計点で危険レベルを判定する．評価のばらつきが少ない
	在宅版K式スケール	予測妥当性に優れた金沢大学式褥瘡発生予測スケールに介護力評価スケール2項目を加えて開発されたもの．介入方法や介入対象者を明確にできる
状態評価	DESIGN-R®2020	DESIGN-Rを2020年に改訂したもの．RはRating：評価・評点のこと．深さ（Depth），滲出液（Exudate），大きさ（Size），炎症/感染（Inflammation/Infection），肉芽組織（Granulation），壊死組織（Necrotic tissue），ポケット（Pocket）の7項目を評価し，深さを除く6項目の合計点数で褥瘡の経過評価を行う．深さ（D）の項目に「深部損傷褥瘡（DTI）疑い」，炎症/感染（I）の項目に「3C（臨界的定着疑い）」が追加された[49].

評価例　※e, s, i, g, n, p は6項目それぞれの英文頭文字.

①D3-e3s6i0g1n0p0：10（点）　4週間後　②D3-e3s3i0g1n0p0：7（点）　②から7週間後　③治癒

3 リスクマネジメント

1. 生活上のリスクマネジメント

日常生活動作（ADL），基礎疾患，日常の過ごし方，栄養状態，排泄状況（失禁の有無・おむつ使用の有無など），寝具や車椅子の種類，介護力，経済面などを総合的にマネジメントする．例えば，仙骨部に褥瘡があり，おむつを使用している場合，便失禁によって感染症のリスクが高まる．介護力に問題がある場合は，排便のコントロールも褥瘡に対する重要なケアとなる．

2. 医療関連機器圧迫創傷

医療機器による圧迫で皮膚などに損傷が生じることがあるため，機器別に発生しやすい部位の観察やアセスメントをし，予防に努める．

4 援助の実際（褥瘡のアセスメントと処置）

1. 予防的ケアと発生後のケア

在宅での褥瘡は予防することを最優先とし，発生した場合は早期に発見して治癒に導き，再発の防止を行う（表4.13-2）．褥瘡が発生した後は，局所と全身管理を実施し評価をしていく．また，褥瘡の状況に応じてドレッシング材や外用薬などによる処置を行う（図4.13-2）．

● 褥瘡の実際〈動画〉

表4.13-2　褥瘡の予防的ケア

リスク項目	視点と支援内容の一例
圧迫・ずれ力	好発部位の観察，体位変換，体圧分散用具の使用，摩擦やずれからの皮膚の保護　スライディングシート，サポート手袋使用，背抜きの実施
関節拘縮	姿勢安定とポジショニング方法検討，リハビリテーション，車椅子移乗
皮膚の清潔	浮腫，発汗，失禁への対応，乾燥の予防
栄養管理	栄養アセスメント（体重・摂取量・検査値）：必要栄養素・量の算出・栄養摂取の方法
介護力	本人・家族の知識，実践力の見極め，処置の段階的指導，専門職へのコンサルテーション依頼と協働

＊発赤部や骨突出部の皮膚マッサージ，円座の使用は禁忌である．

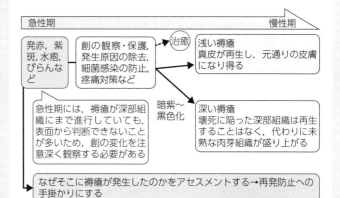

臺有桂. "体位を安全に保つ技術". 地域療養を支えるケア. 第5版, 臺有桂ほか編. メディカ出版, 2015, p.225. （ナーシング・グラフィカ, 在宅看護論1).

●殿部に褥瘡がある場合の一例

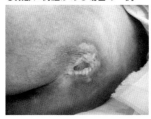

ケアのためのアセスメント項目
・車椅子や椅子の連続使用時間
・移乗方法・介助方法
・体幹の持ち上げ動作の自立の程度，頻度
・補助具の必要性や使用状況

図4.13-2　褥瘡発生後のケア

2. 褥瘡処置の手順

在宅での褥瘡処置は，医師の指示に基づき訪問看護師や介護者が実施する．

- 介護者が処置を担う際は，在宅サービス（訪問看護）導入の有無にかかわらず処置の手順を説明する．この場合は扱いやすい物品を選択し，できるところから指導する．また，褥瘡を初めて見ることへの精神的負担を考慮する．
- 在宅では多職種がケアに関わることが多いので，処置物品をわかりやすくまとめておき，手順や留意点を明記する．写真を使って工夫すると援助の手順や変更点を共有しやすい．

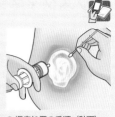

● 褥瘡処置の手順〈動画〉

3. 使用薬剤とドレッシング材の選択

急性期（褥瘡発生後1〜3週間）では，適度な湿潤環境で褥瘡局所を保護し，褥瘡の観察を行う．ドレッシング材は，褥瘡面観察が可能で保護機能もあるポリウレタンフィルム（オプサイト®，テガダーム™）を用い，外用薬としては，褥瘡面保護効果のある白色ワセリン・ジメチルイソプロピルアズレンなどを用いる．真皮までにとどまる浅い褥瘡には外用薬よりもドレッシング材の使用が優先される．褥瘡は治療の進行に伴い，黒色→黄色→赤色→白色と創面の色調が変わる（表4.13-3）．

表4.13-3　創面の色調の変化と使用薬剤・ドレッシング材

黒色期	黒く乾燥した壊死組織 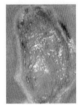	壊死組織の除去．外科的デブリードマン・外用薬使用が難しい場合にドレッシング材として，ハイドロジェルを使用．化学的デブリードマンに外用薬のブロメライン，カデキソマー・ヨウ素などを用いる．
黄色期	黄色壊死組織 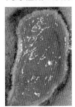	黄色壊死組織の除去と不良肉芽の除去をし，滲出液のコントロールと感染対策を行う．ドレッシング材として，ハイドロジェルなどを使用．外用薬はブロメライン，スルファジアジン銀，カデキソマー・ヨウ素などを用いる．
赤色期	肉芽組織の形成 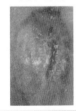	肉芽形成を促進したい場合は，外用薬としてトラフェルミン，トレチノイントコフェリルなどを使用．創の縮小を図る場合は，アルプロスタジルアルファデクス，ブクラデシンナトリウムなどを使用．ドレッシング材はハイドロファイバー®（銀含有），アルギン酸塩などを用いる．
白色期	表皮の形成	創部の縮小と上皮化を促進する．外用薬としてブクラデシンナトリウム，ジメチルイソプロピルアズレンなどを使う．ドレッシング材はハイドロコロイド，ポリウレタンフィルムなどを用いる．

写真：広部誠一．"創傷治癒のメカニズムと，治癒過程に応じた管理の原則"．カラー写真とイラストで見てわかる！創傷管理．溝上祐子編．メディカ出版，2006，p.29.

＊感染が疑われる場合は，ドレッシング材は使用しない．

plus α

スキン-テア

skin tear．摩擦・ずれによって皮膚が裂けたり，剥がれたりする皮膚損傷（a）．褥瘡では壊死に陥ると創の深さは骨まで深達するが，スキン-テアでは真皮深層までと浅いことが多い．虐待と間違われるので注意が必要である．また，ドレッシング材で保護する際は，新たな損傷を作らないように，剥がす方向を示すとよい（b）．

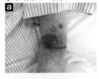

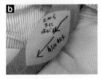

plus α

ラップ療法

非医療機器の粘着性プラスチックシート（家庭にある食品用ラップフィルムなど）で褥瘡を被覆する処置．『褥瘡予防・管理ガイドライン（第4版）』では，医療用として認可された創傷被覆材の継続使用が困難な療養環境において使用することを考慮，また，褥瘡の治療について十分な知識と経験をもった医師の責任のもと，療養者・家族に十分な説明をして同意を得た上で実施すべきであるとされている[50]．

5 療養者・家族への支援

褥瘡ケアは療養者や家族の精神的疲労や，家族の介護疲労の原因となるため，以下のように支援する．

①圧迫・摩擦・ずれが起こらないように療養環境を整える．
②栄養・スキンケア・排泄ケアなどの指導を，継続可能な方法で行う．
③わかりやすい手順で，家族ができるところから局所ケアの指導を行う．
④感染徴候や食事量低下・ケアの継続困難などの場合に備えて，緊急時の連絡方法を確立しておく．

6 多職種との連携

褥瘡予防や管理を円滑に行うには，かかりつけ医や皮膚科専門医，訪問看護師のほか，家族や介護職員・訪問入浴や通所系の居宅支援サービス提供者，栄養管理には管理栄養士・歯科医師・歯科衛生士・言語聴覚士による支援，ADLの維持や環境整備には理学療法士・作業療法士・福祉用具業者の関わり，褥瘡経過に応じてケアプラン見直しの際にはケアマネジャーの支援など，多職種の連携が必要である．

関係者全員の共通理解の下でケアを行うことが必要であり，感染症の発症や状況が変化した場合の対応なども確認し合っておく必要がある．

皮膚・排泄ケア認定看護師（WOCナース）による訪問看護の提供や在宅褥瘡対策チームによる支援などは診療報酬においても優遇され，在宅褥瘡関連項目への社会としての取り組みがより強化されている[51]．

14 足病変のケア

学習目標

◉ 足病変のリスクを知ることで，医療的フットケアの根拠と方法が理解できる．

◉ フットケア患者のニーズや課題を抽出し，支援方法が理解できる．

◉ 足病変の予防，再発や重症化予防に向けて，医療・介護従事者等の役割が理解できる．

1 足病変のケアの意義・目的と対象者

足病変とは，足のびらん，水疱，潰瘍，感染症，壊疽，変形など，足部に発症する病変全般を指す．中でも**糖尿病足病変**（diabetic foot）は，WHOによると，「神経学的異常といろいろな程度の末梢血管障害を伴った下肢の感染・腫瘍形成，そして・または深部組織の破壊」と定義される．重篤な足病変は，日常生活動作（ADL）や生活の質（QOL）の低下をもたらし，生命をも脅かす危険性があり，足病変のケア・**フットケア**＊が必要となる．

用語解説＊
フットケア

足の保護や創傷発生予防のための免荷，除圧，疼痛の軽減，保清などを目的とした足に対する一連のケア行為をいう[53]．

足病変のケアの対象者は，足病変を発症している者，もしくは①脈管（動脈，静脈，リンパ管）の障害，②神経（自律神経，感覚神経，運動神経）の障害，③免疫機能の低下，④皮膚の菲薄化（スキン-テアなど），⑤血液凝固能の低下，⑥抗血栓薬などの内服，⑦握力や視力の低下，⑧認知機能の低下などを複数併せもつ者である．例えば糖尿病，下肢動脈疾患（lower extremity artery disease：LEAD），血液透析を受けている，抗がん薬治療中などの足病変ハイリスク要因をもつ者への予防的な介入がそれに該当する．

足病変のケアでは，健康な皮膚や爪を維持することによるバリア機能の保持と外傷性創傷の予防を目的とし，二次的効果として，廃用性浮腫の軽減，歩行改善，転倒予防，ひきこもり予防などを目指す．

2 足病変のアセスメント

足病変の治療とケアの要は，血流評価（足関節上腕血圧比*など），外傷予防，感染対策，栄養管理である．足病変のアセスメントでは，血流，外傷，感染，栄養の状態とともに，疾患やケアの継続との関連性についてアセスメントを行う．

1. 潜在的リスクの早期発見

足をよく見ることが，本人が気付かなかった足病変や潜在的リスクをいち早く発見し，適切に対処する糸口となる（図4.14-1）．乾燥，鱗屑，浸軟*，角質肥厚，皮膚の色調変化，創傷などの皮膚の状態がどの部分にみられるのかを観察する．

爪甲も同様に，色調，爪甲下角質増殖，爪甲肥厚（図4.14-2），変形，爪甲周囲皮膚の感染徴候（発赤，腫脹，熱感，疼痛，硬結など），巻き爪甲，爪甲剥離などを観察する．

用語解説 *
足関節上腕血圧比（ABI）

ankle brachial pressure index．血流評価の重要な指標である．
ABI＝足関節収縮期血圧÷上腕収縮期血圧
正常値：1.0≦ABI≦1.4（1.41以上で動脈の石灰化，0.9以下だと狭窄や閉塞が疑われる）

用語解説 *
鱗屑・浸軟

鱗屑は，角質が細かく剥がれ表皮に付着している状態で，白く，かさついて見える．浸軟は，角質に多くの水分が吸収されて白くふやけた状態．

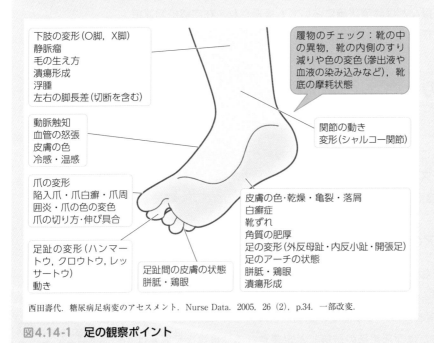

下肢の変形（O脚，X脚）
静脈瘤
毛の生え方
潰瘍形成
浮腫
左右の脚長差（切断を含む）

動脈触知
血管の怒張
皮膚の色
冷感・温感

爪の変形
陥入爪・爪白癬・爪周囲炎・爪の色の変色
爪の切り方・伸び具合

足趾の変形（ハンマートウ，クロウトウ，レッサートウ）
動き

足趾間の皮膚の状態
胼胝・鶏眼

履物のチェック：靴の中の異物，靴の内側のすり減りや色の変色（滲出液や血液の染み込みなど），靴底の摩耗状態

関節の動き
変形（シャルコー関節）

皮膚の色・乾燥・亀裂・落屑
白癬症
靴ずれ
角質の肥厚
足の変形（外反母趾・内反小趾・開張足）
足のアーチの状態
胼胝・鶏眼
潰瘍形成

西田壽代. 糖尿病足病変のアセスメント. Nurse Data. 2005, 26（2）, p.34. 一部改変.

図4.14-1 足の観察ポイント

2. 記録と撮影

継続的ケアのために，足や爪の状態を必ず記録する．また，比較検討ができるように，同じ構図で写真を継続的に撮ることが望ましい．

3. 疾患との関連性

足病変の発生機序（図4.14-3）を参考に原疾患との関連性を探る．また，診断がついていなくてもその徴候を示している場合は，リスクを予測し，予防的に関わる．特に足の創傷は，関節可動域や感覚神経の障害が発生要因となる場合があるので，併せて確認する．

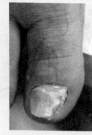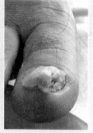

図4.14-2　爪白癬による爪甲肥厚

4. ケアの継続

自己のもつイメージや価値観，加齢に伴う身体的変化や生活環境，社会的環境により，ケアを行っているつもりでも実際は十分に行われていないこともある．

また，家族や医療者などの第三者が行うケアの適切性，公的サービスや民間サービスの介入の有無と内容，その頻度などを情報収集し，ケアの継続の可能性を検討する．

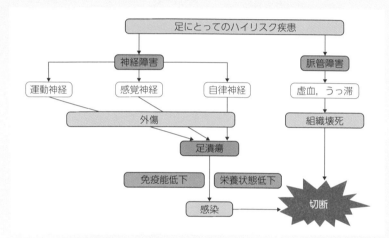

図4.14-3　足切断に至る経緯

3 リスクマネジメント

1. ケアや創傷処置時の注意

①爪切りや角質ケアなどにより誤って出血させないよう注意する．特に血液凝固能に問題がある場合や抗凝固薬を服用をしている人を出血させた場合は，止血に時間を要するため注意する．
②加齢や栄養状態の低下などにより，皮膚が薄くなって外傷性の創傷が発生しやすくなる．スキン-テア（➡p.158 plus α参照）などはその一つで，いったんできると治癒までに時間を要するので十分に配慮する．

2. 合併症の早期発見・早期対処

①脈管（動脈，静脈，リンパ管）の狭窄，閉塞がある場合，組織の壊死やうっ滞性皮膚炎などを引き起こし，時に重篤な感染症で切断を余儀なくされることもある．また，浮腫を引き起こした場合，皮膚の乾燥や亀裂などが起こる．

②自律神経障害では発汗障害を引き起こし，特に足部の角質の亀裂や胼胝（タコ）・鶏眼（ウオノメ）（図4.14-4）といった部分的な角質肥厚の硬化で角質下に潰瘍を形成してしまうことがある．また，動静脈シャントが開いてしまい，末梢血管の血流が乏しくなる．

③感覚神経障害，特に知覚の障害が起こることで，外傷に対しての防御機能が低下する．

④運動神経障害が起こると，筋腱の萎縮が起こり関節が拘縮する．それにより足関節や足趾関節の可動域が著しく狭まり，関節部の外傷，歩行機能の低下により転倒リスクが高まる．また，歩行時の足底部にかかる圧異常が起こるため，圧の高くかかる部位に胼胝・鶏眼を発症したり，外傷の原因となったりする．

⑤免疫機能は，加齢のほか，糖尿病，膠原病，腎機能障害，悪性腫瘍などの疾患でも低下を引き起こすが，足病変から骨髄炎や蜂窩織炎など，重篤な感染症に至る人もいる．また，白癬症などの真菌感染に罹患しやすくなり，原疾患の治療が滞ることもある．

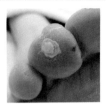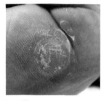

a. 胼胝
圧を慢性的に受け続けた部分の角質が外側に肥厚した状態．

b. 鶏眼
圧を慢性的に受けた部分の角質が，内側にとげ状に肥厚した状態．

図4.14-4　胼胝と鶏眼

4 援助の実際

　足を見られることや触れられることへの抵抗感をもつ療養者も少なくないため，安心感や信頼感をもってもらえるような言葉掛けや態度が大切である．

　加齢に伴い握力や視力，認知機能が低下している場合は，セルフケアとしてのフットケアを自立して行うことができないため，支援が必要な部分を見極め，介入する必要がある．

1. 皮膚のケア

1. 清潔保持
　入浴以外で足を清潔にする方法には，シャワー浴，足浴，清拭などがある．足浴は，足を湯に漬けるだけではなく，洗浄剤を用いて皮膚を洗うことが望ましい．使用する洗浄剤は，低刺激性で弱酸性のものを選択する．実施後は，掛け湯やシャワーを用いて十分に洗い流す．趾間や爪甲などの入り組んだ部分の洗い残しや拭き残しがないように留意する．また，湯に漬ける時間が長すぎると，皮膚が浸軟してバリア機能が低下し，創傷を形成しやすくなるため，5分程度とする．感覚神経障害がある場合は，熱傷予防のため湯温を温度計で測定し，37～39℃程度とする．

　指導は，口頭だけではなく，療養者とともに実際に行ってみると効果的である．

2. 保湿
　加齢や自律神経・血流の障害は，皮膚の乾燥を助長する．乾燥は微小な創傷や角質の亀裂を引き起こすため，保湿が重要な予防的ケアとなる．保湿剤は，乳液・クリーム・ゲル状のものを用い，乾燥の改善状態をみて，使用頻度や量，基剤，種類を検討する．乾燥すると割れる原因となるため，爪甲も皮膚と一緒に保湿をする．

3. 胼胝・鶏眼
　感覚神経障害があると，胼胝や鶏眼（図4.14-4）があっても，痛みを感じることなく歩行を続けられるため，深部組織が損傷を受け，角質下または内部に血腫ができる．発見したら医師に報告し，肥厚した角質を削り，その直下に潰瘍がないかを必ず確認する．

　また，運動神経障害に伴い，関節の変形が起こると，足趾関節の背側や，趾尖部，中足骨骨頭部に胼胝や鶏眼を形成しやすい．痛みを感じることができ，セルフケアが可能な場合は，角質用やすり（レデューサー，図4.14-5.a），もしくは爪用やすり（図4.14-5.b）を用いて少しずつ削ってもよい．

　療養者本人や家族によるケアが困難な場合は，トレーニングを受けた看護師が医師に確認した上で安全に削るか，もしくは皮膚科で処置を行う．また，圧分散を図るため，履物やインソール（中敷き）の検討をする．

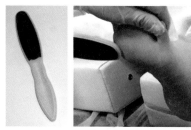
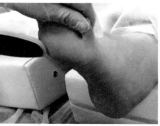

a. 角質用やすり（レデューサー）

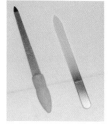
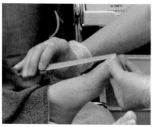

b. 爪用やすり

図4.14-5　フットケアに用いる道具

表4.14-1　正しい靴の履き方

①靴ひもを解く.
②靴の中に小石などが入っていないかを確認する.
③靴の中に足を入れる.
④甲の部分にある当て布（ベロ）の部分が中に入り込んでいたら，それを出してしわがないようにする.
⑤つま先を上げ，踵をついて，靴の踵部分に踵がすっぽりと収まるようにする（椅子に座って履くとやりやすい）.
⑥靴ひもを，足のつま先に行くほど緩めに，足首に行くほどしっかりとフィットするように調節する.
⑦靴ひもを結ぶ.
⑧歩いて踵が抜けないかを確認する.

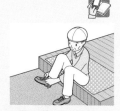

● 正しい靴の履き方〈動画〉

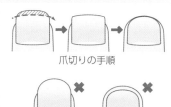

爪切りの手順

バイアス切り　✕　　深爪　✕

①患者，実施者両者の安全安楽な体位を整える.
②アルコール綿などでケアする部分を清拭する.
③湿らせた綿棒などで，爪周囲の固着した汚れを除去し，爪縁を目視で確認できる状態にする.
④巻き込んだ爪の裏側にたまった汚れを念入りに除去する（クリームや乳液を使うと取りやすい）.
⑤爪はまっすぐ，もしくはなだらかなカーブを描くように切り，角は切り込みすぎない.
⑥爪用やすりでやすり掛け（やすり面を爪の切断面に対してぴったり当てる）.
⑦やすりの掛け残しがないかを確認する.
⑧アルコール綿などで拭き取り，爪の粉を除去し汚れが残らないようにする.
⑨保湿する.

図4.14-6　足の爪の切り方

plus α

爪白癬

爪用ゾンデを用いてアセスメントし，ニッパー型爪切りを用いて切除するか，グラインダーを用いて薄く研磨する.

爪用ゾンデ

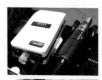

グラインダー

4. 乾燥・亀裂

　踵部にみられる角質肥厚は，乾燥，慢性的な摩擦などが誘因となる. 正しいサイズの靴を選び，正しく履ける（**表4.14-1**）よう指導し，場合によってはオーダーメードでインソールを作製するなどの対策をとる.
　肥厚した角質は，2週間に1回程度を目安にレデューサーなどを用いて削り，その後に保湿をする. 目の粗い軽石は，角質を損傷し微細な傷をたくさん作ることになるため，用いないよう指導する.

2. 爪甲のケア

　足の爪の切り方を**図4.14-6**に示す. 足の爪をまっすぐに切ることは，巻き爪や陥入爪の予防につながる. 巻き爪は爪が縦に巻いた状態（**図4.14-7**），陥入爪は爪がとげ状に皮膚に刺さり，炎症を起こしたものをいう（**図4.14-8**）. 深爪は皮膚を傷つける原因となり，巻き爪の誘因になるともいわれているため，必ず足を見て医療的な視点で確認を行うことが必要である.

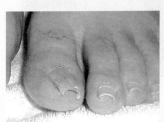

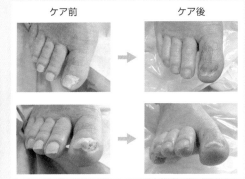

ケア前　　　　　ケア後

図4.14-7　巻き爪　　　図4.14-8　陥入爪　　　図4.14-9　爪白癬の爪甲ケア

　爪白癬は，進行すると爪肥厚や爪下の角質増殖により自分で爪甲を切ることが困難となる．高齢者では足に手が届かないことがあり，また視力の低下などにより自分で爪甲を切ることができない場合もあるため，代わりに実施する者を探すことも重要である．爪白癬の爪甲ケアを図4.14-9に示す．

　爪を切る際は個人専用の爪切りを用意し，手を先に，足は後に行う．爪切りを共用するときは，自分が使い終わったら石けんを使って十分洗い流し，しっかり乾いてから次の人が使うようにする．

3. フットウエア（履物）とインソール（中敷き）

　靴の適合性は，足のトラブルを引き起こす要因となる．足を保護し，歩行動作を助けるといった靴本来の役割を果たせるよう，靴に関する基本的な知識を身に付け，療養者の生活に合ったものを選べるよう，共に考えることが大切である．
　市販の靴で対応が可能な場合は，以下の点に注意して購入する．

- ●靴のサイズは，趾先より2cm程度ゆとりがあり，足の幅がちょうどよく，踵が抜けないものを選ぶ
- ●踵の高さは4cm未満で，接地面積の広いもの
- ●靴の内側の縫い目などが骨突出部に当たらないもの
- ●足背部がしっかり覆われていて，ひもかベルトで調節できるもの

　靴を長持ちさせ，かつ白癬菌などに感染しないために，靴は陰干しし，インソールが入っている場合は外して自然乾燥させ，毎日同じ靴を履かないようにする．

医行為ではない「フットケア」

　医師法第17条，歯科医師法第17条，保健師助産師看護師法第31条などでは，医師・歯科医師・看護師などの免許を有さない者による医業を禁止している．しかし，近年の疾病構造の変化や医療・介護サービスの提供のありかたの変化などを背景に，医療機関以外の高齢者介護・障害者介護の現場などにおいて，口腔ケアや耳垢の除去などとともに，以下のようなフットケアは原則として医行為ではないとしている．

- ●「爪そのものに異常がなく，爪の周囲の皮膚にも化膿や炎症がなく，かつ，糖尿病等の疾患に伴う専門的な管理が必要でない場合に，その爪を爪切りで切ること及び爪ヤスリでやすりがけすること」[56]
- ●「①軽度のカーブ又は軽度の肥厚を有する爪について，爪切りで切ること及び爪ヤスリでやすりがけすること，②下腿と足部に医薬品ではない保湿クリームを塗布すること，③軽度の角質の肥厚を有する足部について，グラインダーで角質を除去すること，④足浴を実施すること」[57]

5 療養者・家族への支援

足は通常あまり問題視されることがなく，痛みが出たときや歩行困難を感じたときに，初めてその大切さが認識される．「老いは足元から」という言葉もあるように，普段から足の大切さを認識してもらい，足病変リスクのある疾患にかかった初期の段階からフットケア教育をすることが望ましい．

また，日本では足のケアに関する公的資格が存在しないため，受診する診療科に迷うことも少なくない．例えば，足のしびれがあるときには，その原因は神経内科領域ではなく整形外科，循環器系の疾患かもしれない．そのため，アセスメントを的確に行い，適切な診療科に導くことも，訪問看護師の大切な役割となる．

6 社会資源の活用・調整

1 多職種との連携

足病変の治療とケアの要（かなめ）は，血流評価，外傷予防，感染対策，栄養管理である．そのため，循環器科，血管外科，皮膚科，形成外科，整形外科，感染管理，疼痛管理などの医師，皮膚・排泄ケアや糖尿病看護などの認定看護師，管理栄養士，薬剤師のみならず，履物の専門知識をもつ義肢装具士や，整形外科靴の知識をもつ靴職人，シューフィッター，体の動きの専門家である理学療法士や作業療法士，介護予防運動指導員，日本フットケア・足病医学会認定資格であるフットケア指導士，保健師，メディカルソーシャルワーカー（MSW）など，公的資格者だけではなく民間資格や学会資格をもつ多職種と連携して，病院や施設，在宅，どの環境であっても，継続的に関わることができるしくみづくりを行うことが大切である．

2 制度

疾患によっては医師の診断書などの証明があれば，**靴型装具**[*]と**足底装具**[*]を医療保険などの適用を受けて作製することができる．医療保険などの利用は1年半に1回可能である（小児を除く）．日本では，このような靴が治療法の一つであることがすべての医師に認知されていない現状がある．近年はこれらの重要性が少しずつ認識され，この分野に関心をもって取り組む義肢装具士が増えつつある．

plus α

足病変に関係するその他の職種

慢性疾患看護分野の専門看護師も，生活習慣病の予防や，慢性疾患の管理，健康増進，療養支援などに関する水準の高い看護の観点から，足病変の重症化予防に欠かせない存在である．

用語解説 *

靴型装具・足底装具

整形外科的疾患の治療目的で用いる特別な靴を靴型装具，オーダーメードの中敷きを足底装具という．医師の指示書が必要で，自己負担以外の金額が医療保険から支払われる．

15 インスリン自己注射

学習目標

● 在宅におけるインスリン自己注射の援助について理解できる．

1 在宅におけるインスリン自己注射の意義・目的と対象者

糖尿病は，インスリンの作用不足による慢性の高血糖状態を主徴とする代謝疾患群である[58]．急激かつ高度のインスリン作用不足は急性合併症を起こし，

生命の危機につながるとともに療養者の生活の質（QOL）を低下させるため，注射でインスリンを補うことがある．

インスリン自己注射の対象者は，インスリン依存状態，高血糖性の昏睡，重症の肝障害や腎障害を合併している状態，経口薬療法では良好な血糖コントロールが得られなかったり，著明な高血糖を認めたりする患者で，かつ自己注射ができる療養者である．原則として療養者本人が注射を行うが，認知機能の低下などにより自己注射が困難な場合は家族が行うことも可能である．

インスリンを自己注射することにより，入院や毎日の通院をすることなく，社会生活を維持することが可能となる．療養者と家族のライフスタイルに合わせ，無理なく安全に自己注射を続けていけるように支援することは，QOLの維持・向上につながる．

➡ 自己注射については，6章1節 p.204も参照．

2 インスリン自己注射におけるアセスメント

インスリン自己注射を適正に実施し，良好な血糖コントロールを維持するためには，療養者および家族（介護者）の理解力，心身の状況，生活環境を常にアセスメントし，セルフケア能力に応じた支援を行う．

1. アセスメントの概要

表4.15-1にアセスメントの概要を示す．

表4.15-1 アセスメントの概要

①療養者の状況 ●疾患の状態（治療方針，血糖コントロールの状況，合併症の有無など） ●身体的機能：日常生活動作（ADL），視力，手指の機能，皮膚の状態など ●精神的機能：認知機能，うつ症状など ●社会的機能：仕事や社会交流の状況など ②介護者・家族の状況 ●家族構成，療養者との関係性，協力者の有無 ●介護力：家族の心身の状況
●インスリン療法に関する理解と受け入れ ●介護負担の程度，社会資源の利用状況 ●経済状態 ③インスリン療法の管理状況 ●疾患およびインスリン療法に対する理解，意欲 ●受診状況 ●インスリン自己注射および血糖自己測定の手技，記録 ●インスリン製剤の管理状況（保管，予備の確保，必要物品の準備） ●日常生活の管理状況（運動・食事療法の理解と実施）

2. 注射部位のアセスメント

同一部位に繰り返し注射することにより，皮下の脂肪が肥大することによって弾性の腫瘤（リポハイパートロフィー）ができる（図4.15-1）．腫瘤部位への注射はインスリン吸収が障害され，血糖コントロールが不良となるため，注射部位を十分観察する．

腫瘤を確認した場合は，医師に相談するよう指導する．

3. 低血糖

低血糖とは，血糖値が正常範囲以下に低下した状態（一般には50〜80mg/dL以下）をいう．糖尿病の薬物療法中に高頻度にみられ，放置すると死に至る可能性がある．症状の出現には個人差があり，高齢者などでは自覚されない場合もある．

低血糖の発症を予防し，出現を早期に発見して重症化させないためには，療養者および家族に低血糖の誘因（表4.15-2）と症状（図4.15-2），低血糖症状出現時の適切な対処法を，繰り返し指導することが大切である．

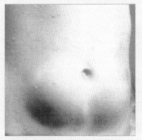
写真提供：日本ベクトン・ディッキンソン株式会社

図4.15-1　リポハイパートロフィー

plus α

糖尿病の合併症

急性合併症
糖尿病ケトアシドーシス，高血糖高浸透圧症候群，感染症．
慢性合併症
細小血管障害：糖尿病網膜症，糖尿病腎症，糖尿病神経障害．
大血管障害：動脈硬化性疾患（冠動脈疾患，脳血管障害，末梢動脈疾患）．

低血糖を起こすと，低血糖に対する恐怖心を抱き，インスリン注射を自己判断で減量や中断してしまうことがある．また，食事や運動習慣が乱れることもあり，血糖コントロールが不良になることがある．患者とともに低血糖が起こった原因を振り返り，今後の対策を考えていくことが重要である．

表4.15-2　低血糖の誘因

- 食事：食事時間の遅れや不規則，食事量の不足，糖質の不足
- 運動：空腹時の運動，過剰な運動
- 服薬状況：薬の種類や量，タイミングの誤り
- その他：空腹時や服薬直後または長時間の入浴，アルコールの多飲

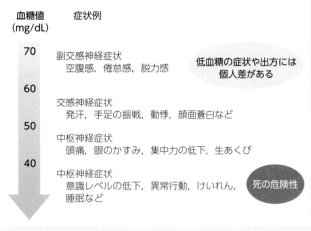

図4.15-2　低血糖の症状

3 インスリン自己注射における援助の実際

1. インスリン製剤の管理

　インスリン製剤は多くの種類があり，その作用や目的が異なる．療養者がどの種類の製剤を使い，どのような特徴があるのかを理解し，その管理も含めて，使いこなせるように指導していくことが大切である（表4.15-3）．

表4.15-3　インスリン製剤の管理

① 使用中のインスリン製剤は室温（1〜30℃）で保管する．直射日光や高温（30℃以上），凍結に注意する．
② 未使用のインスリン製剤は冷蔵庫で保管する．凍結を防ぐため，箱に入れたままドアポケットなどの凍結しない場所に入れておく．
③ 使用期限に注意する．
④ 乳幼児の手の届かない場所に保管する．

2. 血糖自己測定（self monitoring of blood glucose：SMBG）

1. 血糖自己測定の意義

　血糖値を自己測定することにより，日常の血糖値を把握することができ，より良い血糖コントロールをすることが目的である．血糖値を測定し，決められた範囲でインスリン注射量を調節し，より厳密な血糖コントロールをすることが可能となる．また，低血糖の予防や早期対処が可能である．セルフマネジメントに向けた教育的効果も大きい．

　血糖測定のタイミング・回数は，医師の指示に従って行う．測定結果は，血糖値の変動に影響するような生活の変化や自覚症状なども併せてノート（図4.15-3）などに記録するように指導する．

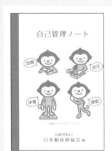

a. 自己管理ノート

日本糖尿病協会ホームページより．

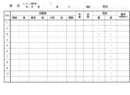

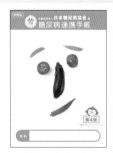

b. 糖尿病連携手帳

図4.15-3　糖尿病の自己管理ノート

2. 血糖自己測定の手順

● 血糖自己測定〈動画〉

→ p.45 コラムも参照

❶必要物品の準備，手洗い

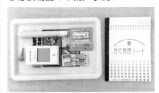

血糖測定器，測定用チップ，消毒用アルコール綿，採血用穿刺器，記録用紙を準備する．測定用チップを測定器の奥まで挿入し，穿刺器具に針を装着する．

❷穿刺する

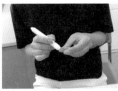

穿刺部位を消毒し，穿刺する．

❸測定する

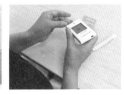

穿刺部位の血液に血糖測定器のチップを接触させ，測定する．血糖値を読み取り，記録する（→p.45 コラムも参照）．

❹穿刺部位の消毒
❺出血のないことを確認して器具を片付ける

3. インスリン自己注射の実際

1. インスリン注射器具

インスリン注射器具にはさまざまなタイプがある．療養者の身体機能に合わせて選択されるが，状態の変化に応じ適正に使用できるように調整していく必要がある．特に高齢者は，視力や手指の微細運動機能が低下し，器具を取り扱いづらくなる．また，視覚障害者は白がまぶしくて見づらい場合がある．そういった配慮として，滑り止めの補助具やダイヤル部分に装着する専用のルーペ，数字部分が「白黒反転」になるデザイン設計の器具を利用するよう支援する（図4.15-4）．

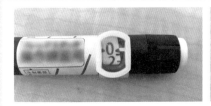

拡大鏡

滑り止め補助具

図4.15-4 インスリン注射器

2. インスリン注射と注射部位

インスリン注射は原則として皮下に行う．脂肪がある部位であればどこでも問題ないが，注射部位や条件によりインスリン吸収速度に差がある（図4.15-5）．面積が広く，吸収速度が速く，運動による吸収速度に影響を受けることの少ない腹壁が推奨されている．

注射は，腹部なら腹部，殿部なら殿部と，同一部位において毎回2～3cmずつずらしてローテーションして行う．

使用済みの注射針は速やかに容器に入れて保管し，かかりつけの医療機関に持参して廃棄してもらう（図4.15-6）．

腹部
へそ周囲5cm以内は線維組織によりインスリン吸収が不規則になることから避ける．

上腕外側部

殿部

大腿外側部

吸収速度：腹部＞上腕外側部＞殿部＞大腿外側部
それぞれの注射部位において毎回2～3cmずらし，注射位置をローテーションする．
日本糖尿病協会編．インスリン自己注射ガイド．2014，p.4．

図4.15-5 インスリン注射の部位

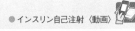

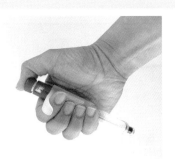

注射前にダイヤルが0になっていることを確認する.

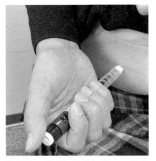

注射針を皮膚に直角に刺し,注入ボタンを最後まで押し切る.

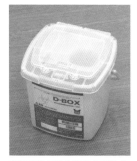

使用済みの注射針は容器に入れ医療機関に持参して廃棄してもらう.

図4.15-6　インスリン自己注射のポイント

4 インスリン自己注射に生じやすいトラブル・対処

1. 低血糖

●低血糖出現時に摂取するブドウ糖などの必要量を,医師に確認して常時携帯する.
●低血糖を繰り返し起こす場合は主治医に相談する.
●低血糖の原因と症状,出現時の対処について,療養者・家族および身近な人に繰り返し指導する.
●糖尿病で低血糖になる可能性があることを,可能な範囲で周囲の人に伝えておく.
●外出先での低血糖に備え,緊急連絡用カードなどを携帯する(図4.15-7).低血糖や交通事故などの緊急時に,周囲の人や医療関係者に糖尿病であることを知らせ,適切な処置を促すことができる.

2. シックデイ

　糖尿病の治療中に,発熱や下痢,嘔吐,食欲不振などで食事ができない状態を**シックデイ**という.血糖値が普段と比べて大きく変化しやすく,高血糖や糖尿病ケトアシドーシスに陥ることがあるため注意が必要である.
　シックデイのときは主治医に連絡して指示を受けるよう,日ごろから確認しておく.

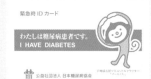

スマートフォン用のアプリ版もある.英文カードもあり,海外旅行時に持参するとよい.

日本糖尿病協会ホームページより.

図4.15-7　糖尿病患者用ID（緊急連絡用）カード

5 療養者・家族への支援

　在宅でのインスリン自己注射の導入は，療養者と家族のライフスタイルに合わせた手技を共に考え，適切に行えるように支援していく．慣れてくると自己流に変化していく場合があるため，定期的に手技を確認し，安全に継続できるように指導することが必要である．

　また，低血糖症状やシックデイの出現時には，落ち着いて適切に対処できるように，日ごろから療養者・家族に原因や症状および対処方法を繰り返し指導しておくことが大切である．

　さらに，災害時の備えについても日ごろから助言しておくとよい．予備の物品類を準備することが大切であるが，災害時，予備の注射針やアルコール綿がない場合は，入手できるまでは同じ針を使用して注射する．

災害時の備え

緊急時でもインスリン注射は中断しない．予備の薬は2週間分以上常備しておくことを指導する．常時携帯するものは，インスリン製剤（予備も含む），注射器，注射針，アルコール綿，血糖測定器，測定用チップ，ブドウ糖などの補食，水分，必要な飲み薬，糖尿病連携手帳，保険証，糖尿病患者用IDカードなど．

6 社会資源の活用・調整

1 多職種連携

　入院中はインスリン自己注射の手技を習得できているように見えても，いざ在宅での生活が始まるとうまくいかない場合がある．また，認知症などによって認知機能が低下すると，ADLが低下する場合もある．聴覚や視覚，また，感覚，知覚の低下に加え，家族や支援者の見守り・協力が得られない場合は，インスリン自己注射による治療が難しいこともある．一方，多職種が連携し，しっかりとしたサポート体制をとることで，1人暮らしで認知症を患っていても，自己注射を行って在宅で療養できる場合もある（➡6章1節p.204も参照）．

2 医療資材の管理

　使用した注射器や針は，自治体によって処理方法が違うため，かかりつけの医療機関や薬局に確認して，周囲の人たちの安全面にも配慮する．また，外出時や非常時，災害時に備えて，予備を用意しておくことも重要である．

3 患者会・家族会

　全国各地に1型糖尿病の患者会・家族会があり，カウンセリング，サマーキャンプ，情報提供，政策提言などの活動を行っている[62]．また，糖尿病患者とその家族，医師，看護師，栄養士などの医療スタッフで組織される友の会などもあり[63]，糖尿病に関する正しい知識の普及や患者同士のネットワークの場となっている．訪問看護師は，このような身近にある社会資源の情報を常に把握し，必要とする療養者に情報提供できることが望ましい．

小児のインスリン自己注射

近年，中学生・高校生を含む小児において2型糖尿病が増加しているが，インスリン自己注射による治療は1型糖尿病に多い．小児の糖尿病の治療目標は，糖尿病でない子どもたちと同じ発育，QOLの維持が第一である．また，インスリン自己注射による治療は，日常生活の自立，微細な運動機能の発達，読み書きができるなど，成長発達段階を見極めて進めていく．

16 在宅CAPD管理

学習目標

- CAPDの在宅療養の特徴が理解できる.
- CAPDの管理方法の留意点が理解できる.
- CAPDを行うことによる合併症とトラブルが理解できる.

1 在宅におけるCAPD管理の意義・目的と対象者

連続携行式腹膜透析*（continuous ambulatory peritoneal dialysis：**CAPD**）は，腹腔内にカテーテルを留置して腹膜を介して透析を行う方法で，療養者自身または家族や訪問看護師によって透析液の交換を行う在宅での治療法である．残腎機能があり尿が出ている療養者の場合は残腎機能を保つこともでき，生命予後が良好である．また，腹膜を利用して透析をすることで血液透析のように血液を体外循環させることがないため，心血管系の合併症のリスクが血液透析に比べて低い．処方された回数の透析をほぼ毎日行う必要はあるが，療養者の生活スタイルに合わせた透析の方法を工夫することも可能である．通院回数は月1～2回程度であり，時間的な制約も厳しくはない[65]．身体的，心理的にも質の高い生活を継続することが可能な治療法であるといえる.

CAPDの積極的な適応としては，腹膜機能が良好である，自己管理能力が高い，活動性が高く社会復帰を目的として家族や職場の協力が得られるような療養者である．消極的な適応としては，重篤な心疾患によって血液透析に耐えることができない，シャントなどのバスキュラーアクセスの作製が困難な療養者である.

用語解説 *
腹膜透析
（peritoneal dialysis：PD）

腎機能が低下した療養者が自分の腹膜を利用して血液を浄化する在宅療法．夜間に機械を使って自動的に行うAPD（automated peritoneal dialysis）と，日中に自分で数回透析液を交換するCAPDがある.

CAPDの導入の基準

血液透析と同じく，糸球体濾過量が6.0mL/分/1.73m²未満の場合に導入される[64].

2 在宅CAPD管理におけるアセスメント

1. CAPDの機序と特徴

血液より高い浸透圧の透析液を一定時間，腹腔内に貯留することで，拡散と浸透圧差を利用して血液中の老廃物や余分な水分を透析液側に移行させる．標準的なCAPDでは1回1,500～2,000mLの透析液バッグを使い，1日に4～5回の交換を行う[66].

CAPDの利点は，毎日行うため体内の老廃物や水分の変動が少ないこと，血液の体外循環を行わないことである．腹膜透析液にカリウムが流れ出ることから，食事において厳格なカリウム制限をしなくてもよいという特徴もある.

生体の腹膜を利用して透析するため，腹膜の状態を考えて8年以上のような長期の腹膜透析は行わない[67]．腹膜機能を評価しながら血液透析を週に1回加えるような血液透析併用療法や，やがて血液透析に移行することがほとんどである.

2. 透析のアセスメント

体液の状態を体重と血圧の推移によって評価すると同時に，透析効率の評価も行う．透析効率は，血液検査データの尿素窒素（BUN），クレアチニン，リンとカルシウムの値の推移を確認しながら，水分摂取状況や食事の内容と量について聞き取りを行い，アセスメントをする．また，定期的に腹膜機能の検査を行い，腹膜の透過性の状態を評価する必要もある[69].

PDファーストとPDラスト

透析導入から数年間の生存率は，腹膜透析（PD）患者のほうが血液透析患者より高いという結果があることから，残存腎機能が保たれている療養者にはまずCAPDを導入してから血液透析へ移行する「PDファースト」という考え方と，通院の必要が少なく身体的負担の小さいPDを人生の終末期に選択する「PDラスト」という考え方がある[68].

3. 自己管理・生活状況のアセスメント

病院の外来受診は月に1〜2回であり，病院の医師や看護師が療養者や家族による管理状況を把握することは非常に難しい．したがって，訪問看護師は，本人・家族による透析液バッグの接続・交換が適切に行えているかなどの自己管理状況や，本人・家族の生活状況と治療選択の一致などをアセスメントする．また，身体状況のアセスメントでは，病院に情報を提供することも，訪問看護師に望まれることである．

3 リスクマネジメント

CAPDを行うことによる合併症とトラブルには，感染によるものと，腹膜への透析液貯留によるものがある．異常の早期発見のための観察ポイントは表4.16-1の通りである．特に感染性のものが疑われる場合は，療養者に，すぐに訪問看護師に報告するように指導し，医療機関と連携して早期治療ができるよう支援することが重要である．

表4.16-1　合併症・トラブルの症状と観察ポイント

合併症・トラブル		症　状	観察ポイント
感染によるもの	細菌性腹膜炎	排液混濁・腹痛・発熱	● バッグ交換時の清潔操作の確認 ● 出口部感染の有無
	出口部感染	カテーテル出口部とその周囲の異常（感染徴候・違和感）	● 出口部の清潔管理の確認 ● 出口部周囲の排膿・腫脹・発赤・熱感の有無 ● 皮下トンネルへの膿貯留の有無
透析液貯留によるもの	排液異常	血性排液 排液混濁	● 細菌性腹膜炎との鑑別（症状の確認と細菌検査など） ● 月経時ではないか（経血が入り込む可能性がある） ● 脂肪分の多い食事を食べたか（乳びの可能性がある） ● カテーテルの先端が当たっていないか（ちくちくする自覚症状，腹部X線撮影）
	注液困難	注液できない	● バッグ交換接続用機械の確認（故障していないか） ● カテーテルの位置が正常か確認（腹部X線撮影） ● 接続用機械の故障やカテーテルの位置に異常がなくても，注液をしても入らない（大網巻絡の可能性がある）
	体液変調	溢水による呼吸苦・咳 血圧上昇	● 飲水量と排液量・尿量のインアウトバランス ● 数カ月から数日間の血圧の変動 ● 呼吸音とSaO₂ ● 心胸郭比（CTR）
	腹腔内圧上昇	臍ヘルニア 鼠径ヘルニア	● 臍の違和感・腫脹 ● 鼠径部，陰部の違和感・腫脹
	腹膜機能低下	除水量の減少	● 飲水量と排液量・尿量のインアウトバランス ● 腹膜の透過機能（腹膜平衡試験） ● 長期間での除水量の変化 ● CAPD継続期間
	被嚢性腹膜硬化症（EPS）	軽症：除水量の減少 　　　透析不足 重症：（致死的な状況に至る） 　　　腸閉塞や便秘 　　　栄養障害	● 腹膜の透過機能（腹膜平衡試験） ● 長期間のCAPDの継続 ● CRP（軽度の炎症所見がある） ● 排液中のフィブリン形成

4 援助の実際

　透析液バッグの接続・交換や腹膜カテーテル・**出口部のケア**については，療養者・家族の理解度や手技を確認しながら，自己管理ができるように支援する．

1. 透析液バッグの接続・交換

　透析液バッグの接続・交換には，手動で交換する方法と補助装置を用いて交換する方法がある．

　どちらの場合も透析液バッグの交換を行う際には，交換に必要な適切な場所の確保と，清掃された清潔な環境，適切な清潔操作が求められる．療養者や家族は感染防止のために正しいマスクの着用と手洗いを行い，透析液バッグのキャップの取り外し，腹膜カテーテルと透析液バッグの接続，そして透析終了後に腹膜カテーテルと透析液バッグの切り離し，キャップの装着ができなければならない（図4.16-1）．また，接続後には，排液が出ているか，注液が順調に入っているかを確認するとともに，透析終了後には排液に異常がないかの観察が必要である（表4.16-1）．

● CAPDバッグの交換〈動画〉

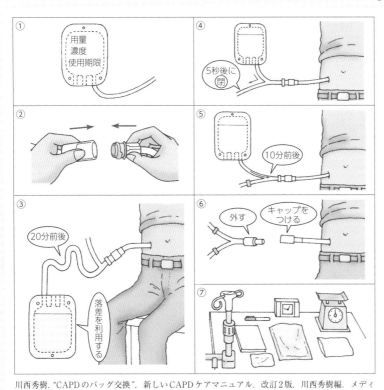

川西秀樹. "CAPD のバッグ交換". 新しい CAPD ケアマニュアル. 改訂 2 版, 川西秀樹編. メディカ出版, 2008, p.72. 一部改変.

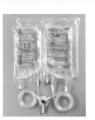

a. 透析液バッグ

b. バッグ交換キット
（テルモ無菌接合装置専用）

c. 接続用デバイス

d. 腹膜灌流用紫外線照射器

写真提供a：日機装株式会社
写真提供b：テルモ株式会社
写真提供c：株式会社ジェイ・エム・エス
写真提供d：バクスター株式会社

※手をよく洗ってから，マスクをして準備を始めるように説明する．

①透析液バッグの準備
②腹膜カテーテルと透析液バッグの接続
③排液
④プライミング（透析液を排液バッグに流しチューブ内のエアを抜く操作）
⑤注液
⑥腹膜カテーテルと透析液バッグの切り離し
⑦排液の性状確認・除水量の測定
⑧記録（CAPDノート）
⑨後片付け

図4.16-1　CAPD バッグ交換の流れと必要な物品

2. カテーテル・出口部ケア

感染性の合併症を予防するためには，腹膜カテーテルや出口部の感染を予防することが重要である．出口部に膿や滲出液，発赤や肉芽などがないか，皮下トンネルに痛みや腫れなどがないか，毎日触れながら観察する．異常の発見遅れやカテーテルの抜去などはCAPDの継続を困難にするとともに，療養者の生命を脅かす結果となる．療養者や家族が正常な状態を理解し，十分な知識をもって確実にケアを実施できるよう支援するとともに，定期的に知識・技術の確認を行う．また，異常を発見した場合の対応も説明し，理解できているかを確認する．

シャワー浴や入浴にはカバー方法（入浴用のカバーを用いて，出口部を保護する方法）とオープン方法（出口部を保護しない方法）があるが，感染予防の面からカバー方法が推奨される．シャワー浴・入浴後には消毒と固定を行う．

3. 透析液バッグの保管・管理

透析液バッグは基本的に月に１回配送されることになっている．直射日光を避けた室内でほこりや湿気の少ない場所に保管できているか，使用期限の近いものから使用できているか，さらに災害時の対応として７日間分の透析液バッグや交換に必要なものを準備できているかの確認を行う．

5 療養者・家族への支援

1. 日常生活上の注意

透析液バッグの接続・交換や腹膜カテーテル・出口部のケアのほかに，日常生活における次の３点について自己管理ができるよう支援する．

1. 身体管理

医療機関への受診は基本的に月に１〜２回であるので，療養者は毎日，体重と血圧，尿量と体温を測定して記録する必要がある．体重は飲水量・除水量・尿量・排便の状態においてバランスが保たれているかを確認するため，血圧は心臓や血管の状態を知るため，尿量は腎臓の働きをアセスメントするために重要である．体温は感染症などの発症を把握するためである．療養者や家族が早期に異常に気付き，訪問看護師に報告できるように指導する．

2. 運動管理

適度な運動は肥満や脂質異常症を予防するとともに，筋力アップやストレス解消にもつながるが，貧血など体調に合わせて無理のないように行うことが大切である．運動をする際，腹部をねじるなど腹圧を過度にかける運動は避け，汗をかいた場合には腹膜カテーテル・出口部のケアを行う必要がある．

3. 食事管理

食事管理としては，表4.16-2に示す食事療法基準がある．CAPDでは，透析液にブドウ糖が含まれていること，腹腔内に透析液を貯留するため腹部に圧迫感を感じることにより，食欲が低下する可能性がある．したがって適正なエネルギーの補給が重要である．また，透析により，アルブミンが排液中に流出して低栄養となる危険性もあり，良質なタンパク質の摂取が重要である．しかし，タンパク質が多く含まれる食品にはリンも多く含まれ，リンの過剰摂取は骨や血管の異常などにつながるため，適量を心掛ける．

表4.16-2　慢性腎臓病（CKD）ステージによる食事療法基準

ステージ 5D	エネルギー (kcal/kgBW/日)	たんぱく質 (g/kgBW/日)	食 塩 (g/日)	水 分	カリウム (mg/日)	リ ン (mg/日)
血液透析 (週３回)	30 〜 35 [1,2]	0.9 〜 1.2 [1]	< 6 [3]	できるだけ少なく	≦ 2,000	≦たんぱく質 (g) × 15
腹膜透析	30 〜 35 [1,2,4]	0.9 〜 1.2 [1]	PD 除水量 (L) × 7.5 ＋尿量 (L) × 5	PD 除水量 ＋尿量	制限なし [5]	≦たんぱく質 (g) × 15

[1] 体重は基本的に標準体重（BMI＝22）を用いる．
[2] 性別，年齢，合併症，身体活動度により異なる．
[3] 尿量，身体活動度，体格，栄養状態，透析間体重増加を考慮して適宜調整する．
[4] 腹膜吸収ブドウ糖からのエネルギー分を差し引く．
[5] 高カリウム血症を認める場合には血液透析同様に制限する．

日本腎臓学会編．慢性腎臓病に対する食事療法基準，2014 年版，東京医学社，2014，p.2.

2. 透析治療効率の管理

　療養者や家族の自己管理がうまくできている場合でも，腹膜機能の低下で除水不足や透析不足を起こすことがある．このようなときには，療養者や家族の努力が結果に反映されず，自信をなくしたり無力感を感じたりしてQOLが低下することもあるため，透析治療効率の側面からも療養者に助言をし，自己管理を支えていかなければならない．

3. 就労・就学に応じた治療

　CAPDは，時間的制約が少ないために就労・就学との両立や家事が可能である．さらに，睡眠中に自動的に透析液の交換を行い，日中の透析液交換を行わない治療法や，高分子ポリマーを浸透圧物質として使用している透析液を用いてバッグ交換の間隔をコントロールすることも可能であるため，療養者の生活パターンに応じた治療法を選択できるよう支援する．

6 社会資源の活用・調整

1 多職種との連携

　CAPDでは感染性の合併症や注・排液不良をはじめ，バッグ交換時のトラブルなどが発生する可能性がある．このような緊急時の対応として，訪問看護師は，療養者の受診している医療機関の医師，看護師と普段から情報共有を行うとともに，介護保険利用者の場合には介護支援専門員（ケアマネジャー）とも連携する必要がある．

2 資材の調達と管理

　安定したCAPDの継続のためには，医療機材と薬剤の確保・管理が必要となる．療養者や家族がこれらの自己管理を適正に行えているかどうか確認するとともに，処方された透析液などに関連した連絡や調整を担う薬剤師や製薬会社などとの連携も重要である．

3 制度・社会資源の活用

　特定疾病療養受療証や身体障害者手帳などを取得すると，医療費負担が軽減される．身体障害者手帳の取得では，税金の控除・減免や交通運賃の割引などとともに，障害者総合支援法による訪問介護員（ホームヘルパー）の派遣や福祉用具・日常生活用具の支給，就労支援などを受けることができる．またCAPDでは，障害年金を受給することができる．

　これらは療養者の年齢や居住地，所得状況などにより異なることがあるため，療養者の居住地域の行政の福祉課とも連携して進める必要がある．

17 疼痛管理

学習目標

◉ 疼痛アセスメントに基づく薬物療法やその副作用，身体的苦痛の緩和方法が理解できる．

1 在宅療養における疼痛管理の意義・目的と対象者

疼痛管理が必要な訪問看護の利用者では，がん末期療養者が最も多い．がん末期療養者以外の疼痛管理対象者は，神経難病療養者，筋筋膜性疼痛症候群など，多岐にわたる．

疼痛は，睡眠，食欲，排泄，清潔，人との交流における制限や生きる意欲の低下，心配や不安の増強など，療養者のその人らしい生活を妨げる大きな要因となる．

そのため，在宅における**疼痛管理**では，療養者・家族のセルフケア能力を最大限に引き出し，苦しみを予防し和らげることでQOLを改善させる．また，医療介護チームと共通の疼痛緩和の目標のもと，療養者の生活に応じて疼痛が緩和された時間をつくり，療養者が尊厳を最期まで保ち続けられることを目指している．

2 疼痛管理におけるアセスメント

1. 疼痛の種類

一般的な疼痛は，**侵害受容性疼痛，神経障害性疼痛，混合性疼痛**の三つの種類（図4.17-1）に分けられるが，在宅療養における疼痛管理では，その他に当たるがん疼痛と心因性疼痛に対するケアが多い．

痛みを我慢したり放置したりしていると，痛みの増強や慢性化につながり，**痛みの悪循環**に陥ることがある．腰痛では，痛みに対する恐怖から物理的な痛みの原因が消失した後も，不安やストレスにより「脳の痛みを抑える働きをもつ部位」が衰え，結果として痛みが長引くことがわかっている（図4.17-2）．また，社会的苦痛やスピリチュアルな苦痛も痛みを増強するため，**全人的苦痛**（total pain）に対するケアが重要となる（図4.17-3）．

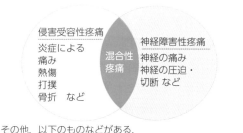

その他，以下のものなどがある．
- 心因性疼痛；心理・社会的な要因によって起こる痛み
- がん疼痛；がんに伴って起こる痛みなど

図4.17-1　痛みの種類

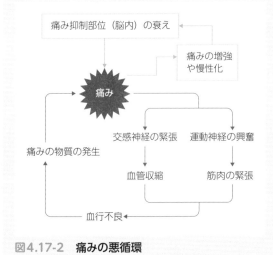

図4.17-2　痛みの悪循環

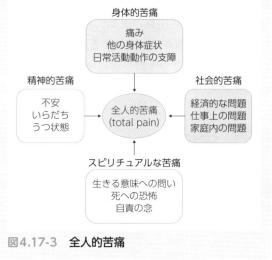

図4.17-3　全人的苦痛

2. がん疼痛の種類と原因

　がん療養者においては，がんの進行による骨転移，臓器への浸潤，神経障害の有無により，疼痛管理方法は異なるため，痛みの種類を見極めることが大切である（表4.17-1）.

表4.17-1　**痛みの種類・部位・特徴**

	侵害受容性疼痛		神経障害性疼痛
	体性痛	**内臓痛**	
部　位	局在性が明瞭（限局した痛み）	局在性が不明瞭，離れた部位に関連痛	神経分布に沿って出現
性　質	うずくような痛み 体動時に増強する骨痛	重苦しい痛み，鈍痛	持続したしびれを伴う痛み，発作的な電気が通るような痛み
特効薬	NSAIDs（非ステロイド性抗炎症薬）	オピオイド	NSAIDs もオピオイドも効きにくい，鎮痛補助薬が必要（抗けいれん薬，抗うつ薬，抗不整脈薬など）
主な原因	骨転移，皮膚転移	実質臓器の腫瘍の浸潤	脊髄圧迫，腹腔神経叢障害，脳神経叢障害

3. アセスメント項目とスケール

①痛みの強さ：痛みの感覚は個人で大きく異なるため，客観的に評価指標として，以下の尺度を選択して用いるとよい.

- ● Visual Analogue Scale（VAS）
- ● 数値による尺度（NRS）
- ● 言葉による強さの尺度（VRS）
- ● Faces Pain Scale（FPS）

②痛みの部位：デルマトームなどの人体イラストを用いることで，客観的評価が可能になる.
③その他，痛みの種類，パターン，増強因子・緩和因子，日常生活への影響などを総合的にアセスメントする.

➡ アセスメントの詳細については，ナーシング・グラフィカ『緩和ケア』2章2節2項も参照.

3　疼痛マネジメント

1. WHOの3段階除痛ラダー別疼痛緩和薬と副作用

　オピオイドの使用（図4.17-4）については，療養者・本人の「麻薬」へのさまざまな思いがあるため，誤解や不安に対応する必要がある（表4.17-2）. また，使用に当たり，便秘や悪心への予防的対策が必須である. 便秘に対して，緩下剤や大腸刺激性下剤などの予防的投与をするほか，坐薬，浣腸，摘便を行い対処する. 悪心は，約2週間で耐性ができて消失するが，それまでは中枢性制吐薬を使用する.

● オピオイド（医療用麻薬）の服薬指導〈動画〉

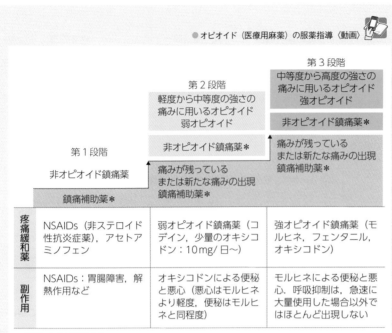

	第1段階	第2段階	第3段階
	非オピオイド鎮痛薬 鎮痛補助薬*	軽度から中等度の強さの痛みに用いるオピオイド 弱オピオイド 非オピオイド鎮痛薬* 痛みが残っているまたは新たな痛みの出現 鎮痛補助薬*	中等度から高度の強さの痛みに用いるオピオイド 強オピオイド 非オピオイド鎮痛薬* 痛みが残っているまたは新たな痛みの出現 鎮痛補助薬*
疼痛緩和薬	NSAIDs（非ステロイド性抗炎症薬），アセトアミノフェン	弱オピオイド鎮痛薬（コデイン，少量のオキシコドン：10mg/日〜）	強オピオイド鎮痛薬（モルヒネ，フェンタニル，オキシコドン）
副作用	NSAIDs：胃腸障害，解熱作用など	オキシコドンによる便秘と悪心（悪心はモルヒネより軽度，便秘はモルヒネと同程度）	モルヒネによる便秘と悪心．呼吸抑制は，急速に大量使用した場合以外ではほとんど出現しない

＊必要に応じて使用する．

図4.17-4　WHOの3段階除痛ラダー別疼痛緩和薬と副作用

表4.17-2　**鎮痛薬使用の基本原則**

- 経口的に
- 時間を決めて
- 患者ごとに
- 細かい配慮をもって

日本緩和医療学会編．がん疼痛の薬物療法に関するガイドライン2020年版．金原出版，2020, p.40より作成．

2. 疼痛緩和薬の投与経路の変更

　経口投与が難しい場合は，パッチ，坐薬，モルヒネの注射などに変更するほか，状況により持続皮下注射も検討する（図4.17-5）．切り替え時の用量設定に注意が必要である．

　特にパッチは，体温の上昇で皮膚吸収が高まり，予定時間より早く薬効がなくなるため一層の注意を要する．一方で，何枚も貼り重ねることで傾眠傾向や呼吸抑制が生じ，剝がしても18〜20時間は効果が残るため，医療的管理が重要となる．

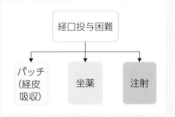

図4.17-5　投与経路の変更

4　援助の実際

　がん疼痛とその他の疼痛を分けて対応する．がん末期療養者に対しては，疼痛管理の基準であるWHO方式がん疼痛治療指針に基づいた支援を基本とするが，非がん疼痛のある療養者では，原因疾患によって治療方針が大きく異なるため，個々に応じたケアをする．本書では，がん疼痛のコントロールを主に示す．

1. WHO方式がん疼痛治療指針と在宅における目標

　鎮痛薬使用の基本原則（表4.17-2）とWHOの3段階除痛ラダー（図4.17-4）を基盤に支援を行うことで，90%以上の疼痛コントロールが可能となる．WHOにおける疼痛コントロールの第1目標は「痛みに妨げられない夜間の睡眠の確保」，第2目標は「安静時の痛みの消失」，第3目標は「体動時の痛みの消失」であるが，在宅においては，療養者・家族の生活に合わせた目標を定めることが大切である．そのため，療養者・家族の価値観や生活リズムに応じた疼痛コントロールの目標を立て，療養者・家族に確認し，チームで共有する．

2. レスキュー薬の使用

● 疼痛の増強時やその前に, **レスキュー薬**（レスキュー・ドーズ, 臨時追加投与薬）の安全な使用を指導する.

3. 予防的な副作用への対処と安全対策

● 悪心・嘔吐, 便秘など, 療養者のQOLに関わる副作用は出現を待ってからの対応ではなく, 副作用の出現を予測して予防的に制吐薬や下剤の服薬管理を行う.
● 急激な鎮痛薬の増量が呼吸抑制や傾眠状態を引き起こすため, 計画的な服薬ができるよう管理する. 腎機能や肝機能の低下している人, 高齢者では, 特に注意を払う.

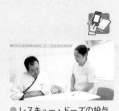

● レスキュー・ドーズの投与方法〈動画〉

4. その他の看護のポイント

● がん疼痛以外の新たな苦痛を増やさないように, 輸液量, 皮膚のトラブルなどを管理する.
● 全人的看護の基本として, 療養者本人の社会的役割や存在意義を尊重した対応を行う.

5 療養者・家族への支援

療養者・家族への支援のポイントを以下に挙げる.

● アセスメントツールを用いながら, 療養者に痛みをうまく表現してもらう.
● 療養者・家族が疼痛緩和薬を自己管理できるように, 方法を共に考え, 必要な支援をする.
● 麻薬は, 人目につかない扉の閉まる遮光された棚などに, 他のものと区別して保管することを指導する.
● 社会的な役割や家族内での役割を最期まで担えるように支援する.
● 希望があれば, 補完代替療法の相談に対応し, 療養者・家族の安全・安楽を支援する（➡7項 p.180参照）.

6 社会資源の活用・調整

医療チームでゴールを共通認識しておくことのほか, 特に緊急時の薬剤変更においては, 医師・薬剤師との連携が重要となる.

1 資材の調達と管理

レスキュー薬の処方せんは, 疼痛の増強時に早急に対応できるよう, 薬剤師に事前に調達してもらうようにする. 麻薬の紛失や盗難時は, 交付を受けた診療施設と警察に届け出るように家族に指導する. また, 使用済みまたは未使用で不要となった持続注入器や麻薬は, 交付を受けた診療施設もしくは薬局に持参するように伝える.

2 多職種連携と制度

身体状況や家族による介護状況の変化に応じて, 介護支援専門員（ケアマネジャー）にケアプランを見直してもらい, 看護師, 薬剤師, 介護職員による訪問を通して, 薬剤の確実な投与や物品管理を行う.

がんのターミナル期の訪問看護は医療保険の適用となる. 医療保険を利用して訪問回数を増やすことが可能になる.

7 補完代替療法の活用

　補完代替療法（complementary & alternative medicine：**CAM**）とは，「現代西洋医学領域において，科学的未検証および臨床未応用の医学・医療体系の総称」（日本補完代替医療学会による定義）である．健康の維持・増進にCAMを活用する人がいる中，がん末期療養者が実践する例は極めて多く，医療チームには隠して療養者が使用していることも多い．療養者の安全を確保し，良き理解者となりつつ，時に活用するためにも看護師がCAMを把握する意義は大きい．

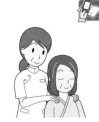

● 補完代替療法〈動画〉

1. 分類と内容

　表4.17-3は，米国国立補完代替医療センターによる分類を参考に，日本国内で体験可能な療法や，日本人になじみのある補完代替療法を分類したものである．

　特にがんのCAMでは，**アロマセラピー**が心身の諸症状を有意に改善させ，**足のマッサージ**によって疼痛や悪心が有意に低下することがわかっている．また，優しく皮膚表面をなでる**タッチケア**や**タッチング**により血中のオキシトシンが増加し，痛みの軽減や消失につながる．近年，マインドフルネスなどの瞑想が，疲労して萎縮した海馬を元に戻し，精神的な安寧をもたらすこともわかってきた．

　一方で，飲み合わせにより薬効や身体に問題を生じさせたり，使用方法を誤って症状を悪化させたりすることもあるため，療養者・家族の不利益がないように注意が必要である．そして，できるだけ療養者本人がセルフメディケーションを行え（➡p.108 plus α参照），最期まで家族が療養者のためにできることを見つけられるよう支援することが大切である．

　導入や実施に当たっては，療養者・家族の心身の状況と施術との相性を観察する．療養者・家族の身体的・経済的に負担となることもあるため，積極的な推奨ではなく，療養者・家族を支援する一助として検討したい．

表4.17-3　補完代替療法の分類

分　類	内　容
医療体系	アーユルヴェーダ*1，中国医学，ユナニ医学*2
心に働き掛ける療法	瞑想，リラクセーション，アロマセラピー，音楽療法，アニマルセラピー，芸術療法，催眠療法
栄養に関わる療法	ハーブ療法，健康補助食品，分子栄養学（サプリメントなど），マクロビオティック*3，酵素療法
身体を整える療法	鍼灸，按摩，マッサージ，指圧，整体，カイロプラクティック，リフレクソロジー，オステオパシー*4，温泉療法，温熱療法，イトオテルミー*5
エネルギー療法	タッチ療法，靈氣，気功，ホメオパシー*6，バッチフラワーレメディ*7，電磁波療法

*1　アーユルヴェーダ：インド医学
*2　ユナニ医学：インド・パキスタンなどイスラム圏医学
*3　マクロビオティック：玄米，全粒粉を主食とする
*4　オステオパシー：自然治癒力を生かした整体，施術
*5　イトオテルミー：温熱療法の一つ
*6　ホメオパシー：自然治癒力を利用する療法
*7　バッチフラワーレメディ：花を利用した自然療法

2. 看護のポイント

①治療，緩和，副作用の軽減，不安の軽減など，療養者・家族の使用目的を確認し，CAMを使用したい気持ちを否定せず，傾聴する．

②避けたほうがよいCAMをアセスメントする．抗凝固作用が認められるサプリメントや栄養補助食品は，血小板減少者や抗凝固薬の服用者には勧められない．また，うつ症状を緩和するとされるセントジョンズワート（ハーブ）など，抗がん薬の効き目を抑えるサプリメントにも注意が必要であることを伝える．

③療養者が自己管理できる方法を共に考える．家族には，最期まで療養者のためにできる方法を共に考えたり，「さする」「そばにいる」など，家族が最期までできる方法を伝えたりする．その際，五感の中では聴覚が最期まで残るため，優しく耳元で愛情や感謝の気持ちを伝えることが，療養者の安楽につながることも伝える．

■ 引用・参考文献

1) 全国訪問看護事業協会. 専門性の高い看護師と連携するためのガイド（訪問看護ステーション用）. 2016.
2) 厚生労働省. セルフメディケーション税制（特定の医薬品購入額の所得控除制度）について. https://www.mhlw.go.jp/stf/seisakunitsuite/bunya/0000124853.html, （参照2023-07-20）.
3) 厚生労働省. 検討を要する福祉用具の種目について. 平成27年度第1回介護保険福祉用具・住宅改修評価検討会に関する資料：資料5-1. 2015, p.1. https://www.mhlw.go.jp/file/05-Shingikai-12301000-Roukenkyoku-Soumuka/1109-5-1.pdf, （参照2023-07-20）.
4) 岡山市. 介護機器貸与モデル事業. https://www.city.okayama.jp/shisei/0000007207.html, （参照2023-07-20）.
5) 日本がん看護学会, 日本臨床腫瘍学会, 日本臨床腫瘍薬学会編. がん薬物療法における職業性曝露対策ガイドライン. 2019年版, 金原出版, 2019.
6) 厚生労働省. がん患者の就労や就労支援に関する現状. https://www.mhlw.go.jp/file/05-Shingikai-10901000-Kenkoukyoku-Soumuka/0000037517.pdf, （参照2023-07-20）.
7) NPO法人がん患者団体支援機構・ニッセイライフ共同実施アンケート調査. 2009.
8) 中央社会保険医療協議会総会. がん対策, 生活習慣病対策, 感染症対策について：資料（総−4）. 2011. 10. 26. https://www.mhlw.go.jp/stf/shingi/2r9852000001sp25-att/2r9852000001spdf.pdf, （参照2023-07-20）.
9) 国立がん研究センター. 患者必携 がんになったら手にとるガイド 普及新版. 2017. https://ganjoho.jp/public/qa_links/hikkei/hikkei02.html, （参照2023-07-20）.
10) 小山勇監修. がん外来化学療法チームマネジメント：埼玉医科大学国際医療センターでの検証と未来像. 医学と看護社, 2015.
11) 安藤雄一編. 外来化学療法室：がん薬物療法カンファレンス. 南山堂, 2015.
12) 森田達也編. 緩和ケアの魔法の言葉：どう声をかけたらいいかわからない時の道標. 緩和ケア. 2016, 6月増刊号.
13) プロフェッショナルがんナーシング. 2016, 6 (4).
14) がん看護. 2016, 21 (6).
15) 福原俊一. 臨床のためのQOL評価と疫学. 日本腰痛学会雑誌. 2002, 8 (1), p.31-37.
16) Bach, J.R., et. al. Criteria for extubation and tracheostomy tube removal for patients with ventilatory failure. A different approach to weaning. Chest. 1996, 110 (6), p.1566-1571.
17) Tzeng, A.C., et. al. Prevention of pulmonary morbidity for patients with neuromuscular disease. Chest. 2000, 118 (5), p.1390-1396.
18) 村井容子ほか. 気管カニューレの管理. GERONTOLOGY. 2001, 13 (4), p.404-413.
19) 中山優季. 看護判断と気道ケアのツボ. 難病と在宅ケア. 2012, 17 (12), p.13-18.
20) 川越弘美ほか編. 最新訪問看護研修テキストステップ1. 日本看護協会出版会, 2005.
21) 小林寛伊編. 在宅ケアと感染制御. メヂカルフレンド社, 2005.
22) 関東通信病院看護部編著. 患者指導マニュアル2 在宅ケア編. メヂカルフレンド社, 1996.
23) 日本呼吸器学会肺生理専門委員会在宅呼吸ケア白書COPD疾患別解析ワーキンググループ編. 在宅呼吸ケア白書. 日本呼吸器学会, 2013.
24) 厚生労働省. 在宅酸素療法における火気の取扱いについて. https://www.mhlw.go.jp/stf/houdou/2r9852000003m15_1.

html, （参照2023-07-20）.
25) 大阪府立呼吸器・アレルギー医療センター編. 在宅酸素療法ケアマニュアル. メディカ出版, 2012.
26) 陳和夫. 酸素療法と非侵襲的換気. 日本呼吸ケア・リハビリテーション学会誌. 2015, 25 (2), p.168-173.
27) 在宅酸素療法.com. http://ww7.xn–3ds84h5st01ieti1y5a.com/, （参照2023-07-20）.
28) 原田恭子. NPPVの仕組みと換気モード. Nursing today. 2010, 25 (5), p.20-22.
29) Mehta, S., Hill, N.S. Noninvasive ventilation. Am J Respir Crit Care Med. 2001, 163 (2), p.540-577.
30) 厚生労働省. 喀痰吸引等制度について. https://www.mhlw.go.jp/seisakunitsuite/bunya/hukushi_kaigo/seikatsuhogo/tannokyuuin/01_seido_01.html, （参照2023-07-20）.
31) 島内節ほか編著. これからの在宅看護論. ミネルヴァ書房, 2014.
32) 角田直枝編著. 実践できる在宅看護技術ガイド. 学研メディカル秀潤社, 2013.
33) 櫻井尚子ほか著. 地域療養を支えるケア. 第4版, メディカ出版, 2013, （ナーシング・グラフィカ, 在宅看護論）.
34) 押川真喜子監修. 写真でわかる訪問看護アドバンス. 新訂版, インターメディカ, 2014.
35) 介護と医療研究会. 現場で使える訪問看護便利帖. 河村雅明ほか監修. 翔泳社, 2016.
36) 後藤百万ほか. これからの在宅医療：指針と実務. 大島伸一監修. グリーンプレス, 2016, p.85.
37) 西村かおる. コンチネンスケアに強くなる排泄ケアブック. 学研メディカル秀潤社, 2009, p.57-65.
38) 西村かおる. 排尿自立のための病棟看護師の役割. 看護技術. 2016, 62 (6), p.13.
39) 日本ストーマ・排泄リハビリテーション学会編. ストーマ・排泄リハビリテーション学用語集. 第4版, 金原出版, 2020.
40) ストーマリハビリテーション講習会実行委員会編. ストーマリハビリテーション基礎と実際. 第3版, 金原出版, 2016, p.298.
41) 青木和恵ほか. レッツ・スタディ：やさしいストーマケア. 改訂版, 桐書房, 2003.
42) 渡邊成編. 基礎からわかるスキンケア・ストーマケア・創傷ケア・栄養支援・排泄ケア. 臨牀看護. 臨時増刊. 2013, 39 (4).
43) 小川滋彦. PEG（胃ろう）トラブル解決ガイド. 照林社, 2008.
44) 静脈経腸栄養ガイドライン. 第3版, Quick Reference. https://www.jspen.or.jp/wp-content/uploads/2014/04/201404QR_guideline.pdf, （参照2023-07-20）.
45) 長寿科学振興財団. 胃ろうの造設とその管理についての実態調査：平成18年度厚生労働省老人保健健康増進等事業報告書概要版. 長寿科学振興財団東京事務所, 2007.
46) 神奈川県立こども医療センターNST. 胃ろうからミキサー食注入のすすめ. 2014. https://www.happy-at-home.org/pdf/20180903_1.pdf, （参照2023-07-20）.
47) 小野沢滋編著. 在宅栄養管理：経口から胃瘻・経静脈栄養まで. 南山堂, 2016.
48) 坂本すが監修. 完全版ビジュアル臨床看護技術ガイド. 照林社, 2015.
49) 日本褥瘡学会編. 褥瘡状態評価スケール：改定DESIGN-R® 2020 コンセンサス・ドキュメント. 照林社, 2020. https://www.jspu.org/medical/books/docs/design-r2020_doc.pdf, （参照2023-07-20）.
50) 日本褥瘡学会編. 褥瘡予防・管理ガイドライン. 第4版, 日本褥瘡学会誌. 2015, 17 (4), p.487-557.
51) 日本褥瘡学会編. 褥瘡関連項目に関する指針：平成26年度

（2014年度）診療報酬改定．照林社，2014.

52）日本褥瘡学会．在宅褥瘡予防・治療ガイドブック．第3版，照林社，2015.

53）日本皮膚科学会．糖尿病性壊疽・潰瘍ガイドライン．日本皮膚科学会雑誌．2012, 122 (2), p.281-319.

54）西田壽代．"糖尿病足病変とフットケア"．すべてがわかる最新・糖尿病．門脇孝ほか編．照林社，2011, p.297-302.

55）西田壽代監修．新はじめよう！フットケア．日本トータルフットマネジメント学会編．日本看護協会出版会，2022.

56）厚生労働省．医師法第17条，歯科医師法第17条及び保健師助産師看護師法第31条の解釈について（通知）．2005. https://www.mhlw.go.jp/web/t_doc?dataId=00tb2895&dataType=1&pageNo=1, (参照2023-07-20).

57）経済産業省．産業競争力強化法の「グレーゾーン解消制度」の活用．2017. https://www.meti.go.jp/policy/jigyou_saisei/kyousouryoku_kyouka/shinjigyo-kaitakuseidosuishin/press/171120_press.pdf, (参照2023-07-20).

58）日本糖尿病学会編著．糖尿病治療ガイド2022-2023．文光堂，2022.

59）日本糖尿病学会編著．患者さんとその家族のための糖尿病治療の手びき2020．改訂第58版，日本糖尿病協会・南江堂，2020.

60）林道夫監修．糖尿病まるわかりガイド：病態・治療・血糖パターンマネジメント．学研メディカル秀潤社，2014.

61）宮崎歌代子ほか編．在宅療養指導とナーシングケア：在宅自己注射／在宅自己導尿／在宅寝たきり患者処置（褥瘡）．医歯薬出版，2003,（退院から在宅まで5）.

62）日本IDDMネットワークホームページ．https://japan-iddm.net, (参照2023-07-20).

63）日本糖尿病協会．糖尿病友の会とは．https://www.nittokyo.or.jp/modules/club/index.php?content_id=2, (参照2023-07-20).

64）日本透析医学会腹膜透析ガイドライン作成ワーキンググループ委員会．2009年版腹膜透析ガイドライン．日本透析医学会雑誌．2009, 42 (2), p.281-291.

65）浜崎敬文．在宅透析療法．医療機器学．2016, 86 (1), p.12-18.

66）高橋三男．"腹膜透析システム"．腹膜透析スタンダードテキスト．中本雅彦ほか．医学書院，2012, p.45-65.

67）牧野範子．"透析導入患者の看護"．腎不全看護．日本腎不全看護学会編．第5版，医学書院，2016, p.182-186.

68）三村洋美ほか．要介護高齢腹膜透析療養者の訪問看護師に対する認識と訪問看護師自らの認識．日本腎不全看護学会誌．2007, 9 (2), p.46-56.

69）水内恵子．"腹膜透析関連技術：腹膜透析に必要な技術・観察・ケア"．腎不全看護．日本腎不全看護学会編．第5版，医学書院．2016, p.186-190.

70）日本ペインクリニック学会ホームページ．https://www.jspc.gr.jp, (参照2022-11-05).

71）厚生労働省がん研究助成金「がんの代替療法の科学的検証と臨床応用に関する研究班」編．日本補完代替医療学会監修．がんの補完代替医療ガイドブック．2006. https://shikoku-cc.hosp.go.jp/cam/dl/pdf/cam_guide_H20.6_forWeb.pdf, (参照2023-07-20).

72）QLifeホームページ．https://www.qlife.jp, (参照2023-07-20).

73）在宅医療テキスト編集委員会編．在宅医療テキスト．第3版，公益財団法人在宅医療助成勇美記念財団．2015, p.128-137.

🔖 重要用語

医療ケア	酸素装置	輸液管理
医療保険	酸素供給装置	皮下埋め込み式（ポート式）
介護保険	CO_2ナルコーシス	褥瘡の危険因子
障害者総合支援法	在宅人工呼吸療法（HMV）	褥瘡アセスメント
副作用	非侵襲的陽圧換気療法（NPPV）	褥瘡予防
薬剤の相互作用	気管切開下間欠的陽圧換気療法（TPPV）	糖尿病足病変
服薬管理		フットケア
化学療法	下部尿路機能障害	靴型装具
外来化学療法	膀胱留置カテーテル	足底装具
放射線療法	自己導尿	インスリン自己注射
排痰ケア	ストーマ管理	低血糖
呼吸のフィジカルアセスメント	ストーマ装具	血糖自己測定（SMBG）
体位排痰法	皮膚トラブル	シックデイ
スクイージング	皮膚・排泄ケア認定看護師（WOCナース）	連続携行式腹膜透析（CAPD）
吸引		APD
気管カニューレ	経管栄養法	細菌性腹膜炎
気管切開	胃瘻	出口部感染
人工鼻	PEG	透析液バッグ
カフ	半固形化栄養剤	出口部のケア
カフ圧	ミキサー食	疼痛管理
加湿管理	在宅中心静脈栄養法	侵害受容性疼痛
在宅酸素療法（HOT）	末梢静脈栄養法（PPN）	神経障害性疼痛

混合性疼痛　　　　　　　　レスキュー薬　　　　　　　タッチケア
痛みの悪循環　　　　　　　補完代替療法（CAM）　　　タッチング
全人的苦痛　　　　　　　　アロマセラピー
WHOの 3 段階除痛ラダー　　足のマッサージ

学習達成チェック

- [ ] 在宅療養の場における薬物療法に必要な看護技術を理解し実践できる.
- [ ] がん外来化学療法の対象者と治療による副作用について理解し，なぜ外来でがんの化学療法を受けるのかを説明できる.
- [ ] がん外来化学療法を受ける療養者・家族を支援するための視点と療養者を支える多職種連携について説明できる.
- [ ] 呼吸のアセスメントに基づく適切な排痰ケアを適切で安全かつ有効に実施できる.
- [ ] 気管カニューレの位置・構造を説明できる.
- [ ] 気管カニューレによる合併症と観察ポイントを説明できる.
- [ ] 気管カニューレ装着中の在宅療養の方法，緊急時の対応を説明できる.
- [ ] 気管カニューレ装着中の療養者と家族への指導および支援方法について説明できる.
- [ ] 在宅酸素療法（HOT）の目的と対象者の特徴を説明できる.
- [ ] 在宅酸素療法（HOT）を受ける療養者の日常生活上の留意事項を説明できる.
- [ ] 非侵襲的陽圧換気療法（NPPV）の目的を説明できる.
- [ ] 非侵襲的陽圧換気療法（NPPV）を行う療養者の観察項目や，生じやすいトラブルの対処方法を説明できる.
- [ ] TPPV の概要と目的を説明できる.
- [ ] TPPV の療養者の管理と看護のポイントを説明できる.
- [ ] 在宅における排尿ケアのトラブルと対応について説明できる.
- [ ] 在宅における排尿ケアについて療養者・家族への指導内容を説明できる.
- [ ] ストーマの種類と特徴，処置のしかたを理解し，説明できる.
- [ ] ストーマの異常やトラブルの対処方法を理解し，説明できる.
- [ ] 在宅における経管栄養法を知り，療養者・家族を支援できる.
- [ ] 輸液管理の目的や方法，種類を説明できる.
- [ ] 輸液管理での感染を予防するための観察項目を説明できる.
- [ ] 輸液管理の療養者・介護者への指導内容を説明できる.
- [ ] 在宅における褥瘡ケアの特徴を理解し，対象者を支援できる.
- [ ] 在宅における褥瘡の発生機序を理解し，アセスメントできる.
- [ ] 在宅における褥瘡の基本的技術を理解し，指導できる.
- [ ] 医療で実施するフットケアの適応となる疾患や状態を挙げることができる.
- [ ] フットケアの役割と内容を説明できる.
- [ ] インスリン自己注射と血糖自己測定の指導を説明できる.
- [ ] CAPD を行うことの利点が説明できる.
- [ ] 透析液バッグの接続・交換時の注意事項が説明できる.
- [ ] CAPD の合併症の種類と観察のポイントが説明できる.
- [ ] 疼痛アセスメントに基づいた薬物療法や副作用への対処を理解し，身体的苦痛を緩和することができる.

学習参考文献

① **赤瀬智子編. 臨床薬理学. 第7版, メディカ出版, 2023,（ナーシング・グラフィカ, 疾病の成り立ち2）.**
実際の看護に求められる薬の知識や投薬上の注意を, 疾患別に, 充実した作用機序の図をもとに理解できる1冊である.

② **中澤巧ほか. 介護スタッフのための安心！薬の知識. 第2版, 秀和システム, 2015.**
介護スタッフが現場でよく見る薬の効能や注意点, 副作用を疾患ごとにまとめて解説. 読みやすく, 知識を整理しやすい.

③ **佐伯俊昭編. がん外来化学療法チームマネジメント：埼玉医科大学国際医療センターでの検証と未来像. 小山勇監修. 医学と看護社, 2015.**
がん患者の全人的診療をチームで行う, すべての医療スタッフに最良の教本である.

④ **宮川哲夫編. 呼吸ケアナビガイド：治療・ケアの手順がひと目でわかる！. 中山書店, 2013.**
呼吸のアセスメントに基づく排痰ケアの進め方の詳細を解説している.

⑤ **宮川哲夫編著. 動画でわかるスクイージング：安全で効果的に行う排痰のテクニック. 中山書店, 2005.**
スクイージングの実際を解説しており, DVDで実際の手技を学習できる.

⑥ **杉元雅晴編. 理学療法士のための在宅療養者の診かた. 文光堂, 2015.**
実際の症例をもとに呼吸不全の実際を解説している.

⑦ **山内豊明. フィジカルアセスメントガイドブック：目と手と耳でここまでわかる. 第2版, 医学書院, 2011.**
フィジカルアセスメントの基本的知識と技術が解説されている.

⑧ **大阪府立呼吸器・アレルギー医療センター編. 在宅酸素療法ケアマニュアル. メディカ出版, 2012.**
在宅酸素療法（HOT）の基本的な知識とケアを解説し, 心理的・倫理的な面を含めた看護ケアのポイントをまとめている. 看護ケアの実際や患者自身の工夫を数多く紹介し, 外来, 病棟, 訪問すべてのスタッフがすぐに使える1冊である.

⑨ **日本呼吸器学会NPPVガイドライン作成委員会編. NPPV（非侵襲的陽圧換気療法）ガイドライン. 改訂第2版, 南江堂, 2015.**
NPPVの適応から使用者まで全般的に学習できる.

⑩ **角田直枝編著. よくわかる在宅看護：知識が身につく！実践できる！. 改訂第3版, 学研メディカル秀潤社, 2020.**
執筆者の多くが訪問看護認定看護師であり, 在宅看護を目指す看護師・看護学生の訪問看護の実践力向上に最適.

⑪ **筧善行編. 泌尿器科看護の知識と実際. 第2版, メディカ出版, 2010.**
泌尿器科関連の病態や解剖生理を基本から学べる.

⑫ **西村かおる編. コンチネンスケアに強くなる排泄ケアブック. 学研メディカル秀潤社, 2009.**
失禁ケアについて基本から学べ, わかりやすい内容である.

⑬ **藤原泰子ほか編. 在宅におけるストーマケアマニュアル. 真興交易医書出版部, 2009.**
体系的に在宅ストーマケアが整理されている良書である.

⑭ **岡田晋吾. 早わかりPEG（胃瘻）ケア・ノート. 照林社, 2010.**
PEGの管理方法について, わかりやすく写真や図を使って説明している.

⑮ **小川滋彦. PEG（胃ろう）トラブル解決ガイド. 照林社, 2008.**
PEG管理の極意がキャッチフレーズで理解でき, トラブルの解決策がフローチャートでわかる.

⑯ **押川真喜子監修. 写真でわかる訪問看護アドバンス. 新訂版, インターメディカ, 2020.**
写真やDVDで実際の手技がイメージでき, 実践に役立つ.

⑰ **田中マキ子. ガイドラインに基づくまるわかり褥瘡ケア. 照林社, 2016.**
最新エビデンスに基づいて, 予防から治療に関する内容が網羅されている.

⑱ **丹波光子監修. 評価・選択・実行できる褥瘡ケアデビュー. 学研メディカル秀潤社, 2016.**
皮膚・排泄ケア認定看護師による執筆で, ステップ別・病棟別に関わりをまとめている. 在宅での褥瘡ケアにも役立つ内容である.

⑲ **西田壽代監修. 新はじめよう！フットケア. 日本トータルフットマネジメント学会編. 日本看護協会出版会, 2022.**

足の症状から病変がわかるだけでなく，ケアの実際を動画で見られるなど，フットケアに関し広く深く網羅した内容となっている．

㉑ **西田壽代監修．実践！介護フットケア 元気に歩く足のために．講談社，2021．**

介護に役立つフットケアの知識と実技のコツを，イラストを使って紹介．高齢者が，いつまでも元気に自分の足で歩けることを目指す．

㉑ **西田壽代監修．フットケア：看護ケアに役立つ．vol.3, DVD 版．医学映像教育センター，2016．**

患者の足を守るために必要なフットケアの正しい手技の理解と実践に役立つ．

㉒ **西田壽代監修．看護におけるフットケア．DVD 版．ビデオ・パック・ニッポン，2011．**

看護師が行えるフットケアの基礎知識・技術の習得に最適．日本視聴覚教育協会の職能教育部門で，優秀作品賞を受賞．

㉓ **林道夫監修．糖尿病まるわかりガイド：病態・治療・血糖パターンマネジメント．学研メディカル秀潤社，2014．**

糖尿病の病態生理や治療，ケア，指導などについて，イラスト入りでわかりやすく解説されており，糖尿病患者への療養支援の総合的理解に役立つ．

㉔ **中本雅彦ほか．腹膜透析スタンダードテキスト．医学書院，2012．**

CAPD に関する基本的な知識が学習できる．

㉕ **日本腎不全看護学会編．腎不全看護．第 5 版，医学書院，2016．**

腎不全患者のケアについて解説されており，療養支援の基本となる内容である．

㉖ **日本緩和医療学会ガイドライン統括委員会編．がん疼痛の薬物療法に関するガイドライン 2020 年版．金原出版，2020．**

がん疼痛に対する薬物療法の標準的治療が示されている．

㉗ **全国訪問看護事業協会．訪問看護が支える在宅ターミナルケア．日本看護協会出版会，2021．**

がんを中心に非がんを含めて，在宅ターミナルケア実践に必要な視点や知識が事例を交えて紹介されている．

㉘ **日本緩和医療学会編．専門家をめざす人のための緩和医療学．改訂第 2 版，南江堂，2019．**

がん，非がん，小児を含め緩和ケアを必要としている人の病態，アセスメント，治療，ケアが網羅されている．

4

療養を支える看護技術（医療ケア）

185

5 在宅療養を支える健康危機・災害対策

学習目標

- 在宅療養者とその家族にとって，健康危機・災害対策が必要であることを理解できる.
- 災害サイクルに応じて変化する，在宅療養者に必要な看護支援の内容を理解できる.
- 地域包括ケアシステムによる対策と連携が，健康危機・災害対策にも必要であることを理解できる.
- 訪問看護ステーションの健康危機・災害対策と対応について理解できる.
- 訪問看護師の健康危機・災害時対応について理解できる.
- 過去の事例から健康危機・災害時の課題と対策を考えることができる.
- 健康危機・災害対策は，地域で生活する在宅療養者の命を守るだけでなく，自身も含め，家族，そして地域を守るための重要課題であることを学ぶ.

1 在宅療養における健康危機・災害対策

1 健康危機・災害対策に関わる施策・制度

　健康危機とは，「食中毒，感染症，飲料水，医薬品，毒物劇物その他なんらかの原因により生じる地域住民の生命，健康の安全を脅かす事態」をいう[1]．日本における健康危機管理は，保健所が主に責任を負う．保健所には，地域における保健医療関係の行政機関として，平常時には監視業務等を通じて健康危機の発生を未然に防止するとともに，所管区域全体で健康危機管理を総合的に行うシステムを構築し，健康危機発生時にはその規模を把握し，地域に存在する保健医療資源を調整して，関連機関を有機的に機能させる役割が期待されている[2]からである．そして，保健所が対応すべき「災害有事・重大健康危機」[3]には，新型コロナウイルス感染症やSARSなどのパンデミックを引き起こす原因となる感染症と，地震・台風・津波などの自然災害が挙げられている．そこで本章では，新型コロナウイルス感染症や大規模地震災害などの自然災害に際する在宅療養について展開する．

　自然災害などの対策に関わる法律は，大きな災害が発生して被害を受けた後に，既存の法律では対応できなかった問題に対し対応ができるようにPDCAサイクルを回した結果，改正を重ねたり新たに制定されたりしてきた[4]．例えば，1946（昭和21）年の南海地震では被災者に対する救護・保護が不十分であった反省から「災害救助法」が制定され，1959（昭和34）年の伊勢湾台風では広域的な計画不足を顧みて「災害対策基本法」が制定され，現在も改正をしながら活用されている．また，1995（平成7）年の阪神・淡路大震災と地下鉄サリン事件を契機に，「避けられた災害死」に対応すべく，災害拠点病院やDMAT*，EMIS*が整備され，その後も，DPAT*，DHEAT*など，災害時における被災地外からの医療・保健に関わるチームや支援のしくみがつくられた[5]．

　在宅療養者の危機管理に関わる法律や施策・制度に関しても，災害については災害対策基本法や災害救助法などの法律，感染症については感染症の予防及び感染症の患者に対する医療に関する法律（感染症法）が法的基盤となっている．そして，保健所や保健医療福祉チームによる支援の施策・制度に基づき，対策がとられている．

2 在宅療養における健康危機・災害対策の必要性

　災害時には，速やかな避難行動ができ，避難後の不自由な環境でも生命や活動を維持でき，より良い生活に向けて他者と力を合わせ臨機応変に対応する姿勢が必要となる．災害直後は，直接的な生命の危機から逃れる必要がある．

用語解説 *
DMAT
Disaster Medical Assistance Team. 災害派遣医療チーム．災害発生直後から主に72時間の命のタイムリミットの時期に活動できる，機動性を備えた医療チーム．

用語解説 *
EMIS
Emergency Medical Infomation System. 広域災害救急医療情報システム．災害時における「適切な情報の収集・提供」を目的としたシステム．

用語解説 *
DPAT
Disaster Psychiatric Assistance Team. 災害派遣精神医療チーム．精神科医療および精神保健活動の支援を行う専門チーム．

用語解説 *
DHEAT
Disaster Health Emergency Assistance Team. 災害時健康危機管理支援チーム．保健医療行政の指揮調整機能などの応援チーム．

コンテンツが視聴できます（p.2参照）

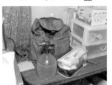
● 在宅療養における災害対策〈動画〉

在宅療養者は，他者からの支援を必要とする災害時要援護者・要配慮者*であり，その一部は**避難行動要支援者***でもある．新型コロナウイルス感染症などに罹患した場合は，命の危険にさらされるリスクも高いため，パンデミックを引き起こす感染症への特別な対策が必要である．そして，大規模災害時は，支援に関わっている専門職も被災している可能性があり，たとえ稼働が可能であっても，道路の閉鎖や燃料不足などで通常の交通手段が利用できないこともあり，発災当日にすべての療養者支援に駆け付けることは極めて困難な状況となる．そのため，療養者・家族自身が災害時にとるべき行動を把握・実践できるように準備しておく必要がある．

また，避難所では必要な医療支援が継続して受けられなくなるなど，在宅療養者が安心して生活していける状況を整えることは難しい．災害時要援護者・要配慮者か否かにかかわらず，他者とのつながりが希薄であるような場合は，避難後，元の半壊・全壊の自宅に戻り，危険な環境下での生活を強いられ，食料の確保もできず，医療の継続支援が受けられなくなったりするなどの恐れが生じる．

そこで，在宅療養における災害対策では，災害時にとるべき具体的な行動を療養者と家族が理解し，備えられるような支援と，日常生活の中で近隣住民や友人とのつながりを築き維持できるような支援が必要となる．

3 災害サイクルと在宅療養者支援

発災後の経過とともに医療・看護ニーズが変化するため，災害看護活動の基本的な枠組みの一つに，「災害サイクルに応じた看護支援」がある．在宅療養者は，被災による傷病を負わない状態でも医療・看護ニーズは高く，また多様であり，各災害サイクルの時期ごとに，危機的状況に陥りやすいという特徴がある．ゆえに，在宅療養者に特徴的な医療・看護ニーズと支援のポイントを**災害サイクル***ごとに理解しておく必要がある（表5.1-1）．

また，被災後の心理状態も時間や状況とともに変化するため，災害サイクルに応じた「心のケア」が必要であるといわれている．安全で安心できる状況や快適な生活環境（温かい食事，清潔なトイレ，適切な温度・湿度など），居場所，同じ境遇の人々と語り合える場づくりなどが心のケアの初期段階の支援となる．在宅療養者のための特別な心のケアはないので，一般的な心の反応と援助について把握しておくとよい．

表5.1-1　災害サイクル別にみた在宅療養者支援のポイント

	超急性期 （発災〜72時間）	急性期〜亜急性期 （4日〜1カ月くらい）	復旧復興期 （1カ月〜3年くらい）	静穏期・準備期 （3年〜次の災害）
在宅療養者支援のポイント	● 適切な避難場所への避難（避難所，福祉避難所，病院または安全な自宅） ● 優先的な安否確認 ● 医療機器の点検・管理 ● 必要な医療ニーズへの早期対応	● 福祉避難所・病院への移動 ● 服薬などの医療ニーズへの対応，継続 ● 療養者に適した形態での食事支援 ● 療養者に適した排泄への配慮・支援 ● 積極的なプライバシーの保護 ● 住民への療養者理解の支援	● 社会参加，役割の再獲得による生活不活発病予防 ● リハビリテーションの継続，褥瘡予防 ● 脱水，高血圧による再発予防	● 療養者・家族が治療状況，必要な機器，薬の種類・量を自分で語ることができる，または情報共有のためその写真を撮影し，遠方の親戚へ送信してもらうなどの支援 ● 緊急時連絡先・方法，避難場所，避難手段，医療機関，服薬情報を療養者・家族が把握 ● 避難行動要支援者名簿の作成・協力，登録支援（本人・家族の了解，手上げ方式）
重要な基本事項	● 災害看護の実践(CSCATTT*)に基づいた管理 ● 全戸訪問（自宅，避難所） ● 安否確認（避難所，自宅） ● トリアージと救急対応	● 水分摂取，適切な食事摂取 ● 清潔なトイレの確保，管理 ● 感染予防，口腔内の清潔支援 ● プライバシーの保護と孤立化予防 ● 活動の抑制予防 ● 住民による避難所運営の支援	● 社会参加，役割の再獲得など ● 生活不活発病予防，孤独死予防 →コミュニティーの再構築，居場所づくり，仲間づくり ● 仕事復帰，就職支援 ● 過去の経験を生かし，新たな趣味，活動を見つける支援	● 災害時に強い地域づくり（互助・共助） ● 近隣住民による支援，見守り体制の構築 ● 地域包括ケアシステムにおける連携と避難訓練 ● 地域連携クリティカルパスの活用

	連携	● 療養者本人・家族 ● 地域自主防災組織・民生委員・自治会長 ● 患者会 ● 保健所・保健センター（障害者福祉，地域防災計画担当部門，保健師） ● 医療機関，主治医・専門医，専門看護師・認定看護師（医療機関との連携による医療上の健康危機管理） ● 歯科，管理栄養士 ● リハビリテーション，理学療法士，作業療法士，言語聴覚士 ● 医療機器業者 ● 介護保険事業所・居宅介護支援事業所，介護支援専門員（ケアマネジャー），社会福祉士，介護福祉士などの介護職員 ● 消防署，電力会社，水道局 ● NPO，ボランティア，近隣住民ほか

＊command & control（指揮・統制），safety（安全），communication（情報伝達），assessment（評価），triage（トリアージ），treatment（治療），transport（搬送）の略．

1. 災害時に支援が必要となる在宅療養者

　災害時に支援が必要となる在宅療養者は，継続的な治療が必要な人，認知症，精神疾患，視聴覚障害，脳血管疾患による麻痺・高次脳機能障害などの障害により生活環境に配慮を必要とする人々や，高血圧，糖尿病，心疾患，肝機能障害，がん治療による免疫機能低下状態，人工肛門のストーマ袋交換などのケア，人工呼吸器，人工透析などの医療支援を必要としている人々，がん末期療養者などである．この中でも，**医療依存度の高い療養者**は医療・看護ニーズが最も高い．表5.1-2には，訪問看護ステーションの利用者の状況における傷病別分類を用いて，利用割合の高い傷病者[6]から順に初期対応のポイントを記した．

　表5.1-2にあるような初期支援は，静穏期・準備期の取り組みが鍵となる．以下は，災害サイクル別に起こり得る状況と看護支援である．

plus α

医療依存度の高い療養者支援

生命維持のために特別な治療薬や特別な機器（透析機器・人工呼吸器など）を必要とする人々を指す．特に，機器を動かすには電気・水・マンパワーが必要となるため，災害時は医療専門職による支援が必要になる．

表5.1-2　傷病別初期対応における在宅療養者支援のポイント

傷病別の分類	主な疾患 (医療や状態)	超急性期 (発災〜72時間)	急性期〜亜急性期 (4日〜1カ月くらい)
循環器系の疾患	脳血管疾患(身体障害, 高次脳機能障害) 心疾患,高血圧	●安全な避難,プライバシーへの配慮 ●障害に応じた食事介助・トイレの支援 ●脱水予防	●生活不活発病予防,リハビリテーションの継続,褥瘡予防 ●脱水,高血圧による再発予防 ●他者との交流の継続,ボランティアへの依頼
神経系の疾患(アルツハイマー型認知症を除く)	パーキンソン病,ALSなどの神経難病(人工呼吸器,痰の吸引,経管栄養)	●電源の確保,医療の継続支援 ●避難所内の個室移動,連携病院への搬送 ●疾病・障害に応じた食事・排泄への支援	●福祉避難所,連携病院への移動 ●医療の継続支援 ●疾病・障害に応じた食事・排泄への支援
精神および行動の障害(アルツハイマー型認知症を含む)	認知症 統合失調症	●療養者が安心できる人との連携 ●服薬管理,必要時の専門病院への搬送 ●避難所内の個室への移動 ●住民の不安への対応で療養者の居場所づくり	●療養者が安心できる人との連携,安心できる声掛け ●服薬管理,必要時の専門病院への搬送 ●福祉避難所や避難所内の個室への移動 ●住民の不安への対応で療養者の居場所づくり
筋骨格系および結合組織の疾患	骨粗鬆症 脊柱管狭窄症 関節症	●避難・福祉避難所への移動 ●障害に応じた食事介助・トイレの支援	●生活不活発病予防,リハビリテーションの継続,褥瘡予防 ●他者との交流の継続,ボランティアへの依頼
悪性新生物	がん(治療による副作用,人工肛門・人工膀胱) 末期のがん(鎮痛薬)	●避難時,清潔が保てる個室への移動 ●鎮痛薬の確保 ●副腎皮質ステロイドの継続 ●血液がんの治療の継続	●清潔が保てる福祉避難所や医療機関への移動 ●抗がん薬の種類・スケジュールの把握 ●感染予防(口腔ケア,マスクなど) ●食欲不振・倦怠感への対応(便秘対応・横になれる環境の確保)
内分泌,栄養および代謝疾患	糖尿病(インスリン注射,服薬) 脂質異常症	●食事に応じたインスリン注射支援(不食時は投与しない,なくても問題ない) ●薬がない場合,医療機関への受診継続,受診できない場合は,食事摂取の指導	●食事に応じたインスリン注射支援 ●医療機関への受診継続,食事摂取の指導 ●医療チームへの代替薬の依頼
呼吸器系の疾患	COPD(在宅酸素療法実施中) 肺炎	●地域連携クリティカルパスに応じた入院・外来対応,医療の継続 ●避難所内の個室への移動	●福祉避難所への移動 ●生活不活発病予防 ●呼吸リハビリテーション(呼吸だけでなく,食事,運動への配慮)
損傷,中毒およびその他の外因の影響	事故による四肢麻痺(生活の全介助,自己導尿)	●安全な避難,プライバシーへの配慮 ●障害に応じた食事介助・トイレの支援 ●脱水予防	●リハビリテーションの継続,褥瘡予防 ●脱水,高血圧による再発予防 ●他者との交流の継続,ボランティアへの依頼
腎尿路生殖器系の疾患	腎不全(透析)	●緊急血液透析の支援(行政との連携) ●腹膜透析のための個室確保 ●カリウム吸着薬の確保,溢水・脱水の予防,食事摂取についての支援	●透析未実施者への緊急透析 ●安全な地域での避難透析 ●溢水・脱水の予防,食事摂取についての支援 ●自立支援,生活不活発病予防

2. 超急性期の医療・看護ニーズとそれを踏まえた静穏期・準備期の看護支援

発災直後から超急性期は，ライフラインの断絶により生命維持装置が使用できなくなったり，避難行動がとれずに津波や火災，自宅の倒壊に巻き込まれたりすることが最大の問題となる．発災直後は，医療・介護の専門家も被災しており，限られたマンパワーで通常以上の訪問を行うことが極めて困難となるため，静穏期・準備期から療養者・家族の支援を行う必要がある．

平時から行ってきたことは緊急時にも行うことができるので，**防災訓練**の意義は高い．在宅療養者では，お花見などの楽しい外出を防災訓練に見立て，バッテリーの稼動や持続時間，外出に必要なマンパワーや外出方法について把握・確認することもできる．必要とする医療を療養者・家族が自立して確保したり，必要な薬や治療などを医療チームに自分の口で伝えることができたりするような支援を，平時に行っておく必要がある．

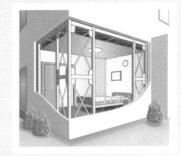

図5.1-1　耐震シェルター

一方，避難が困難であることが予測できる場合は，自宅を安全な空間とする必要がある．自宅を高台へ移転したり，家全体の耐震強度を高めたり，地震から身を守る耐震シェルター（図5.1-1）や，火山の噴火・津波から身を守るシェルターを取り入れたりして，起こり得る災害に応じた対策を取ることが望ましい．また，自立が困難な療養者には，避難行動要支援者名簿の登録を自ら希望するように（手上げ方式*），支援するとともに，近隣住民との関係性を必要時に見直し，時に見守ってもらえるような体制をつくる必要がある．さらに，原子力発電所の事故が生じる危険性のある地域では，行政保健師の指導の下，安定ヨウ素剤の配布や使用において一貫した支援ができるように協働する．

3. 急性期〜亜急性期の医療・看護ニーズと支援

急性期〜亜急性期は，災害関連死の予防のためにも医療ニーズと生活ニーズに，早急に対応する必要があるため，福祉避難所（必要時，病院）など医療機器が使用でき，支援者の目が行き届いた場への避難支援を行う必要がある．もし，避難所にも家にも入れずに自家用車の中で生活している療養者を見つけたときは，深部静脈血栓症（エコノミークラス症候群）の予防のために定期的な運動を取り入れつつ，適切な場に避難させるよう支援する．また，自宅で療養している人を早急に訪問し，医療の継続のための電源の確保や医療物品の補充などの支援と，食事や水をはじめとする生活支援や生活不活発病予防のための支援を行う必要がある．また，介護者・家族は休む間もなく療養者支援を継続しており疲労が蓄積しているため，災害支援ナースや保健師，ボランティアの協力を得て心身を癒やす支援が必要である．

一方で，在宅療養者は自らの疾患・障害と向き合い，自分らしい生活を送ってきた頼もしい人々で，精神的に強い人も多い．そのため，「支援すべき人」と決めつけず，もてる力を発揮できるように支援することで，生活不活発病を予防することもできる．また，仲間とともに得意な役割を担うことで，語り合う居場所ができ，PTSD*予防にもつながる．

4. 復旧復興期の医療・看護ニーズと支援

復旧復興期は，自宅が全壊・半壊した人々が仮設住宅に移り，その後数年以内に復興住宅に移る時期である．避難所に比べてプライバシーが保持できる利点がある一方で，物資の供給がなくなり自立した生活が求められるため，「現実」に直面する時期である．自宅，仕事，家族の有無などにより，「現実」の状況は異なるが，孤独や孤立を感じやすくアルコール依存症や孤独死のリスクがある．また，今まで有していた家庭内外の役割を失ったり，外出する場や目的を失ったりすることで自宅にひきこもり，生活不活発病を招きやすい時期である．

そのため，疾病や障害をもっていてもできる役割を共に見いだし，存在意義を自覚できるような支援が必要となる．また，地域のコミュニティーを継続あるいは再構築して，すべての人々が地域のメンバーとして活躍でき，災害に強く助け合いができる地域を目指し，地域住民や行政保健師らと協働する必要がある．

2 地域包括ケアシステムにおける健康危機・災害対策

1 地域包括ケアシステムによる健康危機・災害対策と連携

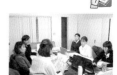

災害時やパンデミックの際には個人の脆弱性だけでなく，地域の脆弱性も露呈する．もしも，地域を構成する人々の互助力・共助力が高く，保健・医療・福祉に関わる事業所間の関係が良好な場合は，健康危機・災害時にも臨機応変に助け合うことが可能になる．地域療養者を支えるためには，地域包括ケアシステムに関わる機関・職種の顔の見える関係性が重要となる．

● 地域包括ケアシステムにおける災害対策〈動画〉

特に，医療依存度の高い療養者にとっては，かかりつけ医・専門医と災害時対策の取り決めをしておくことで，緊急入院が可能になる．また，行政保健師との連携による優先的にライフラインが確保された場（福祉避難所など）への避難，医療機器業者との連携による自宅避難者への医療機器の継続使用が可能となる．

➡ 地域包括ケアシステムについては，ナーシング・グラフィカ『地域療養を支えるケア』3 章 2 節（6 版 3 章 1 節）も参照．

実際に避難訓練をすることによりさまざまな課題が明らかになり，発災時にはよりスムーズな行動をとることが可能になる．医療依存度の高い療養者の訓練をモデルケースとすることで，他の療養者の災害時対応への気付きを得られるため，難病保健担当の保健師らと個別支援計画を策定し，訓練につなげるとよい．

また，災害時要援護者・要配慮者を日常生活において見守っている地域包括支援センターの保健師・社会福祉士・主任介護支援専門員（主任ケアマネジャー），社会福祉協議会の職員，**避難行動要支援者名簿***に基づき個別計画を策定するコーディネーターとなる民生委員や地域のリーダーである町内会長・自治会長との連携が，速やかな避難支援を可能にする．そのため，地域包括支援センターや町内会・自治会主催の災害に向けた話し合いや防災訓練に積極的に参加することは，災害の静穏期・準備期における重要な看護活動といえる．

そして，亜急性期から復旧復興期にかけては，歯科医師，歯科衛生士，理学療法士，作業療法士，管理栄養士，小中学校の教員，校医・養護教諭との連携が避難所や仮設住宅における健康被害や災害関連死の予防につながるため，静穏期・準備期からの連携が必要となる．連携においては，医療・看護の専門用語を平易な言葉で表現できるように配慮することが大切な看護技術となる．

用語解説 *
避難行動要支援者名簿

要介護状態区分，障害支援区分，家族の状況等を考慮し，避難行動要支援者の要件を設定し，作成された名簿〔避難行動要支援者の避難行動支援に関する取組指針（内閣府，2013）〕．

2 訪問看護ステーションにおける健康危機・災害対策と対応

訪問看護ステーション管理者やスタッフが災害に遭遇した場合，最も大切なことは，まず，自分自身の身を守ることである．看護師自身が命を落としたり負傷したりすれば，その後の療養者への支援もできなくなる．そのため，身の

5

在宅療養を支える健康危機・災害対策

表5.2-1　訪問看護ステーションの災害対策・対応

	超急性期〜亜急性期	復旧復興期	静穏期・準備期
訪問看護ステーション	●施設・設備の点検	●施設・設備の復旧復興 ●訪問看護ステーションの再建	●地域特性による震災の想定 ●施設・設備の災害時対応（耐震，自家発電，バッグバルブマスクの予備など） ●事業所の対応方針の取り決め（指揮命令系統，担当者など） ●対応フローチャートの作成とシミュレーション
スタッフ	●安否確認 ●人員の確保	●人員の確保 ●支援の受け入れ	●避難訓練の実施 ●迅速で効率的な連絡手段の確認
療養者・家族	●安否確認 ●緊急対応 ●感染症予防	●生活不活発病の予防 ●生活習慣病の悪化予防 ●孤独死や二次被害の予防	●災害時の教育・防災訓練 ●避難行動要支援者の登録 ●安否確認優先順位のリスト化
関係機関・関係職種（主な連携や内容）	●主治医・医療機関 ●行政・保健師 ●介護保険関連事業者	●主治医・かかりつけ医 ●行政・保健師 ●地域包括支援センター ●介護保険関連事業者 ●歯科医師・歯科衛生士 ●理学療法士・作業療法士	●主治医・かかりつけ医 ●地域包括支援センター，民生委員，保健師（避難訓練や役割分担，福祉機関との連携による生活上の健康危機管理） ●近隣住民による支援者の確保 ●地域防災計画・個別計画の策定

　安全を確保した後に次の対応を行う．ここでは，超急性期〜亜急性期，復旧復興期，静穏期・準備期の三つの時期に分けて概要を表5.2-1に記した．

　災害による療養者の生命の危機状態や健康被害を最小限にとどめるためには，静穏期・準備期の支援が最も重要となる．具体的には，関係職種と連携し地域防災計画の策定に関わること，また，療養者や家族の心身の健康状態と支援者の有無などを踏まえて個別計画を作成するほか，地域特性を考慮して，起こり得る災害を想定し，専門職やボランティア，近隣住民が参加する避難訓練を実施する．訓練は異なる季節や時間帯で定期的に行っておくとよい．

　さらに，同じ地域の訪問看護ステーション同士で平時から連携体制を整えておくと，発災直後から助け合うことが可能となる．スタッフが新型コロナウイルス感染症等に罹患するなどして，訪問看護ができなくなった場合でも，医師による指示書の下，連携しているステーションが代わりに利用者の訪問を行うなどの助け合いも可能となる．

3 訪問看護師による健康危機・災害時対応

1 訪問看護師による対応技術

1 アウトリーチ

　災害看護における重要な支援技術の一つに，**アウトリーチ***がある．訪問看護師や保健師は，平時からアウトリーチを行っている専門家である．災害時は，最も支援が必要な人ほど自宅や避難所内でじっとしている傾向があり，最悪の場合は災害関連死につながる．アウトリーチにより，顕在化している健康

用語解説*
アウトリーチ

outreach．本来の手を伸ばす，手を差し伸べるという意味から，訪問活動，訪問支援を指す．被災者支援において，地域看護活動の視点をもってアプローチすることが重要と考えられている[9]．

課題に早期対処するだけでなく，潜在的な健康課題も早期に見いだし，予防的に対応できる．

2 日ごろからの多職種連携

2節で述べた通り，地域包括ケアシステムに関わる機関や職種の，顔の見える関係性が重要となる．訪問看護師は，平常時から多職種での連携をしており，他の組織の役割や力量を理解し，必要に応じて，依頼したり代替策を検討したりして，さまざまな制限がある中でも最適な選択を行っている．このような訪問看護師の平時からの活動は，災害時にも活用できる対応技術といえる．

3 物がない中での工夫による看護の実践

どんな災害でも，被災直後は一時的に物品が不足する．訪問看護師は，普段から身近な物で工夫しながらケアを提供している．

地震や風水害での災害時は，ライフラインさえ途絶することもあり，限られた物資や資源で，在宅療養者へのケアを実施せねばならない状況になる．日ごろから限られた資源で試行錯誤している訪問看護師だからこそ，そのような状況に適応しやすく，災害対応能力を備えているといえるだろう．

4 災害前看護の実践

訪問看護師は，平時から地域住民・在宅療養者と，その人たちの暮らしの中で関わっている．したがって，災害が起こる前から，一人ひとりの暮らしの様子を直接みながら，その利用者が被災した時に必要となる支援が何かを，利用者やその家族とともに考えることができる存在である．

平時の訪問看護の中で，医療依存度や医療資材の備蓄状況，生活用品の備蓄状況，家族のサポートの状況，介護サービスの使用状況，家屋の状況などが把握できる．そしてそこから「もし被災したらどうなるか」を，療養者や家族とともに具体的に話し合うことで，防災教育が可能となる．

加えて，その地域に起こり得る自然災害などを想定することで，個別の災害対策が可能となる．例えば，風水害の恐れのある地域では，事前に避難するための持ち物の選定や避難のタイミングを検討しておくこともできる．雪害の可能性がある地域では，雪で外出が難しくなることを予測して，食料や医薬品の備蓄を検討しておくことができる．

2 訪問看護事業所における災害時の事業継続計画（BCP）

1 BCPとは

大地震等の自然災害，感染症の蔓延，テロ等の事件，大事故，サプライチェーン（供給網）の途絶，突発的な経営環境の変化など不測の事態が発生しても，重要な事業を中断させない，または中断しても可能な限り短い期間で復旧させるための方針，体制，手順等を示した計画が，**事業継続計画**（business continuity plan：**BCP**）である[10]．

BCPにおいて重要な取り組みとしては，表5.3-1が挙げられる．

表5.3-1 BCP における重要な取り組み

- 各担当者をあらかじめ決めておくこと（誰が，いつ，何をするか）
- 連絡先をあらかじめ整理しておくこと
- 必要な物資をあらかじめ整理，準備しておくこと
- 上記を組織で共有すること
- 定期的に見直し，必要に応じて研修・訓練を行うこと

厚生労働省老健局．介護施設・事業所における自然災害発生時の業務継続ガイドライン．2020.

2 訪問看護事業所における災害時の BCP

　災害発生時には，スタッフの安全を守り，利用者の生命と生活を維持するために，必要なリソースを確保しつつサービスの提供を行う必要がある．さらに，災害サイクルに応じた地域の被災状況の変化や利用者のニーズの変化に対応し，かつ，スタッフが中長期的に働き続けられるよう，訪問看護事業所の事業を維持できるようにしていくことも大切である．そのため，災害急性期だけでなく，中長期的な視点で訪問看護事業所の機能の回復を行いながら，利用者の自立と継続的なケアが他機関との相互支援で可能となるようなBCPが必要である．

　しかしながら，訪問看護事業所は，大規模な医療機関とは性質が異なり，人員も 3 ～ 5 名と少人数であることが多いため，多大な労力をかけずに取り組みやすいBCPとする必要がある．また，訪問看護事業所単体のBCPにとどまらず，地域の医療機関，ほかの訪問看護事業所や介護事業所，行政機関などと連携したBCPの作成も必要になると考えられる．

　訪問看護事業所のBCPの内容や視点については，表5.3-2に示した．

3 訪問看護における災害別の特徴と対応

　災害の特徴を把握しながら，災害前の看護として，利用者の備えを支援する必要があるため，特徴と対応を表5.3-3に示した．

4 訪問看護師の対応の実際

1 新型コロナウイルス感染症への訪問看護の対応

　2020（令和 2 ）年 1 月，日本に新型コロナウイルス感染症（COVID-19）の罹患者が発生した．その後，全国に感染が蔓延し，2020年，2021（令和 3 ）年には，いくつかの都道府県に，外出の自粛などを求める緊急事態宣言が発令された．新型コロナウイルス感染症の蔓延は，感染症による災害であった．

　訪問看護の現場では，感染発生直後から，訪問看護師らがリーダーシップを執り，担当している利用者（在宅療養者）とその家族，地域の介護サービス事業所などに対して，感染症対策を行っていた．具体的には，すべての療養者に対して，マスクの着用などの飛沫感染予防対策の実施を求めた．

　医療・介護従事者は，厳重な感染予防を徹底し，自分が感染しないだけでな

表5.3-2　訪問看護事業所の BCP の内容・視点

	平常時	緊急時〜復旧※期	復興※期
運営	● 地域特性の災害の想定 ● 事業所の対応方針の取り決め（指示命令系統・担当者） ● BCP の策定・評価	● BCP 発動 ● 業務の優先順位の決定	● 業務の見直し ● マネジメント（BCM）
人的資源 （スタッフに関すること）	● スタッフに関する災害の想定	● 安否確認 ● 勤務調整 ● 人的資源の確保	● 就業継続支援 ● メンタルフォロー
物的資源 （建物・移動手段・備蓄品などに関すること）	● 事業所建物の災害時対応（耐震自家発電など） ● 代替の移動手段の検討確保 ● 生活備蓄・衛生資器材備蓄の確保や管理	● 建物の破損状況の確認 ● 移動手段の確保 ● 生活備蓄・衛生資器材の使用や再調達	● 建物の修理 ● 通常の移動手段の確保
財務資源 （運営資金などに関すること）	● 災害時の運転資金の確認 ● 災害保険の加入状況の確認	● 被災状況に合わせた経営計画の立案 ● 資金の再調達 ● 補助金助成金の申請	
情報資源 （スタッフ・利用者・事業所の情報に関すること）	● スタッフ・利用者・関係事業所などの情報の整理 ● 情報収集先の選定	● 情報の活用 ● 情報収集，選定	● 情報の再整理 ● 事業所情報の公開
利用者	● 利用者への防災教育		● 新規顧客の獲得
地域連携	● ネットワークづくり ● 地域の災害時 BCP の検討・策定	● 連携（医師，保健所，保健センター，地域包括支援センター，ケアマネジャー，ペアステーションほか）	● 新たなネットワークづくり

※復旧：元に戻すこと．復興：衰えたものをよりよくすること．

表5.3-3　訪問看護における災害別の特徴と対応

	地　震	風水害	雪　害	火　災
災害の特徴	事前に予知することが困難	天気予報などで事前に予測可能		突発的に発生する可能性がある
	自治体が作成した地震危険度マップなどを確認することが必要	自治体が作成した水害のハザードマップなどを確認することが必要	地域がどの程度の積雪まで耐えられるかを確認することが必要	空気の乾燥している季節，木造家屋の距離の近さ，集合住宅の火災対策などを事前に確認する
利用者の備え，災害前の看護	● ライフラインの途絶，医療・訪問サービスなどの中断に備え，3〜7 日程度生活するために必要な食料・飲料水，内服薬や医療資材などを備蓄しておく ● 避難する際に備蓄品を速やかに持ち出せるよう，事前に準備しておく ● 利用者が住む地域の避難場所などについて事前に調べておく ● 避難行動要支援者に該当する利用者は，名簿に登録することができるので，情報提供をする			● 住まいの環境を観察し，危険な部分（暖房機器の管理，たばこの始末など）の管理や対策について助言する
	● 自宅の家具の固定や窓ガラスの飛散防止などを行うよう助言する	● 水害リスクの高い地域では，利用者個々の自宅がどのくらい浸水するかを把握するよう助言する	－	－
災害発生時の利用者の安否確認	● 災害時の安否確認の方法を本人や家族，サービス関係者と事前に取り決めておく			
訪問サービスの対応の例	● スタッフの安否確認，安全確保を優先し，確保されれば，利用者の安否確認などを対応する	● 天気予報などで事前に予測可能なため，台風の発生，河川の氾濫が起こる可能性がある日などは，訪問サービスの優先順位をつけ，スタッフの安全が確保できるスケジュールを検討する		－

く，感染を伝播させないことが求められた．平時なら，マスクをあえてしないような認知症の療養者に対しても，マスクやエプロン，ゴーグルなどの防護服を着用して，サービスを継続することになった．

感染蔓延当初は，医療衛生資材の不足が問題となった．マスクやエプロン，ガウン，ゴーグルなどの使用頻度が高まったが，備蓄が十分ではなかった．衛生資材の確保が難しくなったので，代替品を積極的に活用しながらケアに当たった．また，療養者の生活に即した訪問看護師のスキルを発揮し，キッチンペーパーでマスクを手作りするなど，療養者ごとの自宅で実施可能な感染予防対策を指導し，できる限り感染させないケアを取り入れた．そして積極的に，感染した療養者や発熱・咽頭症状のある療養者に対して，早期に検査や入院の手配をし，訪問系サービスの関係者でサービスの調整などを行った．

実際，対応した訪問看護師は，防護服と自作のフェイスシールドを着用し，清潔ケアや点滴の投与，食事のケアなどを行った．病院と違い治療環境が整っていない中でのケアの提供になり，苦慮する場面もあった．

スタッフからウイルスの罹患者が出た場合は，そのスタッフが就業できないことはもちろん，濃厚接触したスタッフも就業できなくなる．そうなると事業の継続が難しくなる可能性があったので，事業所内での感染対策も大きな課題となった．直行直帰でのサービスの継続，事業所内の換気や消毒の徹底，パーティションの設置，マスクの着用，密集しない工夫を行った．濃厚接触者や感染者に対応したスタッフはホテルを使用し，スタッフ同士の感染を予防した．加えて訪問看護領域でも，遠隔診療や，遠隔ツールを使用した退院カンファレンスなどが実施された．

このように新型コロナウイルス感染症の流行を経験したことで，パンデミックはほかの国の出来事ではないことを，多くの人が感じた．感染症災害が起きない予防策も大切だが，感染症災害が発生したときにどのように対応するのか，医療的知識や災害の対応知識を看護師は身に付けていく必要がある．

■ 引用・参考文献

1) 厚生労働省．厚生労働省健康危機管理基本指針．https://www.mhlw.go.jp/general/seido/kousei/kenkou/sisin/index.html.（参照2023-07-20）.
2) 厚生労働省．地域における健康危機管理について～地域健康危機管理ガイドライン～．2001. https://www.mhlw.go.jp/general/seido/kousei/kenkou/guideline/.（参照2023-07-20）.
3) 厚生労働省．地域保健対策検討会中間報告（概要版）．https://www.mhlw.go.jp/shingi/2005/05/dl/s0523-4a.pdf.（参照2023-07-20）.
4) 内閣府．令和4年版 防災白書 附属資料27 主な災害対策関係法律の類型別整理表．https://www.bousai.go.jp/kaigirep/hakusho/pdf/r4_fuzokusiryo1.pdf.（参照2023-07-20）.
5) 厚生労働省健康局健康課地域保健室．災害時健康危機管理支援チーム（DHEAT）について．https://www.mhlw.go.jp/content/10901000/000606176.pdf.（参照2023-07-20）.
6) 厚生労働省．平成16年介護サービス施設・事業所調査．
7) 災害時要援護者の避難対策に関する検討会．災害時要援護者の避難支援ガイドライン．2006. http://www.bousai.go.jp/taisaku/youengo/060328/pdf/hinanguide.pdf.（参照2023-07-20）.
8) 日本医師会．原子力災害における安定ヨウ素剤服用ガイドライン．2014. p.5.
9) 日本訪問看護財団．看護師のアウトリーチによる被災者支援．2016. https://www.jvnf.or.jp/katsudo/kenkyu/28kenkyu/outreach.pdf.（参照2023-07-20）.
10) 内閣府．事業継続ガイドライン―あらゆる危機的事象を乗り越えるための戦略と対応―（平成25年8月改定）．http://www.bousai.go.jp/kyoiku/kigyou/pdf/guideline03.pdf.（参照2023-07-20）.

避難行動要支援者　　　　　防災訓練　　　　　　　　BCP（事業継続計画）
災害サイクル　　　　　　　避難行動要支援者名簿
医療依存度の高い療養者　　アウトリーチ

学習達成チェック

☐ 訪問看護師の健康危機・災害に対する役割の重要性について説明できる.

☐ 在宅療養者が健康危機・災害時に支援が必要になることを，医療依存度に関連して説明できる.

☐ 健康危機・災害時の在宅療養者支援を，災害サイクル別・傷病別初期対応それぞれについて説明できる.

☐ 地域包括ケアシステムによる健康危機・災害対策と連携について説明できる.

☐ 健康危機・災害対策が，地域で生活する在宅療養者とその家族，さらには地域全体を守ることにつながることを説明できる.

5

在宅療養を支える健康危機・災害対策

3.11 の経験から地域ネットワークのありかたを振り返る

　2011（平成 23）年 3 月 11 日の東日本大震災から 10 年以上経った．東日本大震災の災害の特徴は，津波が多くの人の命を奪ったこと，寒い気候だったので生存自体が難しく，災害急性期から外傷への対応よりも内科的ケアが必要であったことである．また，避難所に行けない自宅避難者や避難所から自宅に戻った避難者の支援，仮設住宅・復興住宅への移動を余儀なくされた人々へのケアも必要であった．

　宮城県で訪問看護ステーションと介護支援事業所を運営する私は，この災害を経験したことで，療養者へのサービスのありかた，地域や事業所のネットワークのありかたについて多くの課題を得，さまざまな取り組みを行った．それらについて，訪問看護ステーション管理者の立場で，振り返ってみたい．

✿ 東日本大震災で何が起きたのか：チームケア体制の崩壊

- 活動不能となった事業所が多く，チームとしての支援が不可能になった．
- 避難所，自宅，どちらの利用者へも十分な対応が困難になった．

✿ どうできればよかったのか：情報集約と共有，必要な支援，地域ネットワーク（図1）

- 稼働している事業所がどこで，どの程度あるのか，支援を必要としている利用者（特に，在宅避難の利用者）がどこに，どれだけいて，どのようなサービスが必要なのか，共有できていればよかった．
- 利用者の状態に応じた必要な支援を臨時調整できればよかった．
- 契約関係にない事業所でも，稼働可能な事業所が臨時に対応することができるような地域ネットワークが構築できていればよかった．

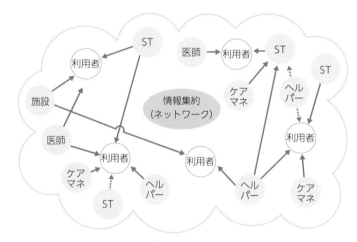

支援ができなくなった事業所（┈→）を把握し，利用者の状態に応じて必要な支援をマネジメントできるよう，支援が必要な利用者へサービスを臨時で調整する（→）．ST：訪問看護ステーション．ケアマネ：ケアマネジャー．

図1　東日本大震災でどうできればよかったのか

✿ ネットワークの構築とポイント

- 多くの事業所で協力し合い，自宅にとどまっている要介護者，支援が届きにくい自宅避難者を支え合うことができれば，被災によって活動できない事業所があっても介護チームケアを継続できる．そこで地域の 28 施設〔地域の訪問看護ステーション（2），地域包括支援センター（3），居宅支援事業所（7），通所介護事業所（7），訪問介護事業所（3），福祉用具貸与事業所（2），訪問入浴事業所（1），タクシー事業所（1），施設（2）〕が参加して検討会を開催した（**図2**）．

以下に地域ネットワークの構築の三つのポイントを示す．

1. 統一した様式での情報共有

- サービス担当者会議では統一した様式（大災害に備えた担当者会議での情報共有のための記録）を使用する（**図3-a**）．

2. 安否確認カードの活用

● 担当者会議で分担した事業所が重複なく効率的に活動できるよう，安否確認カード（トリアージ）を活用する（**図3-b**）.

3. 情報の集約と共有

● 発災時刻をいくつか設定し，その時刻に応じて地域包括支援センターに集合する時刻を設定する．そして安否確認カードと，設置する掲示板で情報を集約し共有する.

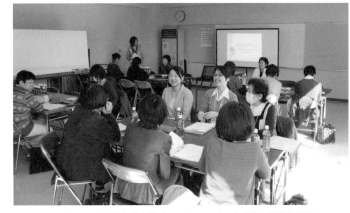

参加した28施設は，災害時介護事業所ネットワークという名称で活動を継続している.

図2　検討会の様子

● 地域包括支援センターが被災する可能性もあるため，協力施設をいくつか定める.

● 必要な対応マニュアルを整備する．震災対応として，震度ごとに，具体的な避難場所の指定，事業所休業日の場合の体制など，具体性をもったマニュアルとするのが望ましい.

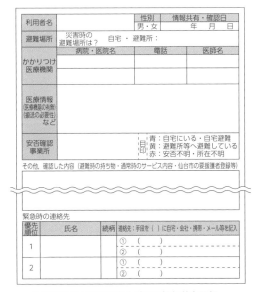

a. 大災害に備えた担当者会議での情報共有記録

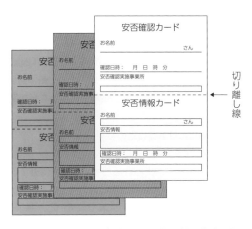

切り離し線

● 利用者の安否確認の準備のため，切り離し方式の安否確認カード（安否情報カード）を作成する.
● カードは3色に色分けされている（赤：安否所在不明，青：自宅にいる，黄色：避難している）.

b. 安否確認カード

小野久恵. 大災害時における要介護者の自宅避難生活支援ネットワーク構築事業. 第45回日本看護学会学術集会：交流集会「3.11から今－そして，これから」. 2014.

図3　大災害に備えた情報の整理

引用・参考文献

1）吉田穂波. 被災地レポート：第4回東日本大震災の災害サイクルの特徴. https://www.blog.crn.or.jp/lab/06/17.html,（参照2023-07-20）.

2016（平成28）年熊本地震による死亡者総数273人のうち，**災害関連死**[*]は218人（2021年9月時点）と，実に79.9%を占める[1]．せっかく助かった命はなぜ亡くなったのだろうか．

長期化した避難生活と災害関連死

熊本地震は観測史上初めて，同一地域で震度7の揺れが2回発生した．地元の住民は混乱状態の中で隣近所に声を掛け，1回目の地震で近くの地域の避難場所に向かったため，建物倒壊や土砂崩れなどによる直接死の被害は抑えられる結果となった．「まさか熊本で地震が起こるなんて」と互いの無事に安堵し，自宅に戻った深夜，2回目の激しい揺れが起こり，「また大きな地震がくるのでは」という不安や「屋内が怖い」という恐怖を住民に残した．震度6弱以上の地震は通算7回観測されたが[2]，農機具などの倉庫や公共施設の駐車場での車中泊など，屋外生活を継続する人たちが多数現れ，深部静脈血栓症（エコノミークラス症候群）の発生が注目された．

また，福祉避難所の絶対数が不足した．職員も被災し人手不足だったため施設に受け入れる余裕がなかったこと，受援計画がなかったため開設が遅れたことなどが指摘されている．しかし，そもそも災害時の安全・安心な避難場所として，要配慮者・家族に十分認知されていなかったため，福祉避難所はその役割を果たすことがなかった．いわゆる一般の避難所に避難した人たちも，混雑した環境でほかの避難者に迷惑をかけることへの懸念や，長期化した避難生活で心身を休める場を確保できず「ここにいると病気になりそう」との思いから，体力のない後期高齢者や障害者，慢性疾患をもつ在宅療養者，妊産婦，乳幼児も，家族とともに壊れた自宅や車中での避難生活に戻るケースは少なくなかった．

熊本地震の災害関連死で最も多かった原因は「地震のショック，余震への恐怖による肉体的・精神的負担」が51.4%，次いで「避難所など生活の肉体的・精神的負担」が37.2%であった．また87.2%に持病があったことも明らかとなり[3]，「慣れない環境での生活を長期間強いられたことが負担となった」と結論付けられている．

防災計画における看護職の役割

避難所の生活で大きな負担となるのは，T（トイレ），K（キッチン＝温かい食事），B（ベッド）の三つが失われることである．海外では，災害時に援助を受けることは避難者の「権利」であり，避難所の質の向上は「人」の尊厳を守る支援と位置付けられ，国際的な**スフィア基準**[*]が取り入れられている．基準を参考にした結果，トイレはもちろん，ベッドと食事の場所も別にし，衛生面だけではなく，避難所生活を日常生活からかけ離れたものにしないこと，家族ごとにテントで避難生活をすることが浸透している．

地域防災計画における要配慮者へのルールづくりは，実効性のあるものでなければならない．発災時に生き延びた後の避難所で，人が死なないためにはどうすればよいのか．「体育館で身を寄せ合う避難生活」について，地域の特性や在宅療養者のニーズを平常時から知る看護職が，きめ細かい支援計画策定の段階から積極的に参画し役割を果たすことが期待される．

用語解説[*]
災害関連死

当該災害による負傷の悪化又は避難生活等における身体的負担による疾病により死亡し，災害弔慰金の支給等に関する法律（昭和48年法律第82号）に基づき災害が原因で死亡したものと認められたもの（実際には災害弔慰金が支給されていないものも含めるが，当該災害が原因で所在が不明なものは除く）．

用語解説[*]
スフィア基準

1997年，NGOグループと国際赤十字・赤新月運動が開始したスフィアプロジェクトにおいて，紛争や災害の被害者が尊厳のある生活を送ることを目的に策定された基準である．正式には，「人道憲章と人道支援における最低基準」という．

引用・参考文献
1）熊本県危機管理防災課．平成28（2016）年熊本地震等に係る被害状況について．https://www.pref.kumamoto.jp/uploaded/attachment/154204.pdf，（参照2023-07-20）．
2）熊本市．"第1部「総論」"．平成28年熊本地震　熊本市震災記録誌～復旧・復興に向けて～発災からの1年間の記録．2018，p.8．https://www.city.kumamoto.jp/hpkiji/pub/detail.aspx?c_id=5&id=18725，（参照2023-7-20）．
3）熊本日日新聞．2021年4月10日付．https://kumanichi.com/articles/188890，（参照2023-07-20）．

6 事例で学ぶ在宅看護の技術

学習目標

◗ さまざまな事例から，療養者と家族や，その取り巻く環境と状況に応じた在宅看護の実際を学び，実践に生かすことができる.

◗ 在宅における療養者とその家族の生活上の課題を検討できる.

◗ 在宅療養者とその家族の状況に応じた生活支援の方法と技術を検討できる.

◗ 医療ケアを必要とする療養者やその家族に，状況に応じた安全な管理方法を検討・提案できる.

◗ 療養者とその家族が望む在宅療養生活を実現するためのケアマネジメントの展開について検討できる.

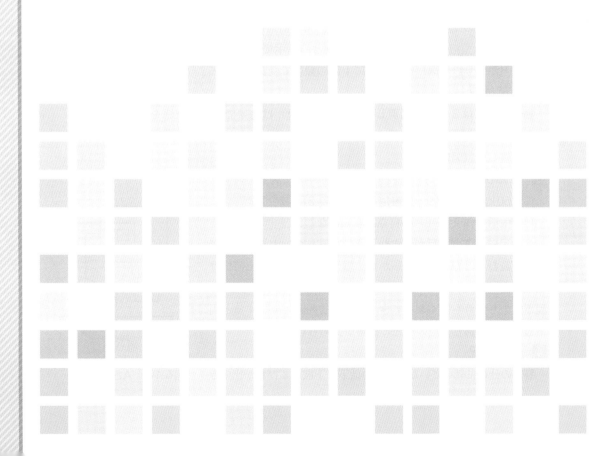

1 在宅での自己管理を続けている独居の糖尿病療養者

事 例

　Aさん，64歳，男性．

　私は，地域包括支援センターの看護師です．

　地域の民生委員から，近所に 1 人暮らしの糖尿病の方がいるので様子を見てほしいと依頼があり，家庭訪問をすることにしました．訪問日は，月に 1 度，遠方に住んでいる長女がAさんの様子を見に来る日に設定しました．

　Aさんは，糖尿病のコントロールが悪いため 1 週間の教育入院*を経て，先月から在宅でのインスリン自己注射を開始しています．長女は「父は，最近，視力が低下してきているようで，注射を自分でちゃんと打っていけるのか心配です」と話しました．

　訪問時に把握したAさんの情報は次の通りです．

用語解説 *

教育入院

病気に対する知識や好ましい生活習慣を身に付けるために，病院に短期間入院して集中的に指導を受ける教育プログラム．糖尿病では，栄養管理をはじめインスリン自己注射の方法やフットケア，服薬管理などを学ぶ．

1 Aさんの状況

1 現病歴

　40歳ごろに 2 型糖尿病と診断され，食事療法，運動療法，経口薬で経過をみていたが，コントロール不良のため，先月から血糖自己測定（SMBG）と**インスリン自己注射**を開始した．糖尿病の食事の注意点，血糖自己測定の方法，インスリン自己注射の方法については，教育入院で習得した．

　直近の血液検査の結果は，HbA1c 10.2%，空腹時血糖値150mg/dL，食後 2 時間血糖値200mg/dLであった．

　インスリンの 1 日の投与量は12単位で，毎食直前に超速効型を 3 単位ずつ，就寝前に持効型溶解インスリンを 3 単位との指示である．定期受診は，在宅主治医（かかりつけ医）を 2 週間に 1 回の頻度で受診している．

2 家族構成

　独居．妻とは 3 年前に死別した．長女（37歳）は他県で結婚し家庭をもっており，月 1 回程度様子を見に来るが，子どもがまだ小さいため頻繁に来ることは難しい（図6.1-1）．

3 身体状況

　体重60kg，BMI 19，体重はこの半年で 3 kg減少した．

　日常生活動作（ADL）は自立．認知症なし．

　3 カ月前ごろから目がかすむようになったが，大きな文字であれば読むことができる．しかし，悪天候や夕方の外出時には足元や周囲が見えづらく，1 人での外出が不安になってきた．両下肢のしびれも強くなってきている．訪問時に確認すると両下肢に冷感があり，足の趾先に白癬が認められた．

4 生活状況

　警備の仕事に就いていたが，視力低下や下肢のしびれが出てき

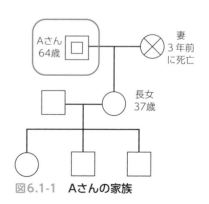

図6.1-1　Aさんの家族

204

たので，3カ月前に退職した．

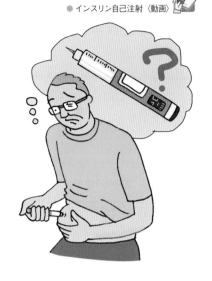

●インスリン自己注射〈動画〉

食事は，妻が存命中にはエネルギー摂取量などに気を付けてくれていた．3年前に妻が亡くなってからは，外食や惣菜を購入し，毎晩晩酌をするようになり，気ままに暮らしていた．教育入院後しばらくは，自炊を試みたり，外食も減らすようにしていたが，最近では，買い物に行くのがおっくうになってしまった．そこで，民生委員に勧められて配食弁当（糖尿病食）を利用し始めた．不足する食材や日用品は，1週間に1～2回，近所のコンビニエンスストアで調達している．

訪問時，自己注射の様子を観察すると，「このダイヤルのところが，眼鏡をかけても，ぼやけてよく見えないんだよね」とつぶやきながら，何度も確認しながら操作している．

注射の手技は問題なく，スムーズに実施できていた．

設問

問1-1 Aさんが，インスリン自己注射を確実かつ安全に継続できるよう，利用できる社会資源（サービス）は何か．その目的と支援内容について述べなさい．

問1-2 Aさんには視力低下，下肢の血行不良や神経障害がある．自宅内で生じるリスクの高い事故は何か，また，その防止策も述べなさい．

➡ 解答・解説はp.244.

2 初回訪問後3カ月の状況

Aさんの視力低下は，糖尿病網膜症によるものと診断された．そこで，要介護認定を申請し，要支援2の認定を受け，サービスを利用し始めた．今後は，身体障害者手帳の申請も行う予定である．

訪問看護師が火曜日に訪問すると，Aさんは，先週末からかぜ気味で，食欲がなかったのと倦怠感で，ゴロゴロして過ごしていたと話す．Aさんから，「どうにも動く気がわいてこなくて….最近，地震など災害が続いているから，こんなふうに具合が悪いとなおさら不安が募るよね」「インスリン注射してる糖尿病の患者って，災害に備えてどんなことをしておけばいいのかなぁ」と尋ねられた．

1 社会資源の活用状況

介護保険で要支援2と認定され，以下のサービスを利用し始めた．
- 介護予防訪問看護：週2回，30分未満．健康観察，自己注射の状況確認など
- 介護予防・日常生活支援総合事業の訪問型サービス：週3回（生活援助；買い物，調理），2週に1回（通院等乗降介助）

2 身体状況

Aさんは，チェックした血糖値を毎回ノートに几帳面に記録している．血糖値の変動幅は120～200mg/dLの範囲内に収まっている．

plus α

糖尿病の管理（服薬）

糖尿病の薬物療法には，インスリン自己注射と経口血糖降下薬がある．経口血糖降下薬には血糖値を全体的に低下させるSU薬（スルホニル尿素薬），BG薬（ビグアナイド薬），インスリン抵抗性改善薬がある．また，主に食後の血糖値を改善させるものとして，α-グルコシダーゼ阻害薬，速効型インスリン分泌促進薬があり，状態に合わせて処方される．いずれの場合も，食事療法と運動療法を併用していくことが重要である．血糖降下薬の作用が強く現れた場合は低血糖を起こすこともあるので，ブドウ糖の入ったジュースなどを常備しておくとよい（➡4章15節 p.165も参照）．

ADLは自立しているが，最近では，時折足を引きずるようにして，家具を伝いながら室内を歩く様子がみられている．

3 生活状況

外出は天気の良い日中にするようにし，病院での受診には訪問介護員（ホームヘルパー）に同行してもらっている．今後は，身体障害者認定を申請し，安全杖の支給などのサービスを受ける予定である．

設問

問1－3 現在64歳のAさんが介護保険を利用できる理由を説明しなさい．

問1－4 介護保険の認定を受けたい場合，どこに申請すればよいか，述べなさい．

問1－5 独居で糖尿病によりインスリン自己注射をしているAさんに対し，大震災などの災害に備え，どのような防災対策を指導するか，述べなさい．

問1－6 独居のAさんに対する，シックデイ*対策の指導ポイントを述べなさい．

用語解説*

シックデイ

糖尿病療養者が糖尿病以外の疾患で発熱や下痢，嘔吐を来したり，食欲不振のため食事ができなかったりする時のこと．普段以上に血糖コントロールが難しくなるため，高血糖やケトアシドーシスにならないための対応が必要である．

➡ 解答・解説はp.244.

2 在宅で老老介護を開始する高齢の療養者

事例

Bさん，81歳，男性．

私は，訪問看護ステーションの訪問看護師です．

○年9月，数カ月前に自宅で転倒し，大腿骨頸部骨折により人工骨頭置換術を受けたBさんが，間もなく退院予定であると，病院の退院支援看護師から連絡を受けました．Bさんは3年前にパーキンソン病と診断されています．

Bさんは今回の入院中に要介護認定を申請し，要介護3と認定されました．

Bさんは妻との2人暮らしで，退院後は自宅で生活する方向です．

そこで退院前に，Bさん，妻，病棟主治医，病棟看護師，理学療法士，退院支援看護師，介護支援専門員（ケアマネジャー），訪問看護師が集まり，合同カンファレンスを行いました．その結果，2泊3日の試験外泊を行い，外泊中にケアマネジャー，理学療法士，訪問看護師が訪問することになりました．

1 退院前のBさんの状況（試験外泊）

1 現病歴

小刻み歩行気味であるため，自宅内で角を曲がり切れずに転倒してしまった．救急車で搬送され，大腿骨頸部骨折と診断されて人工骨頭置換術を行った．

2 既往歴

3年前にパーキンソン病と診断されている．すくみ足，小刻み歩行，軽い振戦があるため，服薬で経過を観察中である．主治医は，現在入院中の総合病院の神経内科医であり，月に1度タクシーで20分かけて受診していた．

3 身体状況

認知症はない.

現在の日常生活動作（ADL）は，障害高齢者の日常生活自立度（寝たきり度）判定基準でランクB-1相当である.

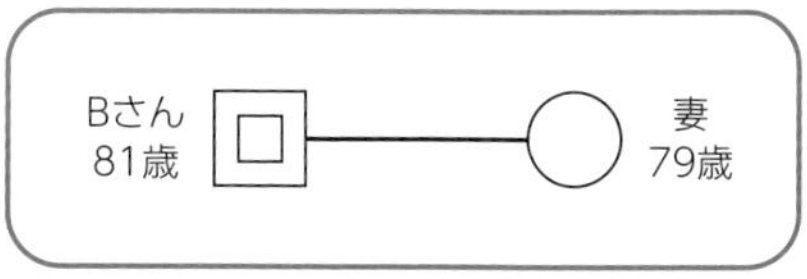

図6.2-1 Bさんの家族

院内では，椅子からベッドへの移動は自立で行えるが，床や高さの低い椅子からの立ち上がりは介助がないと難しい. 歩き出しに時間がかかる（すくみ足）が，手すりにつかまればゆっくりと歩行ができる. 排泄も洋式便器ならば可能である.

入浴用福祉用具（補助椅子など）を用いて，介助を受けて入浴している.

4 家族構成

妻（79歳，無職）との2人暮らし. 子どもはおらず，近隣に近親者もいない（図6.2-1）.

妻は関節リウマチにかかっており，介護保険で要支援1と認定されている.

5 試験外泊時の状況

Bさん夫婦は，退院時，介護支援専門員（ケアマネジャー）と理学療法士とともにタクシーで自宅まで帰った.

タクシーから降りて自宅に入ろうとしたBさんは，入院で筋力が低下したのか，玄関ポーチまでの段差で足元がふらつき，それを支えようとする妻と2人で転倒しそうになった. ようやく自宅内に入ると，Bさんは「無事に帰って来られてよかった. 懐かしいにおいだ」とうれしそうに話す. Bさんが落ち着いたところで，ケアマネジャーと理学療法士で，自宅内でのBさんの動作・動線を確認した.

普段，最も長く過ごすのは居間のソファであり，Bさんの座位姿勢に問題はなく，起居も可能であることを確認した. BさんのADLを一つひとつ確認していき，課題は玄関に段差があり踏み越しにくいこと，浴室の浴槽がまたげないこと，介助がないと入浴が難しいこと，廊下に手すりがないことであると把握した.

試験外泊2日目，昼前に訪問看護師が訪問した. Bさんは「久しぶりにくつろげた. でも，入院する前のようにはできないことが結構あって，少し不安になってきたよ」と話す. 不安なことは，和式布団からの起居で，一つひとつの動作に時間がかかり，特に夜中にトイレに行くのが大変だったと言う. Bさんの話を，横で妻はうなずきながら聞き，「こうやって試していると，結構不便なところが見つかるもので…. だんだんにコツがつかめるといいけれど」とつぶやいた.

試験外泊3日目，いったん病院に戻ったBさん夫婦に**退院支援看護師**が様子を聞いた. Bさんは，「やっぱり自宅が一番. と言いたいところだが，病院のように環境が整っていないので，不便があることがわかった. 家の中を直さなければいけないなと，昨晩，妻と話していたんです」と話した.

➡ 退院支援看護師については，p.18 plusα，p.247 退院支援看護師の役割も参照.

6 住居環境

自宅は急峻な坂を上り切った高台にある2階建ての戸建て（持ち家）である.

玄関ポーチには段差がある. 家屋内は, 古い木造住宅のため, 全体に段差があり（図6.2-2）, 特に廊下は狭く薄暗い上, 手すりなどはない. 浴槽は, またぎが高く, 術後のBさんの状態ではまたぐことは困難と思われる高さである. 寝具は, これまで訪問看護師からはたびたび介護用ベッドを勧められたが, 落ち着かないと, 夫婦そろって和式布団を使用している.

7 社会資源の活用状況

パーキンソン病により, これまで介護保険で要介護1と認定されていたが, 今回の入院により変更申請を行い要介護3となった.

入院前は, 訪問看護を週1回（健康観察, リハビリテーション）で利用していた.

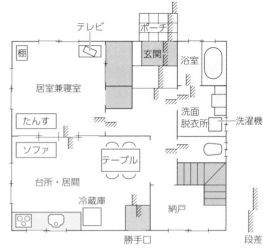

図6.2-2　Bさんの自宅1階の間取り図

設問

問2-1　在宅におけるBさんのADL・IADLを評価し, ケアプランに反映したい. ADL・IADLを評価するツールを調べ, その用い方を説明しなさい.

問2-2　Bさんについて, 介護力のアセスメントをしなさい.

問2-3　自立支援・事故防止と介護負担の軽減の観点から, Bさんのケアプランを立案しなさい.

➡ 解答・解説はp.245.

2　退院後3カ月の状況

Bさんは, 介護保険を利用して住宅改修を済ませてから退院した.

退院して3カ月が経った. 退院後, Bさん宅への訪問看護が週2回のペースで行われている. Bさんは生活のペースができ, 妻の介護でなんとか生活が継続できている.

1 身体状況

退院指導で受けた人工骨頭置換術後の脱臼防止については, きちんと理解し, 守って生活している.

一方, 最近では, 振戦の頻度が多くなっている. また, 水分摂取や食後にむせが強くなり, 会話時には流涎も生じるなど, 嚥下困難の症状が認められた.

2 生活状況

妻は献身的に介護をしている. 関節リウマチの症状は安定しているが, 慢性的な痛みがあると話す.

plus α

パーキンソン病の治療薬

パーキンソン病の治療薬は薬物療法の長期化によって効果が低下し, 身体の震えなどが発症する. 次第にこの症状の発生期間のサイクルが短くなり, やがて薬剤の効果を失う（ウェアリングオフ現象）. また, 薬物の内服にもかかわらず, 突然スイッチがオフになったように薬剤の効果がなくなったり, 薬剤の効果が表れたりする（オンオフ現象）. このようにパーキンソン病の治療薬の使用は非常に難しいため, 主治医やかかりつけ薬局の薬剤師とよく相談しながら進めていくことが重要である.

妻に生活状況を確認すると「1日中，トイレの世話をしている感じで…．特に夜中，必ず1回はトイレに連れて行くのだけれど，それですっかり目が覚めてしまうので，毎日寝不足気味」「これからの季節，寒さが厳しくなるので，夜中のトイレは嫌ね」と話す．

Bさん夫婦は共働きで，定年まで公立学校の教員を勤め上げたので，2人合わせて月45万円程度の年金支給と，ある程度まとまった貯蓄がある．

3 社会資源の活用状況

|1| Bさんに対するサービス

- 訪問看護：週3回．入浴介助，健康観察，リハビリテーションなど
- 訪問介護：週2回．身体介護，居室の清掃，洗濯，排泄介助
- 福祉用具：介護用ベッド，外出用車椅子，トイレ用手すり，入浴用の福祉用具
- 住宅改修：浴槽をまたぎの低いものにし，玄関と室内の要所に段差解消器具を設置した．

|2| Bさんの妻に対するサービス

- 訪問介護：週1回（買い物）

4 本人と家族の思い

Bさんは「やはり自宅はいい．だけど，今以上に病気が進むと，もっと妻に負担をかけてしまう．共倒れしてしまうのではないかと不安で仕方ない」と話す．

近隣には近親者など，副介護者になるような人がいない．このまま自宅で生活し続けることができるのだろうかと不安になり，民生委員に相談したところ，「"さこうじゅう"（サ高住）って言ったかな？」，介護を受けながら生活できるマンションがあると聞いたので，この家を売り，夫婦でそういうところに移ることで安心して生活できるのではないかと話す．

設問

問2-4 パーキンソン病による嚥下困難が進んできたBさんに，摂食嚥下リハビリテーションを進めていく場合の訪問看護計画を立案しなさい．

問2-5 妻の介護負担を軽減するための支援を検討しなさい．

問2-6 「サ高住」とは何か，説明しなさい．

➡ 解答・解説はp.245～246.

3 被虐待が疑われる認知症高齢者

Cさん，76歳，女性．

私は，訪問看護ステーションの看護師です．〇年7月初旬，地域包括支援センターの主任介護支援専門員（主任ケアマネジャー）からCさんへの訪問依頼がありました．

Cさんは，季節外れの服装で路上にいるところを近所の人が見つけ，民生委員を通じて地域包括支援センターに連絡がありました．その後，近医を受診し，Cさんはアルツハイマー型認知症と高血圧と診断され，要介護認定申請をしたところ要介護1と判定されました．物忘れがあり，最近では1人で外出すると自宅に戻れなくなることが続いているとのことで，薬の飲み忘れもあるようです．

Cさんは，独身の長男との2人暮らしで，平日は日中独居となります．

主治医から週に1回の訪問看護の指示があり，状態観察と服薬管理のため訪問することになりました．

1 Cさんの情報（初回訪問）

Cさん宅への初回訪問には，**地域包括支援センターの主任介護支援専門員**（主任ケアマネジャー）が同行した．訪問では，Cさん本人と，訪問看護サービスの契約のために休暇を取っていた長男に会うことができた．

1 現病歴・既往歴

アルツハイマー型認知症の診断である．

認知症の程度は，N式老年者用精神状態尺度23点である．Cさんは夫との死別後から認知症の症状が現れ始め，物忘れやつじつまが合わない話をすることが多くなっていった．2カ月ほど前から，長男が仕事から帰宅すると，繰り返し同じことを尋ねたり，洋服だんすの衣類を出し入れしたり，季節に合わない服装をする行動がみられたりするようになったという．そのころは，1人で外出しても，きちんと帰宅できていた．路上で保護されたのは先月が初めてで，そこでようやく受診し，診断がついたとのことであった．

高血圧の既往歴があり，60歳ごろから降圧薬を服用している．

最近では，認知症の中核症状改善薬（アリセプト®）と降圧薬が医師から処方され，朝のみ服用しているが，長男が声を掛けるのを忘れると服用できない．

2 身体状況

認知症高齢者の日常生活自立度判定基準はランクⅡaである．

移動などに支障を来すような運動機能障害はないが，日常生活動作（ADL）は部分的な介助が必要である．

最近では，食事をしたかどうかわからない，物をしまった場所がわからないなど，物忘れがあり，つじつまが合わない言動が目立つようになった．

3 生活状況

長男によると，Cさんは，日中はほとんど横になってうとうとしており，夜

plus α
認知症老人徘徊感知器

徘徊をする高齢者が部屋や家の外に出たときに，家族に知らせる機器である．高齢者の危険を防止し，介護者の身体的・精神的負担の軽減を目的とする．

plus α
認知症の行方不明者

認知症またはその疑いによるものが原因で行方不明になり警察が届け出を受理した人は18,709人に上り（2022年），年々増加している[7]．遺体で見つかった人は491人である．

もよく眠れているようである．昼食は長男が買い置きしたものを食べている．入浴は，長男が帰宅後に入るように促しており，排泄は自分でできる．

4 家族構成

夫は3年前に他界し，48歳の独身の長男と2人暮らしである（図6.3-1）．長男は会社員で，営業部門のため出張が多く，帰宅が遅くなることが多い．夫が他界してからは，近所や親族との付き合いはほとんどない．

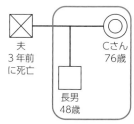

図6.3-1　Cさんの家族

5 本人と家族の思い

長男は「道に迷って，人様に迷惑をかけるなんて…」とCさんが路上で保護されたことに対して慣っていた．また，「これまで2人でやってこられたのだから，他人の世話にならなくてもなんとかやっていけるはずだ．こんな母の姿を人に知られるなんて恥ずかしい．お金も余計にかかるし，他人が家の中に入ってくるのは本人が嫌がると思う」と，介護保険サービスの利用に対し，消極的な様子がうかがわれた．

長男が訪問看護師と会話をしている間，Cさんの表情は硬く，うつむいたままであった．

設問

問3－1 認知症のCさんに対して，どのような訪問看護計画を立案しますか．

問3－2 問3－1の計画について，長男にどのように伝えますか．

➡ 解答・解説はp.246.

2 初回訪問後6カ月の状況

ある日，訪問看護師が訪問すると，部屋の奥から長男の怒鳴り声が聞こえた．家の中からは尿と便のにおいがし，長男がCさんの失禁に対して「今日はご飯を食べさせないからな」と叱責しているようであった．

Cさんは汚れた下着姿で困った表情をして立ち尽くしていたため，訪問看護師はCさんを浴室に誘導し，汚れた体を洗い流して更衣の介助をした．

訪問看護師は，別室で後始末をしていた長男のそばに行き，一緒に後始末を行った．

1 身体状況

2カ月ほど前，Cさんがかぜをひいて数日寝込んでしまった．以降，尿や便の失禁がみられるようになり，夜間に家の中を徘徊するようにもなった．

訪問時の血圧は140/90mmHg前後で安定している．本人が，高血圧の自覚症状を訴えることはない．

失禁の世話の際に全身を観察したところ，腕と体幹に，強く握られたか，つねられたようなあざが複数認められた．

2 生活状況

長男は，仕事で疲れて帰宅した後にCさんの世話をし，最近では，夜中も

plus α

認知症の人を支える取り組み [8]

認知症についてはさまざまな施策が推進されているが，次のような支援や人員の育成，普及が取り組まれている．

認知症カフェ：認知症の人の家族に対する支援の推進の一つである．通所介護施設や公民館の空き時間を活用し，利用者が主体的に活動する．認知症の人は楽しめる場所として，家族はわかり合える人と出会える場として，また，専門職や地域住民は交流の場所としての効果がある．

認知症サポーター：認知症に関する正しい知識と理解をもち，地域や職域で認知症の人や家族に対してできる範囲での手助けをする人．2023年6月末現在で約1,465万人と報告されている [9]．

認知症地域支援推進員：認知症の人ができる限り住み慣れた環境で暮らし続けることができるよう，認知症施策や事業の企画調整を行う，地域包括支援センターの保健師・看護師など．

徘徊で眠れない生活が続き体調を崩していた．また，Ｃさんのたびたびの徘徊で，仕事中も呼び出されることが多くなり，介護に専念するため，先月，会社を退職した．介護に慣れてきたら，在宅ワークを始めるつもりだと話す．現在は，Ｃさんの国民年金と長男の退職金と貯金を切り崩して生活をしているとのこと．

一方で，長男は，このところ，母が夜中に家の中をうろうろすることが続いたので，部屋から出られないよう鍵をかけた，失禁も続いていて腹が立ち，昨日の午後から水分を与えていないと話した．

3 社会資源の活用状況

先月，介護保険の変更申請をして，要介護2と認定され，以下のサービスを使用している．

● 訪問看護：週1回．健康観察，服薬確認など
● 訪問介護：週3回．身体介護：入浴・排泄介助，生活援助：買い物・洗濯・調理

4 本人と家族の思い

Ｃさんに話し掛けると，おどおどした様子で，小さい声で震えながら「ごめんなさい…．ごめんなさい」と繰り返しつぶやくばかりであった．

長男から話を聞くと，「母が尿や便を漏らしたり，夜間に起こされたりで，ゆっくり眠れないし気が休まらない．おむつを履かせるようにしたが，すぐ外してしまい，また追いかけて，押さえつけて履かせるの繰り返しで．わざと自分を困らせるためにやっているのではないかと腹が立つ．自分は，会社まで辞めて世話をしてやっているのに，人の気持ちも知らないで…」と怒りながら話す．また，しばらくすると「そうはいっても，しっかりして優しい母だったんでね…．息子として，できる限りのことはしてやりたい．それにしても，自分の母がこんなになるなんて…」とポツリと話す．

設問

問3-3 Ｃさん親子について，虐待のリスクアセスメントをしなさい．

問3-4 被虐待が疑われるＣさんに対し，サービス担当者による地域ケア会議の開催を提案したい．どのような目的で，どんなメンバーを招集するか，述べなさい．

問3-5 Ｃさんの安全と生活の質（QOL）の確保，長男の介護負担軽減を踏まえたケアプランを立案しなさい．

plus α
介護による離職

介護が原因で仕事を辞める介護離職者は，年間10万人以上といわれている．中でも働き盛りで，企業の中核を担う40代，50代の労働者が多い．国は育児・介護休業法による「介護休業制度」「介護休暇制度」「介護のための勤務時間の短縮等の措置」などの周知徹底を図り，介護を行う労働者の就業継続を促進し，離職の防止に取り組んでいる[10]．

➡ 解答・解説はp.246～247.

4 在宅での生活を希望する脳梗塞後遺症のある高齢者

事 例

Dさん，82歳，女性．

私は，訪問看護ステーションの訪問看護師です．

○年5月，病院の退院支援看護師から，脳梗塞後遺症による左片麻痺のあるDさんが，リハビリテーションの期間を経て，間もなく退院予定であるとの連絡を受けました．

Dさんは今回の入院中に要介護認定を申請し，要介護4の認定が出ています．

Dさんも家族も，自宅に戻り，生活することを希望しています．

Dさんは，夫を10年前に亡くしてから，長男夫婦と同居しています．現在，長男は海外赴任中，その妻は会社員，長女は他県に在住です．

そこで，退院前に病院において，退院前カンファレンスを行うことになりました．出席者は，Dさん，長男の妻，長女，病棟主治医，病棟看護師，理学療法士，退院支援看護師，在宅主治医（かかりつけ医），介護支援専門員（ケアマネジャー），訪問看護師でした．この退院前カンファレンスで，病棟主治医から2泊3日の試験外泊の提案があり，訪問看護師は試験外泊中に一度訪問することになりました．

1 退院前のDさんの状況

1 現病歴・既往歴

3カ月前に脳梗塞を発症，その後遺症による左片麻痺と，左半側空間無視の状態が認められている．退院後は，脳梗塞の再発予防のため，降圧薬と抗血栓薬の内服を継続する．受診は，近所の在宅主治医（かかりつけ医）が2週間に1回の訪問診療をする予定である．

そのほかには，認知症などの既往歴はない．

2 身体状況

院内では，左下肢に装具を着け，右上肢で手すりや杖を使用すれば，室内を歩行することができる．外出時は車椅子を使用する．

食事はテーブル上に配膳すれば，右手で，視野に入る範囲は，自力摂取できる．

排泄時はナースコールで看護師を呼び，装具を着けてもらい，看護師の見守りでトイレまで杖歩行している．リハビリテーションの効果でトイレ内の動作（ズボンなどの上げ下ろし，陰部・殿部を拭くこと）もほぼできるようになってきている．

入浴時は，洗髪と背部・右上肢・足先を洗うこと，浴槽への出入りは介助が必要である．

3 家族構成

長男（55歳，会社員）は海外赴任中，長男の妻（55歳，会社員）は平日勤務で朝8時ごろに家を出て，帰宅は20時前後になる毎日である．長女（51歳，自営業）は車で2時間ほどの隣接県に在住しているが，自営業で忙しく，時折様子を見に来て手伝う程度しか協力できそうにない（図6.4-1）．

plus α

外泊中の入院患者に対する訪問看護

退院後に訪問看護を受けようとする入院患者が，在宅療養に備えて一時的に外泊（1泊2日以上）をするとき，以下①～③の対象者には医療保険で訪問看護を行うことができる．

①末期の悪性腫瘍，神経難病等の対象者

②特別管理加算（気管カニューレや留置カテーテル等）の対象者

③その他在宅療養に備えた一時的な外泊に当たり，訪問看護が必要であると認められた対象者

退院のめどが立ち，長男の妻は休日になると病院を訪れ，左下肢の装具の着け方などについて，Dさんとともに熱心に退院指導を受けている．

4 本人と家族の思い

退院支援看護師がDさんと長男の妻に話を聞いた．Dさんは，「日中1人で気ままに生活できるので，自宅に早く帰りたい」と言う．一方で「家の中にこもって誰とも話さないと寂しいわね」「私，いろんなサークルに通ってたけど，病気になってしまったから，もうだめね」と寂しそうに話した．

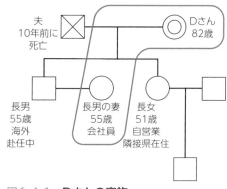

図6.4-1　Dさんの家族

長男の妻は，退院後1週間は介護休暇を取る予定にしている．その後も頑張って介護するつもりだが，今は会社を辞めると言い出せないくらい多忙な状況にある．左半身麻痺と左半側空間無視のあるDさんを「家に1人で置いていくのは，正直，転倒などが起きそうで心配」と話す．また，自身にも持病の腰痛があるので，Dさんの入浴介助には不安があるとのことだった．

設問

問4-1 「障害高齢者の日常生活自立度（寝たきり度）判定基準」（厚生労働省）に照らすと，現在のDさんの状態はどのランクと判断できるか，述べなさい．

問4-2 退院支援看護師の役割について述べなさい．

問4-3 試験外泊で確認すべき点を挙げなさい．

問4-4 Dさんの状況を踏まえ，退院後にどのようなサービスを導入すればよいか検討しなさい．

➡ 解答・解説はp.247.

2 退院後1週間の状況

退院して1週間が経ち，Dさんの体調は安定している．これまでは長男の妻が介護休暇をとってなんとか生活が継続できたが，今後は通常勤務に戻ることになる．

退院後，Dさん宅への訪問看護が週2回のペースで行われることになった．訪問看護師は身体状態の観察，室内での上下肢の運動の補助を行い，**訪問介護員（ホームヘルパー）**は入浴介助を行うことになった．

1 身体状況

降圧薬と抗血栓薬の内服を継続しており，血圧は収縮期血圧が120mmHg台，拡張期血圧60mmHg台で，安定している．

寝返りは，右上肢でベッド柵につかまり自分で行うことができるが，起き上がりは，電動ベッドの背もたれを上げる機能を利用している．左下肢の装具を

装着すれば，ベッド柵につかまり自力で立ち上がることができる．また，右手で杖を持ったり手すりにつかまったりして，室内を数メートル歩行することができる．

食事は食卓へ移動し配膳された食事を自力で摂取することができるが，起きて装具を着けるのがおっくうになってきたと話す．

排泄は，装具を着けてトイレまで歩行するのに時間がかかるので，時間を見て，トイレに行くようにしているが，間に合わなくなりそうで慌ててしまうこともある．

左半側空間無視があるため，物の置き場所がいつもと違っていると認識できず，転倒まではしないが，壁に患側をぶつけてあざができるといったことが起きている．

2 社会資源の活用状況

要介護4の認定を受け，以下の介護保険サービスを利用している．

- 訪問看護：週2回．健康観察，服薬管理，生活リハビリテーション*
- **訪問リハビリテーション**：作業療法士による日常生活動作のリハビリテーション
- 訪問介護：週3回．身体介護：入浴・排泄介助
- 福祉用具（レンタル）：介護用ベッド，外出用の車椅子，トイレ用の手すりの設置

3 1日の過ごし方

Dさんは朝7時ごろに目を覚ます．夜間トイレに行くと目が覚めてしまい，なかなか寝付けず，日中もテレビを見ているといつの間にかうとうとすることが多くなった．

発病する前のDさんは，友達宅の訪問や買い物など外出することが好きだった．訪問看護師や訪問介護員が来て，おしゃべりをするのが最近の楽しみになっている．長男の妻に負担をかけたくはないが，時々でも外出したいというのがDさんの希望である．しかし，最近ではベッド上で過ごすことが多くなっている．

設問

問4-5 左半側空間無視があるDさんに対し，自立と事故防止の観点を踏まえ，どのように生活空間を整えるか，述べなさい．

問4-6 日中独居で，閉じこもりがちになっているDさんに対し，どのような支援が可能か．以下の点について述べなさい．

（1）訪問看護師として，生活リハビリテーションおよび事故防止の視点を踏まえ，看護計画を立案しなさい．

（2）Dさんの状況を踏まえ，どのようなサービスを導入すればよいか，その目的とともに検討しなさい．

➡ 解答・解説はp.248.

用語解説 *

生活リハビリテーション

その人の能力を生かせるように日常生活の介助方法を工夫することで心身機能の維持・改善を図る．例えば座って食事をとる，トイレで排泄をするなど，その人に合った1日の生活リズムをつくり，できるだけベッドから離れて生き生きとした生活を送れるようにすることである（➡2章4節p.50も参照）．

6

事例で学ぶ在宅看護の技術

事例

Eさん，49歳，男性．

私は，訪問看護ステーションの訪問看護師です．末期がんのEさんについて，病院の退院支援看護師から，退院後の継続看護*について依頼されました．

Eさんは，3年前に大腸癌でがん摘出術とストーマ造設，抗がん薬治療を経て，以前のように元気で仕事に打ち込む生活を続けていました．ところが，数カ月前から倦怠感が強くなり，仕事が続けられなくなったため，緊急入院となりました．

検査の結果，がんの再発（ステージⅣ）および多臓器への転移が認められ，抗がん薬と放射線による治療が行われました．しかし十分な治療効果は得られず，がんの治療は困難な状況であるため，今後は苦痛症状を緩和する治療に切り替えることが，主治医からEさん夫婦に伝えられました．

Eさんは，治療できないことは無念であるが，残された時間を自分らしく，自宅で家族とともに過ごしたいと退院を希望しました．

そこで，退院までに退院支援看護師とメディカルソーシャルワーカー（MSW）が，Eさん夫婦と数回面接をし，往診医を決めるなど，在宅療養の体制を整え，退院への準備を始めました．

用語解説 *
継続看護

対象者の生活の場が病棟や外来から地域へ，また，自宅や介護施設などを往来しても，看護や必要なケアを途切れることなく継続して受けられるように提供すること．適切で切れ目のない医療の提供と在宅医療の充実を目指し，保健医療サービスや福祉サービスとの連携を推進し，適切な環境を整えることが求められる．

1　緊急入院〜退院まで

1　現病歴・既往歴

3年前，下行結腸のがん摘出術とストーマ造設を行い，抗がん薬治療を経て，経過観察となっていた．数カ月前から，家族や同僚に「顔色が悪い」と指摘され始め，おなかが張りズボンのウエストが合わなくなってきた．次第に倦怠感も強くなり，仕事に支障が出てきたため受診したところ，そのまま緊急入院となった．

検査の結果，大腸癌ステージⅣ，リンパ節（5カ所），腹膜，肝臓への転移が認められ，抗がん薬の点滴治療と放射線治療が行われた．しかし，治療効果が芳しくなく，主治医からEさん夫婦に対して，「手術でがんを摘出することは不可能で，このままだと余命は6カ月」との説明がなされた．

最近では，腹水貯留による腹部膨満感，背部痛，全身の瘙痒感などの不快症状がある．出現している不快症状に対しては，対症療法が行われている．主な処置は，定期的な腹水穿刺による血性の腹水（1L）排出，背部痛への**疼痛コントロール**である．また，食欲低下により経口摂取量が少なくなっており，腹部は腹水により突出しているが，全身のるいそうが進んでいる．倦怠感も強く，少し動くと息切れを生じる状況である．

これまでに既往歴はない．

2　身体状況

身長170cm，体重60kg．日常生活動作（ADL）は，動きはゆっくりであ

---

plus α
大腸癌のステージ

大腸癌の進行度は「ステージ」で表される．ステージは0からⅣまでの5段階に分類される．ステージ0はがん細胞が粘膜の中にとどまっている状態，Ⅰは筋肉の層内，Ⅱは筋肉の層を越えて周囲に飛び出し，Ⅲはリンパ節転移，Ⅳは肝臓や肺，腹膜など離れた臓器に転移している状態を示す．

plus α
放射線治療に関するケア

放射線治療で起こる副作用には，下痢，全身倦怠感，嘔気，食欲低下，白血球減少などがあり，肛門の近くに照射した場合は，肛門痛や頻尿，排尿時痛，皮膚炎，会陰部粘膜炎などがある．また，うつ状態に陥ることもあり，症状の出現は個人差が大きい．出現する症状に合わせ，消化の良い食事と身体の安静を保ちながら，精神的苦痛へのサポートを行う．

るが，現在のところ自立である．

3 生活状況

　Eさんは会社員である．発病前は3交代制の製造ラインの責任者であったが，発病後に総務部に部署替えをしてもらった．自宅は賃貸マンションの3階である．

4 家族構成

　妻（45歳，専業主婦），長男（18歳，大学1年生），長女（15歳，高校1年生）の4人暮らしである（図6.5-1）．

　Eさんの妹夫婦が隣町に住んでいる．Eさんの両親はすでに他界，Eさんの妻の実家は遠方である．

図6.5-1　Eさんの家族

5 本人と家族の思い

　前回の手術以降，半年に1度の定期受診で問題はないと言われていたので，新しい部署で仕事に邁進していた．このところ忙しく，定期受診に行く時間が取れず，来月にはと思っていた矢先の緊急入院となってしまい，Eさんも妻も，もっと早くきちんと受診していればと後悔している．

　3年前，がんの摘出手術に踏み切った時は，完治への期待が大きかっただけに，今回の再発は，なおさらショックが大きい．病名がわかった時，いつか最期の時が来たらその時は自宅で過ごしたいと家族で話し合っていたが，いつの間にか考えなくなっていた．現実にその事態に直面し，受け入れきれない思いである．

　Eさんは，「本当なら，子どもたちの成長をしっかり見守り，頼れる父でいたかったが…」「妻を残して逝ってしまう．寂しい思いをさせて申し訳ない」という無念さ，悔しさ，あきらめ，申し訳なさと，「最期まで自分らしく，父親らしく振る舞えるだろうか」という痛みや尊厳への不安と家族への負担感を訴えた．

　妻も，早期受診していればという後悔の念の一方で，夫が死に向かっているという実感がわかず，漠然とした不安を感じていた．それでも自宅に戻って，他者の存在に遠慮せずに，家族そろって生活ができることは何よりも楽しみであると，病室のカレンダーに大きな丸印をつけて，退院の日を心待ちにしているようである．

　長男は，現実をきちんと受け止め，「お父さんが安心できるように，大学もしっかり卒業を目指すし，お母さんを支えて介護をする覚悟だ」と話す．長女は，父親の病状の深刻さを理解しており，高校の帰りに病室に寄り，毎日の出来事をEさんに話すなど，努めて明るく振る舞っている．

設問

　問5-1　がん患者が在宅療養に移行するために必要な条件とは何か，述べなさい．

　問5-2　末期がんのEさんが，在宅療養で利用できる制度や社会資源を挙げ，その概要を説明しなさい．

　問5-3　Eさんの退院移行期のケアプランを立案しなさい．

plus α
ケアへの家族参加

近い将来，自分や自分の家族に死が訪れることを，冷静に受け止めることは簡単ではない．家族がケアに参加することで，療養者と家族は関わりの中から，病状の変化や進行を受け入れることができる．共に人生を振り返り，語り合う時間は，互いの感謝と尊敬を再確認できる時間でもある．ケアへの参加は，その人らしい，その家族らしい，最期の時を迎える心の準備の過程ともいえる．訪問看護師は，この過程を見守り，療養者，家族が共に過ごせる環境を整えることが期待されている．

plus α
ACP

本人の人生観・価値観が尊重され，本人による意思決定実現のためには，アドバンス・ケア・プランニング（advance care planning：ACP）の実践が推奨されている．ACPとは，本人が主体となり，家族や近しい人，医療・ケアチームが繰り返し話し合いを行い，意思決定を支援するプロセスをいう[13]．

➡ 解答・解説はp.248.

2 退院後6カ月の状況

　Eさんは，全身状態が次第に低下しており，往診医からは，「退院して6カ月，よく頑張っておられます．しかし，残された時間は，あと1～2週間だと思います」と家族に説明がなされた．

1 身体状況

　全身状態は全体的にレベルダウンし，食事は口からほとんど摂取できなくなっており，Eさんの好みのものを軟らかくしたりミキサーにかけたりして，少量ずつ摂取しているが，次第に摂取量は減っている．本人は，ここ数日，ほとんどの時間を眠って過ごしている．昼に起きている時間は，薄眼を開けて，呼び掛けにうなずくこともあるが，会話が成立しないことが多くなり，深く眠ると，下顎呼吸が現れてきた．

　疼痛コントロールのための麻薬の投与量も増えており，傾眠傾向だが，トイレ歩行など体動時には痛みの訴えがある．

　排泄は最期まで自力で行いたいと，妻や子どもたちに支えられながらトイレに歩行していたが，ここ数日は動くのがつらいからと夜間はおむつを使うようになった．入浴サービス中は「気持ちがいい」「体が軽くなるようだ」と笑顔がみられるが，入浴後には全身の瘙痒感が増すため，いつの間にか腕や腹部に引っかき傷ができている．

2 医療状況

　疼痛コントロールとして，オキシコドン塩酸塩徐放製剤を内服していたが，全身状態が悪化し，傾眠傾向がみられるようになってからはフェンタニル貼付薬に切り替えた．最近では目が覚めた時に妻の姿が見えないとEさんが不穏になるため，薬剤は薬剤師の訪問で届けてもらうようにしている．

3 生活状況

　Eさんは，これまでは，日中は家族が集まる居間のソファで過ごしていたが，ここ数日はベッド上で大半の時間を過ごしている．少しでもリラックスできるように，Eさんの居室にはEさんが好きな音楽を流し続けている．訪問看護師の提案で，Eさんが不穏な状態であったり眠れなかったりするときは，下肢に蒸しタオルで温罨法をしながら，アロママッサージをしている．

　仕事は，勤務先から当初3カ月の療養休暇の取得を促されていたが，「もう職場には戻れないだろう．退職金が少しでも生活の足しになれば」と3カ月前に退職した．

　主介護者は妻であり，子どもたちも夜間や休日，交代でEさんの世話に当たっている．Eさんの妹も週2～3回訪れ，買い物や夕飯づくりなどを手伝い，妻が少しでも身体を休めることができるよう配慮してくれている．

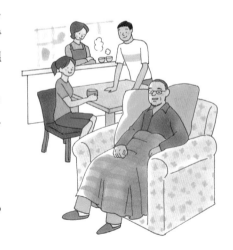

plus α

療養危機的状況

療養危機的状況には二つのタイプがある．一つ目は，疾病や障害，加齢など，症状出現時や診断時，突然の出来事に，これまでの知識や体験では対応または解決できない健康問題を抱え，悩み，戸惑い，問題解決に踏み出せずにいるショック性の危機状況．二つ目は，初めは有効に対応できていたにもかかわらず，療養生活や病状が長期化することで，ストレスが蓄積され対応能力が低下していく消耗性の危機状況．療養者・家族の反応は，ストレス反応として，精神面，身体面，行動面に多様な形で表れる．

4 本人と家族の思い

訪問看護師は，最期まで自宅で過ごしたいという希望（在宅での看取りの意思）は変わっていないかを，あらためて，本人と妻に個別に確認した．子どもたちの気持ちは妻を通して確認してもらった．

最近では，Eさんは，呼び掛ければ反応するが，自らの意思表示は難しくなっている．訪問看護師が，「苦しいならば入院もできる」と伝えると，か細い声で「うち　が　いい」と答えた．また，家族からも当初の希望通り自宅で最期を迎えてほしいという強い意思が示された．

5 家族の状況

妻は，訪問看護師に「一口でも食べることで，1日でも，数時間でも長く生きられる可能性があるのなら，どうにかして食べさせたい，自分にも何かもっとできることがあるのではないか」と，心の葛藤を訴えた．訪問看護師の「今は無理をしなくていい」という説明に対し，妻は「頑張っているのは夫ですね．わかっているけど，つらい」と涙ぐみながらも「家で最期まで見届けます」ときっぱりと話す．

長男はアルバイトを休み，できるだけ家にいるようにしている．父親とゆっくり顔を見合わせて会話をすることは，今回の退院がなければできなかったことかもしれないと笑って話していた．長女は，訪問看護師が「聴覚と触覚は最期までしっかりと機能します」と伝えると，できるだけ早く家に帰り，父親の背中をさすりながら，高校での出来事や勉強の話をしている．

6 社会資源の活用状況

❶医療保険

● 訪問診療：週1回
● 訪問看護：週6回
● 薬剤師による訪問（在宅患者訪問薬剤管理）：週2回

❷介護保険

2カ月前に要介護認定申請をし，要介護3の認定を受けた．

● 訪問介護：週2回．身体介護：排泄ケア・清拭，生活援助：シーツ交換
● 訪問入浴：週1回
● 福祉用具の貸与：特殊寝台，床ずれ防止用具，車椅子

設問

問5-4 悲嘆のプロセスとそのケアを踏まえ，訪問看護師として，Eさんの家族に対してどのようにケアするかを述べなさい．

問5-5 がんの療養者が利用することの多い，補完代替療法について説明しなさい．

問5-6 今後，Eさんが臨死期を迎えるに当たり，家族にあらかじめどのような指導（ケア，連絡体制など）をしておくとよいか，述べなさい．

➡ 解答・解説はp.248〜249.

plus α

グリーフケア

悲嘆とは大切な人を失った時に生じる悲しみの反応である．時間の経過とともに変化しながら最終的には回復するプロセスである．しかし近年，地域コミュニティーにおける人のつながりや親類関係が希薄になり，看護職がこのプロセスへの支援を行うケースが増えている．回復が滞ると，複雑な悲嘆となり，専門家の対応が必要となることもある．

6

事例で学ぶ在宅看護の技術

6 在宅での生活に不安を抱きつつ退院するALS療養者

事例

Fさん，50歳，男性.

私は，訪問看護ステーションの訪問看護師です.

Fさんは，2年前から上肢の脱力感が現れ，数カ月前からは足がもつれ，段差のない所でもつまずくようになりました．近医から大学病院の神経内科を紹介され，今回の入院となりました．数週間かけて行った検査の結果，Fさんは筋萎縮性側索硬化症（amyotrophic lateral sclerosis：ALS）であると診断されました.

主治医から，ALSとは「徐々に運動機能が失われる病気で，最終的には呼吸筋が機能しなくなります．発症からの余命は3年から5年といわれていますが，人工呼吸器を装着すれば寿命まで生きることもできます．人工呼吸器を装着するかどうかは，ご家族と十分に話し合って決めてください」と説明されました．さらに，できるだけ良い栄養状態を確保するため，早期の胃瘻造設，将来的な呼吸困難に備えての気管切開についても，説明されました.

病状や治療について説明を受けたFさん夫婦は，住み慣れた自宅で療養することを強く希望しています．その一方で，Fさんの妻は，ここ最近で急激に症状が進行したので，このまま家に帰っても大丈夫なのかと不安も抱いています．また，Fさんも妻も，気管切開や人工呼吸器装着，胃瘻については，「その時になったら考える，今はまず家に帰ってからゆっくりと考えたい」と希望しています.

今回，Fさんが入院している病院の退院支援看護師からの依頼で，私も合同カンファレンスに出席することになりました.

1 Fさんの情報

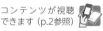

コンテンツが視聴できます（p.2参照）

1 現病歴・既往歴

Fさんは，学生時代は陸上の長距離選手で，インターハイでも活躍したスポーツマンである.

2年前から手に力が入りにくくなり，ペンや箸を落とすようになった．五十肩かと自宅近くの整形外科を受診したが，問題は見つからず，しばらく放置していた．ところが，数カ月前から上肢だけでなく下肢にも脱力感が現れ，段差のない所でもつまずくようになった．心配になったFさんが，再び近医を受診したところ，すぐに大学病院の神経内科の専門医を紹介され，今回の入院に至った．入院中にさまざまな検査を行った結果，ALSの確定診断となり，主治医からの説明も受けた.

入院中にもFさんの症状は急速に進行し，上下肢の筋力低下が進み，嚥下時のむせ，呂律が回らないなど，球麻痺*症状も出現し始めた.

既往歴は特にない.

2 身体状況

身長175cm，体重68kg.

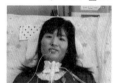

● ALS療養者からのメッセージ〈動画〉

用語解説 *

球麻痺

延髄と橋にある運動神経核が障害されて起こる．嚥下障害のほか，発語，発声，呼吸，循環にも障害を来す.

現在は，上肢，下肢共に筋力低下のため，日常生活動作（ADL）は全介助状態であり，移動は車椅子を利用する．

球麻痺症状により，嚥下時のむせや飲み込みにくさが出現し，経口摂取が次第に困難になってきている．また，呂律が回らない，会話中の流涎，発声までに時間がかかるようになり，声量も小さく聞き取りにくくなってきた．

呼吸も，座位を長時間とり続けると息苦しさが出てくるようになり，息苦しさで夜間に覚醒することが多くなってきた．

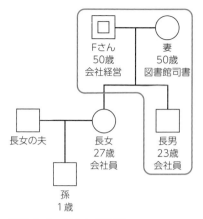

図6.6-1　Fさんの家族

3 生活状況

Fさんは，IT関係の三つの会社の経営者で，会社経営は順調である．経済的な心配は現在のところない．

自宅は持ち家で，マンションの上層階である．

4 家族構成・家族の状況

妻（50歳，図書館司書）と長男（23歳，会社員）の3人暮らし．長女（27歳，会社員）は結婚し，夫，1歳になる長男と，隣接する市に住んでいる（図6.6-1）．

5 Fさんの思い

Fさんは，入院前に取引業者から「そんな足取りで大丈夫か」と言われ，仕事を続けることに限界を感じていたところに，今回の入院となった．そのため，会社を早急に整理する，あるいは後継者を立てなければならないと考えている．

病気に対しては，「やりたいことができないばかりか，呼吸さえも自分でできず，寝たきり状態となることに生きる価値を見いだせない」と話す．また，「今までは会社の事業を拡大し，社員の成長や家族の幸せのために生きてきたが，**人工呼吸器**を装着する選択をして生き永らえても，なんのために生きればよいのかがわからない」と言う．そして，「胃瘻も気管切開も，今はまったく考えられない」「早く家に帰りたい」と話す．一方で，「家族の気持ちはうれしいが，家族の自由な時間を奪い，自分の介護のために家族が疲弊することは避けたい」「自分がいなくなった後，妻が経済的に困窮しないかが心配だ」と話す．

Fさんの妻と子どもたちは，「できるだけ長生きしてほしい」「生きていてくれるだけでいい」と言う．妻は，Fさんの在宅介護のために仕事を辞めようと考えている．長男と長女は，できるだけ母親に協力したいと考えているが，仕事や育児があり，実際には難しいと思っている．

設問

問6−1　Fさんの退院に当たり開催される合同カンファレンスの目的と，招集すべきメンバーならびにそれぞれの役割を述べなさい．

問6−2　Fさんが在宅療養を開始するに当たり，利用可能な制度を挙げ，その概要を説明しなさい．

➡ 解答・解説はp.249.

6

事例で学ぶ在宅看護の技術

221

2 在宅療養移行期の状況

　退院までに，Ｆさんと家族を交えた合同カンファレンスを数回行った．この経過の中で，保健所保健師の同行で訪れたALS患者会での先輩患者との出会いが，Ｆさんに大きな変化をもたらした．人工呼吸器を装着しながら情報通信技術（ICT）を活用して会社を経営している人，社会資源を大いに利用して完全な「他人介護」を受けて家族に仕事を続けてもらっている人など，先輩患者の姿を目の当たりにして，Ｆさんは「新たな生きる意味」を見いだすことができるようになった．そして，呼吸管理や胃瘻による栄養管理は，単に生き永らえるためではなく，むしろＦさんらしく生き抜くために必要なものであるということを，Ｆさんも妻も少しずつ考えられるようになった．

➡ ICTについては，p.45 コラムを参照.

　そこで，退院に備え，入院中に要介護認定の申請を行うとともに，胃瘻造設術の実施と，夜間に呼吸補助装置（BIPAP®）*の使用を開始することになった．「それでも，まだ人工呼吸器装着については考えられない」と言うＦさんを見守りつつ，Ｆさんの在宅療養を支えるために保健医療福祉専門職のチームが組まれ，退院を迎えた．

　退院しておよそ３カ月間は，球麻痺症状は徐々に悪化し，飲み込みや会話のしづらさが進み，息苦しさもたびたび出現した．それでも妻の献身的な介護もあり，社会資源を利用しながら，Ｆさんは穏やかに過ごすことができていた．

　しかし，１カ月前に軽い咽頭炎を生じたのをきっかけに，呼吸困難が進行した．Ｆさんは短期間の再入院をし，胃瘻造設と**気管切開**手術を経て人工呼吸器を装着し，再び在宅療養に戻った．

用語解説 *

**呼吸補助装置
（BIPAP®）**

鼻マスク式などで，気管切開などの侵襲なく呼吸を補助する人工呼吸補助装置.

1 身体状況

　ADLは全介助である．食事は，胃瘻からの経管栄養と経口摂取を併用している．排泄は，おむつを使用するようになった．

　コミュニケーションは，気管切開をしたため，発語でのやり取りは困難であるが，問い掛けに対し，文字盤と顔面の表情と眼球の動きで意思表示をしている．

　胃瘻も気管切開部も皮膚トラブルはなく，全身状態はＦさんなりに安定している．

2 生活状況

　Ｆさんは，インターネットでニュースを見たり，日記を書いたりと自分なりに毎日の過ごし方を見つけ出そうとしている．「これまで忙しくて観られなかった映画を観たり，電子書籍を読んだりと，これでも結構忙しい」と意思伝達できるくらい表情筋でのパソコン操作にも慣れてきた．

　Ｆさんが経営していた三つの会社のうち，二つは会社の役員に譲り独立させた．残る一つについては，対外的な役割を役員に委譲し，ＦさんがICTを活用し経営管理と意思決定をすればよいように整えるなど，前向きに生活している．

3 介護状況

　平日の日中に，訪問看護と，介護保険による訪問介護，訪問入浴を組み合わせて利用している.

　主介護者である妻は，Ｆさんを家で１人にはできないと，退院を機に退職した. 妻は，訪問看護師の支援を受け，口と胃瘻からの食事介助にも慣れ，胃瘻の管理やおむつを用いた排泄のケアもスムーズに行えるようになってきた. しかし，夜間でも痰の吸引や体位の調整のため頻回に起きているので，不眠状態が続いている. 訪問看護師が訪問した際，妻は明らかに疲労困憊の様子で，血圧を測定すると150/95mmHgであった.

　長男は，休日や夜間にＦさんの介護を手伝うことはあるが，休日出勤もあり，介護者の役割を期待することは難しい. 長女は，時折様子を見に来たり，毎日の電話で母親をいたわってくれるが，仕事と育児で忙しく，直接的な支援は期待できない.

4 本人と家族の思い

　Ｆさんは，インターネットを通じてALSの患者たちと交流する中で，自分も患者会で何か役割を担ったり，積極的に外出したいと意欲的になってきた.

　妻は，Ｆさんの前向きな生活に安心感を覚えていたが，一方で，「私自身は，毎日が無我夢中で，明日のことは考えられない. 一日でいいからゆっくり布団で眠りたい」と話す.

5 社会資源の活用状況

❶医療保険
- 訪問診療：月１回
- 訪問看護：週３回，２時間程度/回
　　　　　　健康観察，呼吸管理，胃瘻管理，医療機器管理，清拭等

❷介護保険　要介護５
- 訪問介護：週５回，２時間/回　身体介護：排泄ケア，痰の吸引等
　　　　　　生活ケア：居室の清掃，洗濯等
- 訪問入浴：週１回
- 福祉用具貸与（特殊寝台）

❸障害者総合支援法　身体障害者認定（手帳）１種１級

設問

問6−3　Ｆさんの在宅療養が長期にわたることを前提に，主介護者である妻の介護負担軽減など，在宅での支援をどのように進めていけばよいか. フォーマル，インフォーマルサービスの利用の観点から，支援方針を述べなさい.

問6−4　在宅で人工呼吸器を装着している療養者に，地震などの大きな災害への備えについて指導したい. そのポイントを具体的に述べなさい.

➡ 解答・解説はp.250.

7 事故により中途障害者となった成人男性

事 例

　Gさん，30歳，男性．

　私は，訪問看護ステーションの看護師です．○年5月，相談支援専門員*からGさんのサービス担当者会議への呼び掛けがありました．

　Gさんは4年前に事故に遭って頸髄損傷（C6）があり，身体障害者1種1級と認定されています．四肢に麻痺がありますが，大きなものであれば把持は可能です．

　1カ月前，これまでGさんを介護してきた母親（57歳）が関節リウマチと診断されました．これを機にGさんは1人暮らしを始めるため，排便コントロールや褥瘡の予防などの目的で訪問看護に入る予定です．

　相談支援事業を通して相談支援専門員が把握し，申し送りを受けたGさんの情報は次の通りです．

1 Gさんの情報

1 現病歴

　頸髄損傷（C6），四肢麻痺．4年前，通勤途中に交通事故に遭って救急搬送され，大学病院に2カ月入院した．退院後はリハビリテーション専門病院に約1年入院して生活訓練を受け，自宅環境を整えた後，退院し，主として母親の介護を受けながら在宅で生活をしていた．

2 身体状況

　四肢麻痺ではあるが上肢は不完全麻痺であり，知覚障害がある．

　非常に細かい作業や力仕事などは困難であるが，補助具を使用すればパソコンのキーボード入力は可能である．肘を跳ね上げられる車椅子を使用し，ベッドと車椅子の座面の高さを合わせれば，ベッドから車椅子への移乗も1人で行うことができる．

　食事は自助具を使用し，自力摂取できている．調理は難しいが，食器洗浄器の操作は可能である．

　排泄障害のため便意がなく，腸蠕動運動も低下しているため，下剤の使用に加え，定期的に浣腸と腹部マッサージを行うなどの排便コントロールが必要である．また，時折尿閉が生じるため，定期的に自己導尿を行っている．

　母親に，排泄や清潔，更衣など部分的に介助をしてもらっている．

3 日常生活状況

　Gさんは，企業の障害者雇用枠で非正規職員として雇用されている．職場は車で15分程度のところにあり，特殊に改造された自家用車を利用して，1人で通勤している．

　車椅子ツインバスケットボールのチームに所属しており，休日は練習や試合にと積極的に活動している（図6.7-1）．写真撮影の趣味もあり，自身のホー

用語解説 *
相談支援専門員

障害者（児）等の相談に応じ，助言や連絡調整などの必要な支援を行うほか，サービス利用計画の作成を行う有資格者である．障害者総合支援法や児童福祉法に基づく相談支援事業（計画相談支援・障害児相談支援・地域移行支援・地域定着支援）を実施する場合，相談支援専門員の配置が必要とされている．資格を得るためには，障害者の保健・医療・福祉・就労・教育の分野における相談支援・介護等の実務経験と研修修了の要件が必要である（平成18年厚生労働省告示第549号「指定相談支援の提供に当たる者として厚生労働大臣が定める者」）．

plus α
頸髄損傷（C6）

脊髄損傷は，損傷を受けた部位により，残る障害が異なる．頸髄のC6を損傷した場合，手首の背屈（手の甲側へ曲げること）は可能だが，肘を自力で伸ばすことができない．日常生活の目安としては，更衣，自己導尿，ベッド・車椅子間の移乗，車椅子の駆動，自動車の運転が可能であることなどが挙げられる．

ムページで写真を公開するとともに，ホームページを通じて同じ障害をもつ人の相談にも乗っている．

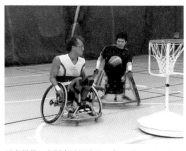

写真提供：大阪市長居障がい者スポーツセンター公認クラブ・大阪グッパーズ（車椅子ツインバスケットボールチーム）

図6.7-1　車椅子ツインバスケットボール

4 家族構成

Gさんと両親の3人暮らしである（図6.7-2）．父親（55歳）は自宅から徒歩5分ほどの場所で商店を営んでいる．母親（57歳）は関節リウマチと診断され，関節痛，手のこわばりなど，苦痛症状が生じており，寝込んでしまうことも多い．体調の良い時は商店を手伝っている．

5 住宅環境

自宅は持ち家で，2階建ての戸建てである．Gさんの居室は1階にあり，玄関前から駐車場までスロープが整備されており，車椅子で自由に移動できるようになっている．浴室にはリフトが設置されており，1人で入浴が可能である．

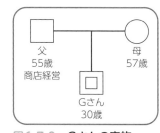

図6.7-2　Gさんの家族

6 経済状況

受傷前の職場は遠方であったため，入院中に退職した．現在は，ハローワークで紹介してもらった企業の障害者雇用枠で非正規の事務職として勤務している．通勤中の受傷であったことから，労災の給付金を受給している．両親の収入もあり，世帯として経済的な問題はない．

7 社会資源の活用状況

❶ **身体障害者手帳**　1種1級

❷ **障害者総合支援法**　障害支援区分6

- 日常生活用具（障害者用の自家用車，電動ベッド，車椅子，褥瘡予防用具：ベッド用のエアマットと車椅子用のクッション）
- 住宅改修助成

8 本人と家族の思い

Gさんは自立心が強く，「もう30歳なので，いつまでも親元で甘えていないで，自立したい．母親の病気がわかったのも，ある意味，いいタイミングだ」と実家を離れ，1人暮らしを始めるつもりである．すでに自宅から徒歩5分ほどの距離にマンションを見つけてあるとのこと．

1人暮らしを始めるに当たり，年を取っていく両親に負担をかけないよう，障害福祉の制度を利用して，今後の生活を組み立てていきたいと考えている．特に気になる点は，排便コントロールだと言う．仕事中に便が漏れる感じが不快であり，においも気になってストレスとなるので，週3回程度，これまで通りの方法での排便コントロールを希望している．

両親は，マンションが近所であることに安心し，本人が望むことならチャレンジさせたいと応援するつもりである．

設問

問7-1　身体障害者が在宅で福祉サービスを利用するための根拠となる法律は何か．また，サービスの申請窓口はどこかを述べなさい．

問7-2　脊髄損傷者の在宅における排泄ケアの管理・指導のポイントを述べなさい．

（1）排尿ケア
（2）排便ケア

➡ 解答・解説はp.250.

2　1人暮らし開始後2カ月の状況

1人暮らしを始める前に，Gさん宅でサービス担当者会議を実施した．Gさんの望む生活を実現するため，障害者総合支援法に関わるサービスなど，各種関係機関の間で役割分担を行った後，Gさんとおのおののサービスの契約を行った．

サービスを利用しながらのGさんの障害者用マンションでの1人暮らしは，2カ月が経過した．1人暮らしを始めたことで，さらにGさんの生活範囲は広がり，日々充実しているようであった．時折，両親が様子を見に来るようで，Gさんなりに頑張っている姿を確認し，安心しているようである．

初夏を思わせるような陽気の週初めのある日，訪問看護師が訪問すると，いつもは車椅子で出迎えてくれるGさんが，珍しくベッドに横になっていた．

1　身体状況

1人暮らしを始めてから60kgだった体重が57kgになった．

バイタルサインを測定すると，体温37.2℃，脈拍数92回/分，呼吸数20回/分，血圧98/50mmHg，SpO₂＝98%．訪問日は，外気温28℃．居室内は，Gさんが仕事に出掛けている間，窓を閉め切っていたため，室温30℃であった．全身状態のアセスメントから，うつ熱傾向と考えられたため，環境調整と全身清拭を行い，水分摂取を促した．退室時に再検査すると，体温は36.6℃に下がっていた．

便がおむつに少量付着していたため，腹部を温めながらマッサージを十分に行い，浣腸を行ったところ，やや硬め～軟便が多量に排出された．

車椅子で日常生活を送るGさんは**褥瘡**ができやすく，これまでに何回か悪化させ，入院して形成手術を行ったことがある．Gさんも褥瘡でまた入院になるのは嫌だと，普段は除圧のために定期的にプッシュアップ*を行っている．また，訪問時には仙骨部・殿部をデジタルカメラで撮影し，皮膚の状態を本人に確認してもらうようにしている．この日は，仙骨部から殿部の広範囲にステージⅠ（NPUAP分類）程度の発赤が認められた．写真を見たGさんは，「昨日，友達と写真を撮りに行った帰り，高速道路の渋滞にはまってしまって，狭い車内で3時間くらい身動きができなかったからかな」と話す．

plus α

基幹型相談支援センター

障害者（児）を対象に，総合的な相談業務や成年後見制度利用支援事業を地域の実情に応じて実施する場所である．身近な地域の相談支援事業者で対応できない個別事例への対応や，地域の相談支援の中核的な役割（地域の相談支援専門員の人材育成，広域的な調整，虐待対応など）を担っている．

用語解説 *

プッシュアップ

座った状態で椅子の座面やアームレスト（肘掛け）に左右の手をつき，お尻を浮かせる動作．

② 生活状況

　平日の朝に30分間，巡回型の居宅介護を利用し，モーニングケアと簡単な朝食の準備を手伝ってもらい，出勤する．夜も同様で，イブニングケアとして巡回に来てもらっている．

　買い物は，宅配などを活用し，援助はほとんどいらないが，調理や掃除などの家事は，すべて母親が担っていたこともあり，十分に行えていない．炊飯はするが副食は買ってきた惣菜に頼り，また，外食も増えている．Ｇさんは，「実家のありがたさが身にしみる」と笑って話す．週末に居宅介護を利用し，家事の練習を始めたところである．

　休日は，車椅子ツインバスケットボールの練習後に，メンバーと映画や居酒屋に行くのがＧさんの楽しみである．これまでは両親に心配をかけまいとあまり遠出はしなかったが，最近では，写真を撮るために，友達と長距離のドライブにも出掛けているようである．

③ 社会資源の活用状況

❶医療保険

- 訪問診療：在宅療養支援診療所から月２回
- 訪問看護：週３回．17〜18時の60分未満．健康観察，排泄コントロール，爪切り，褥瘡の確認，療養上の相談など

❷福祉

- 居宅介護：週11回．１日２回，朝・夕で月〜金曜日，土曜日午前１回．平日はモーニングケアとイブニングケア，入浴介助，調理，週末は調理の訓練，洗濯など

設問

問7−3　脊髄損傷者の体温調節の特徴を踏まえ，うつ熱や熱中症の予防について，Ｇさんに対する日常的な体調管理や指導のポイントを述べなさい．

問7−4　車椅子で日常生活を送るＧさんの褥瘡予防について，訪問看護師としてどのように指導を行うか，Ｇさんの社会参加や生活の質（QOL）の観点も踏まえ，述べなさい．

➡ 解答・解説はp.250.

3 緊急携帯への連絡

　休日に「車椅子からベッドに戻り休もうとしたが，頭痛と発汗があり，何かいつもと違うので見に来てほしい」とＧさんから緊急携帯に連絡があり訪問する．バイタルサインを測定すると，体温36.1℃，脈拍数58回/分，呼吸数14回/分，血圧182/74mmHg，SpO₂＝98%．血圧が高く，上半身のみに発汗がみられ，鼻づまりを訴えている．１時間半ほど前に自己導尿し，尿量もあり，排出された尿もきれいだったとのこと．昨日の訪問看護で排便も多量に

みられており，特に腹部の膨満もなかった.

　念のために殿部の様子を観察しようとズボンを下げたところ，右坐骨部にズボンとおむつが食い込んでおり，暗紫色となっている．ズボンとおむつによる強い圧迫で褥瘡ができたと考えられた．本人はズボンを引き上げた覚えはあるが，食い込むほどとは思わなかったとのこと．導尿後1時間半以上はこのままの状態で車椅子に座っていたと考えられる.

　褥瘡はできたばかりで上皮がしっかりしているが，今後壊死している部分が融解してくる可能性があること，範囲は広くないがある程度深くまで損傷を受けている可能性があることなどを告げる．血圧上昇や頭痛，上半身の発汗，鼻づまりなどの症状は褥瘡の形成に対する自律神経の過反射によるものと考えられたので，ベッドアップして上体を上げて様子をみることとした．訪問診療医に連絡し，翌日に臨時で往診に入ってもらうこととなった．ズボンとおむつの食い込みがなくなり落ち着いたのか，血圧も140/62mmHgと落ち着き，発汗や頭痛などの症状も緩和されたため，この日はこのまま様子をみることとなった．Gさんは「たった1時間半の油断でこんなことになるなんて…」と，褥瘡ができてしまったことにショックを受けていた.

設問

問7−5　自律神経過反射について述べなさい.

➡ 解答・解説はp.251.

8 在宅での生活を希望する精神障害者

事例

　Hさん，28歳，男性.

　私は，精神科病院の訪問看護部に勤務する看護師です．病棟看護師から，5年間入院していたHさんが2カ月後に退院するとの報告を受けました.

　Hさんは，22歳の時に被害妄想と幻聴の症状が強くなり，統合失調症と診断され，入院しました．現在，幻聴の症状はあるものの，服薬により症状の出現は抑えられている状態です．人との関わりを苦手としますが，服薬管理をはじめとするセルフケアは自立しており，症状が安定していることから退院することになりました.

　父親は3年前に亡くなっており，母親と姉がいますが，2人ともHさんと折り合いが悪く，入院中はほとんど面会がありませんでした．Hさん自身も母と姉も，退院後，一緒に生活をすることを拒んでいます．主治医からは共同生活援助（グループホーム）* に入所することを勧められましたが，1人暮らしをしたいというHさんの希望により，以前住んでいた自宅に戻ることになりました.

　私は，退院前指導として，Hさんと精神保健福祉士の3人で自宅を訪問しました.

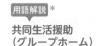
用語解説*
**共同生活援助
（グループホーム）**

障害者総合支援法における自立支援給付のうちの「訓練等給付」の一つである．共同生活を行う住居で，相談や日常生活上の援助を行う.

1 Hさんの情報

1 現病歴・既往歴

大学受験に失敗し，それをきっかけにうつ傾向，閉じこもりとなる．22歳の時に「誰かが見張っている．脳にセンサーを仕掛けられた」など妄想や独語が現れ，母親に付き添われて精神科を受診し，統合失調症と診断された．直後は，1日のほとんどを自宅で過ごし，薬物治療をしながら通院をしていた．しかし，「薬には脳を操作する物質が混じっている」と言って服薬を拒否するようになった．25歳の時に父親が死亡，その後，さらに被害妄想や幻聴の症状が強くなり，不穏・不眠状態も続いたため入院となり，現在に至る．

退院後は，抗精神病薬の服薬治療をしながら，自宅の最寄り駅から5駅の片道40分かかる病院を2週に1回，定期的に受診する予定である．

既往歴は特になし．

2 身体状況

現在は幻聴の症状があるものの，服薬により症状は安定し，独語や被害妄想はほとんどみられない．薬物治療に対して「これを飲むことで落ち着いている」と理解し，この1年間，院内で服薬自己管理ができている．

3 住宅環境

自宅は親の持ち家の戸建てである．最寄り駅から徒歩10分くらいの距離にあり，近所にはスーパーマーケットやコンビニエンスストアなどが複数ある．

4 性格

子どものころからおとなしく，人と積極的に関わる性格ではない．初めて会う人と接する時は，過度に緊張する．

5 家族構成

家族は，母親（62歳，無職）と姉（30歳，保育士），義兄（29歳，消防士）と2人の姪（4歳，1歳）である（図6.8-1）．父親は3年前に心筋梗塞で死亡した．母親は，父親の死後，孫の世話のために隣町の姉夫婦宅に同居するようになった．

Hさんが精神科病院に入院当初，父親と母親が見舞いに来たことがあったが，それ以降ほとんど面会はない．

6 本人と家族の思い

Hさんは退院を機に，デイケアに通いながら1人で自立して暮らしてみたいと希望している．1人暮らしが落ち着いたら，通信制の大学に入学して，建築関係の勉強をしてみたいと考えている．

母親は，Hさんの被害妄想や幻聴が顕著であったころの印象が強いようで，退院について「自分の子どもだけど，何を考えているかわからない．また，家で変なことを言い出したらと思うと耐えられない」と話す．また，1人暮らしに対しても，「そりゃ，母親ですから，近所に迷惑をかけていないか，時々様子くらい見に行くと

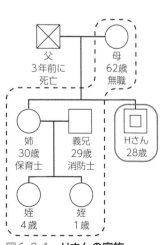

図6.8-1　Hさんの家族

思いますけど」と話す.

姉夫婦は, Hさんの退院に対して「娘たちが怖がるから」と, Hさんと会うことを拒否しており, Hさんがこのまま病院で生活することを希望していた.

7 経済状況

障害年金（2級）で年間100万円程度を受給している. また, 多くはないが, 父親がHさんのために残した遺産があり, 当面の生活は問題ない.

8 社会資源の活用状況

❶ **精神障害者保健福祉手帳**　2級, 自立支援医療

❷ **障害年金**　2級

設問

問8−1　Hさんの退院前指導で訪問する目的を述べなさい.

問8−2　次の社会資源について, Hさんが地域で1人暮らしを始める際にどのように利用できるか, 説明しなさい.

（1）精神障害者保健福祉手帳

（2）障害者総合支援法

（3）障害年金

➡ 解答・解説はp.251〜252.

2 退院後4カ月の状況

Hさんは, 順調に退院を迎えることができた.

Hさんは, 定期的な外来受診, 障害者総合支援法による自立支援医療制度の訪問看護, デイケアなどを利用しながら, 穏やかに過ごすことができていた.

Hさんの状態が安定しているので, 退院して3カ月が経過したころ, 訪問看護は病院の訪問看護部から自宅近くの訪問看護ステーションに引き継がれ, 週1回の訪問となった.

訪問看護ステーションの看護師による初回訪問では, Hさんは言葉数が少なくうつむきがちであった. しかし, 訪問回数を重ねるごとに訪問看護ステーションの看護師にも, 日常の出来事や野良猫を飼い始めたことなど, 自発的に会話をするようになった.

ある日, 病院の訪問看護部に, Hさんがここ2回ほど, 予約をしていた外来を受診しなかったとの連絡が入った. 確認すると, デイケアも2週間ほど休んでいるようである. 訪問看護部から訪問看護ステーションに連絡を入れ, Hさんの様子を見てもらうよう依頼をした.

訪問看護師が午前11時ごろに訪問し, チャイムを押したが, Hさんが出てこない. 自宅はカーテンが閉められ, 中の様子をうかがうことができないので, 電話をすると寝起きのままの姿で玄関口までやって来て, 「朝まで起きていて…. まだ寝かせておいてほしい」と話した. 訪問看護師が室内に上がらせ

てもらうと，室内が雑然とし，カップめんの空き容器が散乱していたので，Hさんの話を聞くことにした．

1 身体状況

「動くのがしんどい」と表情が硬く，意欲低下・無気力・無為自閉など陰性症状の出現をうかがわせる状態であった．

➡ 陰性症状については，ナーシング・グラフィカ『精神障害と看護の実践』1章3節も参照．

2 生活状況

退院してしばらくは定期的な通院や服薬ができていた．食事は近所のスーパーマーケットやコンビニエンスストアで買ってきた物を食べ，洗濯や部屋の片付けもなんとか自立して生活できていた．

残薬を確認すると，飲み忘れが続いているようなので，Hさんに確認すると「薬を飲むと頭がぼうっとして眠くなったり，手が震えたりしてしまうので，人前になんて出られない」「自分はもう元気なので，薬は飲まなくて大丈夫」と話す．

さらに話を聞くと，飼っていた猫がいなくなり，必死で近所を探したが戻ってこないことが落ち込みのきっかけになっているようであった．それ以降，昼夜逆転の生活になったり，服薬を中断したりし始めたようである．

食事は，おなかがすかなければ，何も食べない日もあると話す．

1日中，居間でテレビやパソコンをぼうっと見ているか，少し気力がある日はパソコンでゲームをして過ごしている．

3 本人と家族の思い

Hさんは，自立のためにアルバイトをして，将来は就職もしたいと思うが，思うようにできない自分にも，環境にも腹が立つと話す．「いろいろ，自信がないから，怖くて一歩が踏み出せない」と訴える．

母親は，月に2～3回程度，食べ物を差し入れに来てくれているようだが，孫の世話があるからと，ほとんど会話もせず帰宅してしまうようである．

4 社会資源の活用状況

- 受診：2週間に1回の外来受診
- 訪問看護：退院直後は病院の訪問看護部から週3回の訪問．現在は，地域の訪問看護ステーションから週1回
- デイケア：週2回

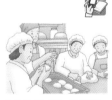

● 地域で生きる～働く場所～〈動画〉

📋 設問

問8-3　現在のHさんの状態に応じ，訪問看護目標・計画を立てなさい．

問8-4　Hさんの地域生活を支えるためにサービスをどのように組むとよいか，述べなさい．

問8-5　精神疾患のあるHさんの社会参加や就労支援について，今後，どのような段取りで進めていくとよいか，述べなさい．

➡ 解答・解説はp.252.

9 地域で生活する重症心身障害児

　Iちゃん，6歳，女児．

　私は，訪問看護ステーションに勤務する訪問看護師です．

　○年1月からインフルエンザ脳症*で○×大学病院に入院していたIちゃんが，6カ月の入院生活を経て，在宅生活に移行することになりました．

　Iちゃんの在宅移行に向け，退院前カンファレンスが行われました．出席者は，Iちゃんの両親，主治医，病棟看護師，退院支援看護師，小児科外来看護師，訪問看護師，障害相談支援専門員，市町村保健センター保健師，役場の障害福祉担当ケースワーカー，居宅介護事業所の担当者です．カンファレンスでは，主治医と担当看護師から，これまでの経過と現在の病状・ケアの状況について一通りの説明があり，訪問看護師からは，医療保険を適用し，重度障害の制度を併用して利用することを提案し，訪問看護ステーションから月～金曜日に毎日，1日最大3回の訪問が可能で，週3回までの2時間程度の長時間訪問看護では，母親の外出中に呼吸器ケアや吸引，リハビリテーションなどを行えるとの具体例を示しました．障害相談支援専門員からは，両親の困りごとの相談のほか，定期的に担当者会議を開催し，サービス内容や役割分担の調整が可能であることを説明しました．市町村障害担当・福祉事務所やケースワーカーからは，大学病院受診時の居宅介護や入浴，市の単独事業としての移送など，障害者総合支援法によるサービス利用についての説明とともに，何か起こった場合の相談窓口であることを伝えました．また，療育センターでは，療育全般と補装具やリハビリテーションに関する相談ができ，必要に応じて自宅訪問することが可能であることを伝えました．それぞれの視点で質問と意見交換を行い，役割分担を行いました．このカンファレンスに同席した両親は，地域でさまざまな支援が受けられることを知り，不安は大きいものの，安心して退院できると喜んでいました．

　数回の試験外泊を経たIちゃんは退院を迎え，私は初めての家庭訪問を行いました．

1 Iちゃんの現状

1 現病歴

　診断名は，インフルエンザによる急性脳症，遷延性意識障害である．

　Iちゃんは，1月中旬に咳嗽・鼻汁が出現，翌朝に体温38.5℃となり，近医を受診して鎮咳去痰薬と解熱薬（アセトアミノフェン）のみが処方された．自宅で経過を見ていたが，母親が夕食の支度をしている間に，ベッドから転落，尿・便失禁もあり，問い掛けに反応がなく，大学病院の救急外来を受診した．搬送時の体温は40.1℃であり，診察の結果，インフルエンザA型と診断された．また，グラスゴー・コーマ・スケール（Glasgow Coma Scale：GCS）E1V1M4で，眼球左方偏位，左上肢屈曲位で硬直していた．**けいれんが持続**していると判断され，気道確保，人工呼吸など集中治療を開始し，抗インフルエンザウイルス薬の投与，ステロイドパルス療法を行った．どうにか一命は取りとめたものの，高度の脳浮腫により脳損傷が脳幹に達しており，Iちゃんに

用語解説 *

インフルエンザ脳症

主に5歳以下の乳幼児に発症し，インフルエンザ発病後の急速な病状の進行と予後の不良を特徴とする．A香港型流行の年に多く，日本人を含む東アジア人の子どもが罹患しやすい．毎年100～300人が発症し，死亡率は約8～9%，25%の子どもに後遺症が残っている[27]．

plus α

訪問看護師の情報収集

Iちゃんのようなケースで退院前に訪問看護師が収集すべき情報は次の通り．夜間の睡眠状況，吸引時間の最大可能間隔，短時間の人工呼吸器離脱は可能か，また人工呼吸器の離脱可能時間，吸引チューブ挿入の長さ，肉芽や出血などの注意事項，チューブの管理方法，経腸栄養の形態，微量元素や食物繊維の補給の方法，目の保護などの処置，褥瘡などのリスク，リハビリテーションの方法と形態，けいれんの有無とその対応方法など．

は遷延性意識障害が残り，人工呼吸器からの離脱は困難となった．

両親には，主治医から「脳障害が広範囲に及んでおり，自分での呼吸が弱いので，気管に呼吸のための穴を開けます．今後，人工呼吸器を外すことはできません．また，食事も自力では難しいので，胃に穴を開ける手術をし，流動食を送り込むチューブをつけることになります」と説明がなされた．

Ｉちゃんは，約6カ月の入院で，気管切開と胃瘻造設の手術を受けた．両親は，胃瘻や経管栄養，吸引や人工呼吸器の管理の指導を受け，手技を一通り習得できたことから，在宅に移行することとなった．

2 医療状況

自発呼吸が微弱なため，気管切開をし，人工呼吸器を装着している．退院後は，人工呼吸器を病院からリースすることになっている．加えて，医師から，胃瘻による在宅経管栄養法，抗けいれん薬の服用が指示されている．

退院後は，大学病院の外来を月2回受診し，近所の小児科医からの往診を2週に1回受ける予定である．

3 身体状況

身長108cm，体重15kg．体格はやや小さめであったが，生来健康であった．現在，日常生活動作（ADL）は全介助であり，**超重症児***と判定されている．自発呼吸は微弱である．

発汗が少なく，うつ熱になりやすい．

意識障害があり，意思疎通は困難であるが，不快な時は声を上げ，身体を緊張させる．Ｉちゃんの好きな音楽を聴かせたり，弟の声がしたりすると呼吸が速くなり，眼球を動かすなどの反応を示す．

全身の筋緊張が強く，不随意運動がみられる．抗けいれん薬の投与でけいれんは落ち着いているが，足は尖足気味，四肢の関節拘縮が現れ始めている．目は閉眼が不十分で，角膜保護のために眼軟膏を使用，夜間はアイパッチを併用している．

唾液の垂れ込みなどの嚥下障害がある．

4 家族構成

父（37歳，会社員），母（32歳，専業主婦），弟（4歳，幼稚園児）の4人暮らし（図6.9-1）．祖父母は，父方，母方とも同じ市に住んでいるが，どちらも仕事や持病を抱え，頻繁に手伝いに来ることは困難である．

父親は，平日は午前7時ごろに出勤し，夜10時前後に帰宅する．週末は休みで，子どもと公園で遊ぶなど，子煩悩な面がある．弟は送迎バスがある幼稚園に通っている．Ｉちゃんの入院中，弟のバス停への送迎は，同じマンションに住む弟の友達の母親が手伝ってくれていた．

用語解説 *
超重症児

厚生労働省通知による判定基準において，運動機能が座位までであり，かつ6カ月以上継続する人工呼吸器や中心静脈栄養など，必要な医学的管理による判定スコアの合計が25点以上の場合を超重症児（者）という．10点以上25点未満の場合は，準超重症児（者）となる．

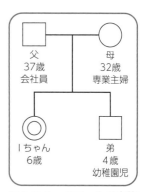

図6.9-1 Ｉちゃんの家族

5 住宅環境

自宅は持ち家，3LDKのマンションで3階にある．マンションにはエレベーターがあり，室内はバリアフリーである．Iちゃんの退院に備え，障害福祉の制度を使い，ベッドと褥瘡予防用具，吸入器を備えた．母親は，Iちゃんの様子にいつも目が届き，Iちゃんが家族の雰囲気を感じられるようにと，リビングの一角にIちゃんの居住スペースを整えた．

6 社会資源の活用状況

❶医療

- 近所の小児科医の往診：1回/2週
- 大学病院の小児科外来の受診：月2回
- 訪問看護：週3回．1回当たり120分．健康観察，入浴，呼吸ケア，リハビリテーション

❷福祉

- 身体障害者手帳：1種1級，重度障害医療費助成制度
- 障害者総合支援法：障害支援区分6
  - 居宅介護：月2回（受診介助）
  - 日常生活用具の給付：車椅子，吸引器，吸入器，エアマット，ベッドなど

❸その他

- 地域療育センター：地域療育等支援事業，訪問・通園による療育や訓練
- 保健所ならびに市町村保健センターの保健師の訪問指導

設問

問9-1 小児の在宅療養において，どのような場合に訪問看護の導入が必要となるか，述べなさい．

問9-2 重症心身障害児*に対する訪問看護の役割を述べなさい．

問9-3 重症心身障害児の在宅における呼吸ケアの留意点，管理や指導のポイントを述べなさい．

（1）気管切開

（2）人工呼吸器管理

問9-4 重症心身障害児の在宅における経管栄養の留意点，管理や指導のポイントを述べなさい．

➡ 解答・解説はp.252～253.

2 退院後1カ月の状況

Iちゃんが退院して1カ月が経過した．Iちゃんの体調は安定しており，家族も生活のペースができてきた．このまま安定していれば，特別支援学校の訪問学級を開始する予定である．

本日の訪問看護時の様子は次の通りである．

---

plus α

医療的ケア児コーディネーター

2018（平成30）年度から医療的ケア児コーディネーター養成が開始となり，相談支援専門員や訪問看護ステーションの看護師がコーディネーターとして医療的ケア児の相談を受ける仕組みがつくられた．

plus α

医療的ケア児支援法

医療的ケア児の健やかな成長とその家族の離職の防止を目指し，2021（令和3）年6月，医療的ケア児及びその家族に対する支援に関する法律（医療的ケア児支援法）が公布，同年9月に施行された．「医療的ケア」を定義し，医療的ケア児の支援を国・地方公共団体や保育所・学校設置者の責務としている．

用語解説 *

重症心身障害児・者

重度の肢体不自由と重度の知的障害とが重複した状態を重症心身障害といい，その状態にある子どもを重症心身障害児という．さらに成人した重症心身障害児を含めて重症心身障害児・者という．重症心身障害児とは，医学的診断名ではなく，児童福祉での行政上の措置を行うための定義（呼び方）である．その判定基準を国は明確に示していないが，現在では，大島分類（➡ p.235 用語解説参照）により判定するのが一般的である．重症心身障害児（者）の数は，日本では約4万3,000人いると推定されている[28]．

1 身体状況

呼吸状態は，両肺へのエア入りは良好で，時として肺に若干の副雑音はあるが，うつぶせによる体位ドレナージとスクイージング，吸引で改善できている．痰は，睡眠時は少なく，覚醒すると多くなる．定時の吸引とともに，夜間は低圧持続吸引を併用している．

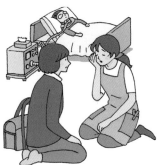

排泄には，終日おむつを使用している．なかなか尿・便が出ないときがあり，膀胱を上から軽くなでたり，浣腸したりして排泄を促している．

けいれんは定時の抗けいれん薬の内服で落ち着いている．

褥瘡や殿部，また，耳介の発赤などの皮膚トラブルはない．

2 生活状況

食事は，胃瘻からのミキサー食で600kcal/日，水分1,000mL/日を目安として，1日3回に分けて注入している．

入浴は，自宅浴槽にふたをし，すのことバスマットを敷いた上にビニールプールを置き，これを浴槽として使用している．入浴時は，母親と看護師の2人で介助している．入浴中も，人工呼吸器本体は脱衣所に置いて使用している．

褥瘡予防のため，日中は4時間おきのおむつ交換の都度，夜間はエアマットで体位変換を行っている．

3 家族の状況

訪問すると，母親が疲れた顔をしている．状況を尋ねると，Iちゃんの介護のため，弟を幼稚園から保育園に転園させたところ，弟が赤ちゃん返りをしたようになり，母親から離れようとせず，駄々をこねて手に負えないと話す．さらに，ここ数週間，Iちゃんが夜間に起きるリズムになってしまったようで，夜中に分泌物が貯留し，人工呼吸器のアラームが頻回に鳴り，母親は眠れていないと言う．父親は，帰宅後や休日はIちゃんの介護や，弟と遊ぶなど，非常に協力的である．母親は，そんな父親に気を遣い，「仕事で疲れて帰ってくる父親を起こしてはいけないと思い，急いで起きるのですが，眠れない日が続くとつらいです」「弱音を吐くなんて情けないんですけど…」と話しながら涙ぐんでいる．

設問

問9-5 訪問学級とは何か，その概要を説明しなさい．

問9-6 Iちゃんの母親の介護負担を軽減するための支援を検討しなさい．

→ 解答・解説はp.253.

用語解説*

大島分類

重症心身障害児の判定方法の一つで，身体能力と知的能力をそれぞれ5段階で評価する．身体能力は，寝たきり・座れる・歩けない・歩ける・走れるの5段階，知的能力は，IQが20未満・20～35・35～50・50～70・70～80の5段階で分類されている．これらを組み合わせた評価が障害度の評価となり，数字が小さいほど障害が重くなる．これに基づくと，重症心身障害児はIQ35以下，寝たきりまたは座位までの状態に該当する．

plus α

重症心身障害児のケア

重症心身障害児は自ら症状を訴えることができないため，観察が非常に重要となる．バイタルサインはもとより，皮膚の状態，呼吸音や心音，グル音（腸蠕動音）や鼓音など，身体所見をしっかり把握して，身体の中で何が起こっているか推測する．

plus α

重症心身障害児の栄養

体重や検査データを見ながら食事量を調整したり，栄養摂取が経腸栄養剤のみの児では，微量元素や食物繊維など，不足が予想されるものをどう補うかを検討する．また逆流がある場合などは，半固形化栄養剤や，より自然の食事に近いミキサー食の導入が必要である．

plus α

重症心身障害児のエネルギー必要量

人工呼吸器を装着している児では呼吸に必要なエネルギーが少ないため，総エネルギー必要量も少なくなる．反対に，常に筋緊張が生じている児では，筋肉の消費エネルギー量が大きくなり，エネルギー必要量も増える．

3 放課後等デイサービスの利用

　家庭の状況を医療的ケア児等コーディネーターでもある相談支援専門員に相談し，母親のレスパイトやIちゃんの生活の場の拡大とリハビリを目的に，放課後等デイサービス*の通所が提案された．主として重症心身障害児が利用する放課後等デイサービスで医療処置に対応してくれる事業所を探し，利用のための受給者証を福祉事務所に発行してもらい通所することとなった．

　放課後等デイサービス通所の日は，朝9時半に迎えが来て，夕方16時に送ってくれることとなった．放課後等デイサービスは，本来は学校の放課後に利用する通所サービスであるが，Iちゃんは訪問学級であり，毎日学校の先生の訪問があるわけではなかったので，訪問学級のない日に長時間で利用できることとなった．

　この放課後等デイサービスでは，看護師が人工呼吸器の操作や吸引，注入などの医療的ケアを行うほか，理学療法士や作業療法士によるリハビリテーションを受けることができ，季節ごとの行事も多く，Iちゃんにとってよい刺激となった．母親も休息や家事の時間が確保できるようになり，ゆとりをもって弟に対応できるようになった結果，弟の精神状態も落ち着いてきた．

plus α

重症心身障害児の適切な体位

自分で身体を動かすことができないので，適切なポジショニングが非常に重要である．不適切な姿勢での長期生活は，身体の変形の進行につながる．児の状況に合ったポジショニングと，器具が必要となるが，多職種と連携をとって，適切にポジショニングを行う．

用語解説 *

児童発達支援・放課後等デイサービス

児童発達支援・放課後等デイサービスとは，障害者総合支援法，児童福祉法に基づく障害児の通所支援事業である．障害児の通所支援事業には，未就学児を対象とする児童発達支援事業と，小学生から高校生までの就学児を対象とした放課後等デイサービス（旧称：児童デイサービス）がある．

10 誤嚥性肺炎を生じた超高齢者

事 例

　Jさん，93歳，女性．

　私は，訪問看護ステーションの看護師です．

　月曜日の昼過ぎ，Jさんの長男から訪問看護ステーションに電話がありました．「救急車を呼ぶほどでもないと思うのですが，先週末から37℃程度の微熱があり，軽い咳が出始め，かぜだと思って様子をみていましたが，元気がなく食事も進んでいません．うとうとと眠ってばかりでしたが，今朝は熱も上がり，ベッドでおもらしをしていました．こんなことは初めてなので，病院に連れて行ったほうがいいでしょうか？」とのこと．

　そこで，Jさん宅に定期外で訪問することにしました．

　訪問時に把握した情報は，次の通りです．

1 Jさんの状況

1 現病歴

脳梗塞の後遺症（軽度の歩行障害程度）がある．

2 身体状況

●主訴：「身体がだるくて眠い」「咳をしても，痰が切れにくい」

- バイタルサイン：体温：36.8℃（平熱35.8℃），脈拍：88回/分（平常60～70回），呼吸：25回/分，リズムは一定だが浅め，呼吸苦の訴えはない，SpO_2：89%，チアノーゼなし．
- 肺野の聴診：S_6とS_{10}のエリアで呼気開始時に「プツッ」とした低音，吸気終了時に「パリパリ」という断続性ラ音を認める．
- 意識状態：傾眠がち．呼び掛けには呼応するが，すぐにうとうととしてしまう．
- その他：全身はやや熱感，末梢は冷感あり．皮膚はやや乾燥気味．

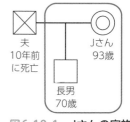

図6.10-1　Jさんの家族

長男の話では，失禁した尿量は下着と着衣をぬらす程度で寝具までは汚さなかった．食欲はなく，この2日間は少し水分を摂る程度．気道分泌物の貯留あり，湿性咳嗽が続いている．

3 家族構成

長男（70歳，独身，無職）と2人暮らし（図6.10-1）．

4 生活状況

要介護1の認定を受けている．介護保険を利用し毎週水曜日に，健康観察と生活リハビリテーションを目的に訪問看護（60分未満）を利用している．自宅内での生活は自立しているが，1人での外出は難しい．

訪問看護師は，その場で主治医に電話を入れJさんの状態を報告したところ，口頭で採血の指示があったため対応した．

設問

問10−1　Jさんの緊急性と重症度，ならびにどのように対応すべきかを検討しなさい．

➡ 解答・解説はp.254.

2 誤嚥性肺炎の診断後

主治医が往診した結果，Jさんは肺炎と軽度の脱水症と診断された．原因は，不顕性誤嚥の可能性が高いとの見解である．服薬と輸液で7日間経過をみることとなり，主治医から訪問看護ステーションに服薬管理と1日1回の輸液，病状観察を指示する「特別訪問看護指示書」が交付された．

設問

問10−2　Jさんの状態を踏まえ，なぜ特別訪問看護指示書が出されたのか説明しなさい．

問10−3　超高齢者における急性症状の対処について，留意点を説明しなさい．

➡ 解答・解説はp.254.

11 回復期にある高次脳機能障害療養者

事例

Kさん，52歳，女性.
私は，病棟看護師です.
Kさんは，脳梗塞，および後遺症による高次脳機能障害と診断されました．ADLは機能的に問題なく，2カ月間のリハビリテーション期間を経て，間もなく退院予定です．

1 退院前合同カンファレンスの実施

Kさんの退院に向けて，病院の退院支援看護師の声掛けにより，退院前合同カンファレンスを行うことになりました．出席者はKさん，Kさんの夫，病棟主治医，病棟看護師，理学療法士，退院支援看護師，在宅主治医（かかりつけ医），介護支援専門員（ケアマネジャー），訪問看護師です．この合同カンファレンスで，病棟主治医から2泊3日の試験外泊の提案があり，訪問看護師は試験外泊中に一度訪問することが決定しました．

1 現病歴

□月，Kさんは脳梗塞を発症した．その後，同じことを何度も聞き返したり，集中力が続かない，ぼんやりとしている時間が長くなり，気に入らないことがあると突然大声を上げるなどの状態がみられ，脳梗塞の後遺症による高次脳機能障害と診断された．認知症などの既往歴はない．

設問

問11-1 退院前合同カンファレンスとは何かを説明しなさい. ➡ 解答・解説はp.254.

2 合同カンファレンス後

合同カンファレンス後，Kさんの夫が「脳梗塞で命を取り留めたことはよかったと心からほっとしています．でも，料理好きで，明るくたくさん友達がいた妻が，無気力になって…．そうかと思うと突然興奮したりして，全く人が変わってしまいました．家に帰ってきて，本当に生活を続けられるのでしょうか．私は仕事を辞めて，介護に専念したほうがいいのでしょうか？」と不安を訴えている．

1 退院後の受診と薬物療法

退院後は在宅主治医（かかりつけ医）が，2週間に1回の訪問診療を行う予定である．脳梗塞の再発予防のため，降圧薬と抗血栓薬の内服を継続する．

2 家族構成

会社員の夫（56歳）と2人暮らしである．子どもはいない（図6.11-1）．

3 **生活状況**

自宅は，2階建ての戸建て（持ち家）である．

入院中に要介護認定を申請し，要介護2の認定を受けている．

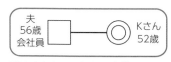

図6.11-1　Kさんの家族

設問

問11−2　高次脳機能障害で出現しやすい記憶障害，注意障害，遂行機能障害，
社会的行動障害とは何かを説明しなさい．

問11−3　高次脳機能障害の病態を踏まえ，Kさんの在宅療養上の留意点を述べ
なさい．

➡ 解答・解説はp.254〜
255.

12　独居で終末期を迎える療養者

事例

Lさん，69歳，女性．

私は，訪問看護ステーションの看護師です．

Lさんは，3年前に左乳癌（ステージⅡ）で，乳房切除術と抗がん薬・放射線治療を
行い，その後は定期的な受診で経過をフォローしていました．半年前の定期受診で，
がんの再発（ステージⅣ）と遠隔臓器への転移が認められ，すぐに入院し全身治療を
行いましたが，十分な治療効果は得られませんでした．

主治医から，Lさんに対し，「既存の治療法で根治することは不可能で，1年以内の
生存率は10％と見込まれます」との説明があり，現在では，苦痛症状を緩和する治療
に切り替え，自宅で療養しています．

1　Lさんの状況

1 **既往歴**

特になし．

2 **医療の状況**

訪問医療では，疼痛コントロールに加え，頸椎への骨転移による疼痛，肺転
移による咳嗽や呼吸困難などの不快症状に対する対症療法が行われている．

3 **身体状況**

身長160cm，体重45kg．日常生活動作（ADL）はゆっくりだが，
現在のところ自立している．最近では，食欲低下により経口摂取量が
減少しており，全身にるいそうが進んでいる．倦怠感も強く，少し動
くと息切れが生じる．

4 **家族構成**

夫とは30年前に離婚し，現在は1人暮らし（図6.12-1）．

片道1時間程度の距離に妹が居住している．週に1〜2回，電話

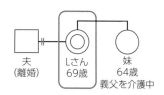

図6.12-1　Lさんの家族

で近況報告をし合うが，妹は義父の介護で家が空けられず，月1回来訪する程度である．

5 生活状況

　大学教員として65歳まで勤務していた．退職後は，のんびりと家で本を読んだり，絵を描いたりして過ごしていた．月2回程度，近所の公民館の俳句の会に参加し，その仲間を時折自宅に招いてお茶を飲むような生活であった．

　現在では，体力が低下してきたため，日中はリビングのソファで過ごし，うとうとすることが増えてきた．医療保険で，訪問看護3回（60分未満）/週を利用している．ネットスーパーで日用品や食品の宅配を利用している．

6 Lさんと家族の気持ち

　Lさんは，「大好きな自宅で，自分のペースで暮らしたい．ただ，苦しいのは嫌だから，つらい症状はできるだけ取り除いてもらって，最期まで穏やかに過ごしたいわ．何があっても入院はしない．家で最期まで過ごしたい」と話す．

　妹は「私が付き添ってやれればいいのですが，せいぜい週1回程度様子を見に行き，毎日電話をかけるくらいしかできない．でも，姉はなんでも自分で決め，その通りに頑張ってきた人．姉の決めたことを尊重したい」と話す．

設問

問12−1　悪性新生物（がん）により，終末期にある療養者に生じやすい身体症状を挙げなさい．

2 ターミナル期

1 身体状況

　Lさんの全身の衰弱が徐々に進み，呼吸も努力様となり，意識レベルも低下してきた．傾眠がちになり，経口からの水分摂取も困難になってきた．

2 Lさんと家族の意向と状況

　Lさんは，「時々誰かが様子を見に来てくれているので，1人で寂しいことはない．自分の家にいると思うと安心する．このまま家で最期を迎えたい気持ちに変わりはない」と話す．

　妹は，「姉とも度々話をしてきました．このまま，静かにこの家で看取ってやりたい．姉は，具合が悪くなっても，救急車を呼ばないでほしい，誰もいないときに息を引き取ることも覚悟はできていると言っています」と話す．

3 医療の状況

　現在は200mL/日の輸液を行っている．

　主治医から，Lさんと妹に「Lさんが苦しくならないように，そろそろ点滴を中止し，自然な経過に任せましょう」と説明がされた．

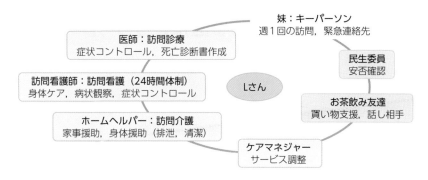

図6.12-2　Lさんを支えるチーム体制

4 社会資源の利用状況

　Lさんの状況に応じ，介護保険の申請を行った．以降，定期的にケアマネジャーが関係者を招集し，本人とキーパーソンである妹を交え，サービス担当者会議を開催した．サービス担当者会議では，Lさんにこのまま在宅療養を継続するかをその都度確認した上で，訪問看護を中心に，その意思を支えるためのチーム体制を検討した．結果，妹は週1回，俳句の会の友達や民生委員も加わり，毎日，短時間でも誰かが様子を見に来る体制を整えた（図6.12-2）．

　Lさんを交え，ケアチームで取り決めた主なことは次の通りである．

● 毎日の様子や申し送り事項は，連絡帳を活用する．
● 本人の不快症状が出た場合，まずは訪問看護師に連絡する．
● 慌てて救急車を呼ばない．
● 訪問した時に，Lさんがすでに息を引き取っていたら，主治医と訪問看護師に連絡を入れる．ただし，夜間の場合は，朝まで待ってからの連絡でよい．

設問

問12-2　サービス担当者会議とは何か，説明しなさい．

➡ 解答・解説はp.255.

3 Lさんの看取り

　死亡数日前，夜間呼吸困難が出現し，居合わせたホームヘルパーが救急車を呼ぼうとする場面があったが，訪問看護師が対応し，救急搬送にならずに済んだ．

　ある日曜日の朝，妹が訪問すると，Lさんが穏やかな表情で息を引き取っているのを発見した．妹から連絡を受けた主治医，訪問看護師が訪問し，死亡を確認，死亡診断書の作成に至った．本人が望む通りの在宅看取りであった．

設問

問12-3　医師法第20条を確認し，独居での在宅看取りの場合の死亡診断について，説明しなさい．

➡ 解答・解説はp.255.

13 マルトリートメントが疑われる医療的ケア児

事 例

Mちゃん, 生後6カ月, 男児.

私は, 小児を専門とする訪問看護ステーションの訪問看護師です.

保健所保健師から, 他市から転居してきた脳性麻痺のMちゃんについて, 家族が訪問看護を希望しているので, 同行訪問をとの連絡が入りました. そこで, 保健所保健師, 市の保健師, 市の障害部門ケースワーカーと一緒に, Mちゃん宅を訪問することになりました.

1 Mちゃんの状況

1 現病歴

在胎34週に前置胎盤により母体の大出血が生じ, 緊急帝王切開術で娩出した. アプガースコア2点の重症仮死状態であり, 直ちに蘇生処置が施されたが, 新生児低酸素性虚血性脳症の状況が改善されず, Mちゃんは, 脳性麻痺と診断された. 運動発達は月齢より遅く, 未定頸, 下肢の突っ張り, 身体の反り返りがある. 嚥下が悪く, むせこみやすいため, 定期的な喀痰吸引を必要とする状態である. 斜視のため視線が合いにくいが, 機嫌のよい時は笑顔や声を上げるなど, 人への反応はよい.

2 家族構成

父 (40歳), 母 (39歳) との3人暮らしである (図6.13-1). 父親の会社の社宅マンションに暮らしている. 遠方から転勤となり, 近所に親戚などはいない.

3 Mちゃんと家族の生活状況

Mちゃんの主介護者は母親で, 父親は夜勤のある交代勤務のため, 育児や介護にはなかなか参加できそうにない. 引っ越し前は, 母親の実家に同居をしており, 母親の両親や看護師の姉が, Mちゃんの世話を手伝ってくれていた. しかし, 転勤となり, 初めての土地での育児・介護になるので, 母親の負担を減らそうと父親が訪問看護を希望した.

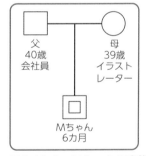

図6.13-1 **Mちゃんの家族**

母親はイラストレーターで, 在宅で雑誌などの挿絵を描く仕事をしている. 妊娠中は, 出産後も子どもを保育所に預けて仕事をするつもりであったが, Mちゃんが脳性麻痺であり, 転勤も重なってしまったため, 現在は気分転換程度に, セーブしながら仕事をしている.

設 問

問13-1 「医療的ケア児及びその家族に対する支援に関する法律」に基づく, 医療的ケア児の定義を調べなさい.

➡ 解答・解説はp.255.

2 訪問看護開始後 1 カ月

　Mちゃん宅への週3回の訪問看護を開始して1カ月が経過した．訪問すると，Mちゃんは仰臥位に寝かされ，クッションで角度を付けた哺乳瓶で，ミルクを飲んでいた．母親は，Mちゃんのベッドに背を向けた位置にある机で，仕事をしていた様子であった．

1 身体状況

　バイタルサインは異常なく，身長・体重は発育・発達曲線の3パーセンタイル値に沿って伸びていた．首はまだ少しぐらぐらするが，初回訪問時に比べると据わりがよくなってきている．むせる頻度は減ってきているが，夜間の数時間おきの吸引は欠かせない．

　仰臥位で寝具に当たる後頭部，背部，殿部にかけて，汗疹が認められた．特に殿部は汗疹が悪化し，赤くただれた状態になっていた．

2 Mちゃんと家族の生活状況

　Mちゃんのベッドシーツや衣類は，汚れが付着したままであり，汗と排泄物が混じったような異臭がすることが目立ってきた．本日は，哺乳瓶を外すと，ぐずぐずと泣くなど，機嫌が悪い様子である．

　母親は，訪問するごとに，疲れが増している様子に見えた．ケアの際に，母親に声を掛けると，「Mは，私のことが嫌いなんです．引っ越してきてから，泣いてばかりだし，ミルクを飲ませようとすると身体を反らして嫌がるんです．だから，ミルクは抱かないで，こうやって（クッションで支えて）飲ませてるんです．お風呂だって，パパの時はご機嫌よく入るのに，私の時は突っ張って嫌がるんです．だから，お風呂はパパのいるときだけ」「この子がいるせいで，家事も仕事も何もできない」「Mのことがかわいいと思えない」といら立った様子で話した．

　父親は転勤したばかりで忙しく，帰ってきても寝るだけの状態とのことであった．

　台所の流しには，前日から洗っていない茶碗が残されているのが見えた．

田 設 問

問13-2　児童虐待のリスク要因には，どのようなものがあるか調べなさい．

問13-3　マルトリートメント（不適切養育）や児童虐待のハイリスク家庭を発見したとき，早めに関係機関を巻き込み，情報を共有しておくことが重大事故の未然防止につながる．訪問看護師の立場で，Mちゃん一家の気に掛かる状況を，どこに連絡・相談すればよいか調べなさい．

➡ 解答・解説はp.256.

1 在宅での自己管理を続けている独居の糖尿病療養者

問1-1 インスリン自己注射を継続するための社会資源

- 訪問看護：全身状態の観察，疾病の経過観察（特に血糖値と服薬・インスリン自己注射の状況確認），生活や疾病管理上の指導，事故防止の指導など．
- 訪問介護：家事（買い物，調理など）を補助し，Aさんの生活や疾病管理の継続を支援する．
- 配食サービス：65歳以上の単身・高齢者世帯や身体障害者など，老衰，心身の障害，難病などの理由で調理が困難な人の自宅を定期的に訪問し，栄養バランスのとれた食事を提供するサービス．国や都道府県，介護保険において，上限を定めた給付措置がある．また，地域の自治会，ボランティア組織，NPOなどが実費で，安否確認を兼ね，配食を行っている場合もある．

問1-2 自宅内で生じるリスクの高い事故

Aさんに，最も起こり得るリスクは転倒・転落，外傷である．糖尿病神経障害では足の感覚が鈍くなり，外傷や病変が生じても気付かないことがある．小さな異変を放置してしまうと，視力低下や下肢の血行不良が相まって，足潰瘍や壊疽など，糖尿病足病変に進行してしまう．したがって，訪問時には，足の観察を怠らないようにする．

防止・対応策としては，段差が目立つようマーキングをする，夜間は足元灯を点ける，Aさんの生活動線には物は置かない，カーペットなどの敷物は敷かない，ベッドや階段などには手すりを設置する，などの環境整備を行う．

また，Aさんには，けがをしても気付きにくいこと，一度けがをすると治りにくいことを十分に説明し，急な動作を避けるなど，無理なく動くよう伝える．

問1-3 介護保険を利用できる条件

Aさんは64歳で，介護保険の「第2号被保険者」に該当する．さらに介護保険法で定める16の特定疾病「糖尿病性神経障害，糖尿病性腎症，及び糖尿病性網膜症」に該当していることから，介護保険を利用することができる．

(➡ p.266 図7-1参照)

問1-4 介護保険認定の申請先

介護保険の認定を希望する場合，市区町村（役所）の介護保険課に申請をする．また，地域包括支援センター，居宅介護支援事業所や介護保険施設に申請の代行を依頼できる．

問1-5 在宅療養者・家族への防災対策の指導

Aさんの防災対策のポイントは，身の安全を守ることに次いで，万が一の場合でも糖尿病の治療を中断しないこと，けがや感染症を防止することである．そこで，一般的な防災対策に加え，本人が自身の病状を理解し，行っている治療，ペン型インスリンの色やインスリンの種類などを説明できるように指導をしておく．さらに，日ごろから療養者を交え，災害時の対処方法や医療機関との連絡先を確認しておく．

① 自宅で被災するとは限らないので，血糖コントロールを継続するために以下のものを日ごろから準備・携帯しておく．

予備のインスリン・注射器，糖尿病患者用IDカード（緊急連絡用カード），糖尿病連携手帳，自己管理ノート，お薬手帳，保険証コピー，補食用の糖分，飲料水．これらの物品は，1～2週間分用意し，自宅以外にも職場，親類宅など，複数の場所に保管しておくことを提案する．

② 緊急連絡先をリスト化する．

③ 避難時のサポーターを確保する．

(➡ p.169 図4.15-7，p.191 表5.1-2参照)

問1-6 シックデイ対策の指導

糖尿病療養者には，日ごろから異常の徴候を早期に発見できるよう自身で健康状態を観察し，異常がある場合は早めに受診することを心掛けるよう伝える．さらにシックデイには，安静にして水分・炭水化物を摂取する．また医師の指示を前もって確認し，それに従って薬を加減するなど，悪化防止と早めの回復に努めるよう伝える．

(➡ 4章15節4項 p.169参照)

2 在宅で老老介護を開始する高齢の療養者

問2−1 ADL・IADLの評価ツール

日常生活動作（activities of daily living：ADL）とは，人が生活を送るために行う活動能力のことである．基本的ADLとは移動，階段昇降，入浴，トイレの使用，食事，着衣，排泄などの基本的な日常生活動作を示す．手段的ADL（instrumental activities of daily living：IADL）とは高次のADLで，買い物，食事の準備，服薬管理，金銭管理，交通機関を使っての外出など，より複雑で多くの労作が求められる活動を意味する（表6.2-1）．

問2−2 介護力のアセスメント

以下の観点をポイントに，介護力をアセスメントする．

①健康状態（年齢，体力，持病の有無）

②精神的・心理的状態（介護への気力，これまでの人間関係など）

③要介護者の疾患に対する知識・理解

④経済状態（経済的余裕，収入減）

⑤家事・介護の能力，仕事との両立をこなす力

⑥家族の社会的な力量（主介護者以外の家族の有無・親族・近所の人・友人，ボランティア，民生委員，介護家族の会，フォーマルなサポートの利用状況）

⑦問題対処能力（問題が生じたときに客観的に対応できる能力）など．

Bさんのケースでは，主介護者は妻である．妻にはBさんに自宅で過ごしてほしいと考えている様子がうかがえる．しかし，妻は79歳の後期高齢者で，関節リ

ウマチにより要支援1と認定されており，自身の健康状態が安定しているとは言い難い．また，主介護者の妻をサポートするような副介護者や親族も身近にいないことから，**介護力**が高いとはいえない．

問2−3 ケアプランの立案

高齢者世帯であり，老老介護の状態であることを踏まえてケアプランを立案する．Bさん自身のセルフケアを可能な限り維持し，自宅内で事故を起こすことなく，夫婦穏やかに在宅での生活が継続できることを目的に，以下を提案する．

①セルフケアを維持するため，ADLを低下させない．

- 訪問リハビリテーション，訪問看護，自宅内の改修（手すりの設置，段差解消），福祉用具の導入などを提案し，残存機能の活用を図る．

②転倒・転落などの事故防止を図る．

- Bさんの生活動線内の清掃や環境整備を図る，訪問介護やボランティアなどを活用する，自宅内の改修，福祉用具の導入，入浴は訪問介護または訪問看護のサービスを利用し，安全な状況で行う．

- 訪問看護で，病状の変化を定期的に把握する．

③介護者の介護疲れを防止する（レスパイトケア）．

問2−4 摂食嚥下リハビリテーションの訪問看護計画

- 摂食嚥下リハビリテーションのメニュー（アイスマッサージ，舌体操，発声練習，口腔マッサージ）を提示し，訪問時にケアの中に組み入れ，実施を促すと

表6.2-1 ADL・IADLの評価ツール

障害高齢者の日常生活自立度 （寝たきり度）		障害のある高齢者がどれほど自分の力で生活できるのかを判定する指標で，「生活自立」「準寝たきり」「寝たきり」の4ランクで判定される（➡p.247 表6.4-1 参照）．
基本的 ADL	functional independence measure（FIM）	機能的自立度評価法．運動項目と認知項目の計18項目で，各項目を1〜7点の7段階で評価する
	Barthel Index（バーセルインデックス）	整容，食事，排便，排尿，トイレの使用，起居移乗，移動，更衣，階段，入浴の10項目からなる．20点満点で採点する方法と，100点満点で採点する方法がある
	Katz Index（カッツインデックス）	入浴，更衣，トイレの使用，移動，排尿・排便，食事の六つの領域のADLに関して，自立・介助の観点より，A〜Gまでの7段階の自立指標という総合判定を行う
	DASC-21（ダスク）	認知症のスクリーニングのための21の質問に，基本的ADLの入浴，更衣，排泄，整容，食事，移動が含まれる
IADL	Lawtonの尺度	電話をする能力，買い物，食事の準備，家事，洗濯，移動の形式，服薬管理，金銭管理の項目からなる
	老研式活動能力指標	手段的ADL，知的能動性（書類を書く，新聞や本を読むなど），社会的役割（友人への訪問，家族や友人からの相談など）の13項目からなる
	DASC-21（ダスク）	認知症のスクリーニングのための21の質問に，手段的ADLの買い物，交通機関を使っての外出，金銭管理，電話，食事の準備，服薬管理が含まれる

ともに，嚥下の状態を確認する．

- 舌体操（図6.2-3）や発声練習のやり方を書いたポスターなどを渡し，1日何回実施したかなどをメモしてもらうとよい．
- Bさんの嚥下困難の状態によっては，往診医に加え，リハビリテーション専門職や歯科医師，歯科衛生士などと支援チームを構成することも有効である．

問2-5　介護負担軽減のための支援

排泄の介助は，介護者にとって最も負担の大きいケアの一つである．日中はこれまで通りトイレまで歩行して排泄し，夜間のみベッドサイドに尿器やポータブルトイレを備え，利用するよう提案する．Bさんの自立やQOLをできるだけ損なわず，かつ，介護者の介護負担軽減にもつながる．

問2-6　サ高住

サ高住とは，高齢者の居住の安定確保に関する法律（高齢者住まい法）に規定される，介護・医療と連携し，高齢者の安否確認や生活相談などをサービスとして提供するバリアフリーの住宅（**サービス付き高齢者向け住宅**）の略称である．常時介護が必要でない高齢者を対象とし，プライバシーやその人の生活のペースを守りながら，安心して生活できるメリットがある．

前に出し入れ　舌を上に　上・下に動かす　舌を下に
ペロペロ

右回り，　口の中で　舌を右端　頬を膨ら
左回りに　右回り，　から左端　ませてそ
ぐるりと　左回りに　へ交互に　の後へこ
回す　ぐるりと回す　つける　ませる

図6.2-3　舌体操

3　被虐待が疑われる認知症高齢者

問3-1　認知症療養者の訪問看護計画の立案

Cさんは認知症の症状で生活に支障が出ていることから，安心・安全な環境で在宅療養を送れるよう支援することが最も重要である．具体的には以下の通りである．
① 忘れがちな服薬を確実に行い，症状の悪化を防ぐ．

介護保険サービスを活用して長男以外の見守りによる服薬支援を行う．
② 安心して地域や在宅で療養できるよう見守り体制を築く．

訪問看護のみならず訪問介護や通所介護などの利用や，自治体のサービスである高齢者緊急通報システムの活用，徘徊SOSネットワークの登録を検討する．
③ Cさんの生きがいや楽しみを見いだし，日中の生活に張りをもたせる．

問3-2　訪問看護計画の伝達

- まずは，これまで長男が1人でCさんの介護を担ってきたことをねぎらう．
- そして，家族だけで介護したいという気持ちは大切である一方，認知症の介護は身内だからこそ感じる心身の苦労があることを伝える．
- 認知症は誰もがかかる身近な病気であり，恥ずかしいことではないので，さまざまなサービスや他者からの協力を得ることが介護を継続する「コツ」であることを話す．
- 介護保険サービスや市町村の制度を利用しても，経済的には大きな負担がないことについて情報提供する．
- 長男が働いていることを考慮し，Cさんの症状が安定して安全に療養生活を送ることが，長男の介護負担の軽減にもつながることを話す．

問3-3　在宅療養継続のための療養者の健康危機管理

〈リスク〉

- Cさんには，見当識障害，記憶障害，判断力の低下がある．
- Cさんは，長男から責められている時は，おどおどした様子で意思や思いを訴えることは少ない．
- Cさんの体に複数のあざが認められる．
- 長男がCさんの部屋に鍵をかけたり，押さえ付けたりして更衣の介助をするなど，身体拘束が行われている．
- 長男が「ご飯を食べさせない」などと叱責し，水分を与えないなど介護放棄の可能性がある．
- Cさんに夜間の徘徊，失禁などがみられ，介護による長男の心身の負担が大きい．

- 長男は仕事に支障を来し，介護離職をした．
- Cさんの国民年金と長男の退職金，貯金で生活をしている．

〈アセスメント〉

すぐに命の危険があるような緊急保護を要する事態には至っていないが，関連機関が連携して集中的な援助を行い，Cさんの安全・安心な生活の確保と，長男を介護から一時的に解放することを早急に検討する必要がある．

問3－4 地域ケア会議のメンバー

Cさんの安心・安全な療養環境の確保と長男の介護からの一時的な解放，虐待の再発を予防する目的で，次のようなメンバーを招集する．

- 地域包括支援センター職員，主任介護支援専門員，訪問介護事業所スタッフ，行政が地域包括支援センターを直営していない場合は自治体の高齢者相談窓口職員，その他，状況に応じて，かかりつけ医療機関スタッフや民生委員など．

問3－5 在宅療養のための家族支援

- 長男のこれまでの介護負担を理解し，「できる限りのことはしたい」という母親への思いを大切にする．また，介護に対して気軽に相談できる窓口を複数紹介しておく．
- 早急に長男の介護疲れを一時的に解放し，Cさんの安全な療養環境を確保するために，認知症対応施設への短期入所の利用を勧める．
- Cさん親子の状態が落ち着けば，1日に1回は専門職がCさん親子に関われるようなケア体制を組む．

（ケア体制の例）

月	火	水	木	金	土　日
訪問介護	通所介護	訪問看護	訪問介護	通所介護	短期入所 （2週間に1回）

そのほか，定期的にかかりつけ医を受診し，病状を確認し，適切な薬物の処方を受ける．

4　在宅での生活を希望する脳梗塞後遺症のある高齢者

問4－1　障害高齢者の日常生活自立度判定基準

「ランクB1」相当と判断できる（表6.4-1）．

問4－2　退院支援看護師の役割

退院支援看護師は，専任で多職種と協働して退院調整を行う役割を担う．退院調整とは，患者が居宅等の環境においても必要な医療を継続していけるよう，居宅サービス，療養環境，必要物品の調達，経済的負担の支援といった多方面から調整することを指す．

問4－3　試験外泊

試験外泊では，退院後の生活が可能かどうか，安全かつ安心して生活するためにはどのようなサービスや福祉用具が必要かを見極める．Dさんの場合，現在のADLでできること，また家族の受け入れや介護体制などを確認する．

問4－4　退院後に導入するサービス

Dさん自身の体調管理（血圧管理，再梗塞の発生予防），残存機能の維持，転倒などの事故防止，介護者の負担軽減の観点から，以下のサービスの導入・活用を提案できる．

訪問看護，訪問リハビリテーション，訪問介護，福祉用具．

表6.4-1　障害高齢者の日常生活自立度判定基準

生活自立	ランクJ	なんらかの障害などを有するが，日常生活はほぼ自立しており独力で外出する	J1	交通機関を利用して外出する
			J2	隣近所へなら外出する
準寝たきり	ランクA	屋内での生活はおおむね自立しているが，介助なしには外出しない	A1	介助により外出し，日中ほとんどベッドから離れて生活する
			A2	外出の頻度が少なく，日中も寝たり起きたりの生活をしている
寝たきり	ランクB	屋内での生活はなんらかの介助を要し，日中もベッド上での生活が主体であるが座位を保つ	B1	車椅子に移乗し，食事，排泄はベッドから離れて行う
			B2	介助により車椅子に移乗する
	ランクC	1日中ベッド上で過ごし，排泄，食事，着替えにおいて介助を要する	C1	自力で寝返りをうつ
			C2	自力では寝返りもうたない

障害老人の日常生活自立度（寝たきり度）判定基準．平成3年11月18日厚生省大臣官房老人保健福祉部長通知より作成．

（➡6章4節2項2　社会資源の活用状況　p.215も参照）

問4−5　生活空間の調整

　半側空間無視（unilateral spatial neglect：USN）では，損傷した大脳半球と反対側の刺激を無視する症状が現れる．左側に目印を付ける，左側には物を置かないようにする，声は右側からかける，などの配慮をする．

問4−6(1)　看護計画の立案

　Dさんは，脳卒中により，これまでできていた日常のことがスムーズに行えない状況になっている．このままでは生活意欲の減退，ADLの低下などを生じる恐れがある．そこで，現在のDさんの状況に応じて，生活の再構築支援の視点から検討・計画する．

①生活にめりはりをつける

● 食事は食卓でとり，日中はベッドではなくリビングなどで過ごせるよう，自宅内の動線を整える．

● 日中にリハビリテーションのメニューを組み入れる．

● 日中独居となるDさんの生活にリズムをつけ，安否を確認するために，訪問看護や訪問介護などのサービスを異なる日程で組む．

● デイサービス（通所介護），デイケア（通所リハビリテーション）などの活用を提案し，社会的な参加，楽しみを見つけられるようにする．

②転倒事故防止を図る

● 自宅の床に物を置かないなど環境を整備し，転倒などの事故を防止するように家族，訪問看護以外のサービス提供者にも指導を行う．特に夜間の移動は危険が増すため，排尿はポータブルトイレや尿器などの使用を提案する．

（➡2章3節2項 p.46，2章4節 p.50参照）

問4−6(2)　サービスの導入と目的

　Dさんは日中独居になってしまうため，デイサービス，デイケアなどを利用することで生活にめりはりや楽しみをもたらし，リハビリテーションにつなげる．また，家族も安心して仕事などに励むことが可能となる．

5　最期まで自宅で過ごしたいターミナル期のがん療養者

問5−1　がん患者の在宅療養移行への条件

● 本人が在宅療養を希望している．

● 家族に在宅療養を受け入れる意思がある．

● 療養できる居住環境が整備されている．

● 地域に往診や訪問看護の提供機関がある．

● 地域で在宅ケアを提供できるチームを構成できる．

● 在宅療養をコーディネートするケアマネジャーが身近にいる．

問5−2　在宅療養で利用できる制度や社会資源

①介護保険

②がん相談センター：身近ながん診療連携拠点病院やがん相談支援センターで，セカンドオピニオンの窓口，緩和ケア外来や緩和ケア病棟の紹介，患者会や患者支援団体の情報，医療費など経済的な負担を減らす制度や相談窓口など，地域の療養情報を得ることができる．

③地域の支援チーム（体制）：訪問診療（往診），訪問看護，薬剤師の訪問，介護保険の居宅サービスや福祉用具などを利用できる．

問5−3　退院移行期のケアプランの立案

　本人・家族の希望を十分に聞き，それに基づいた支援を検討する．

①症状コントロール：医療チームで連携し，Eさんの症状を把握する．投薬や補完代替療法を組み合わせて不快症状のコントロールに努める．

②介護者の負担軽減：介護者の心理的負担を軽減するために，必要に応じ訪問介護を導入する．訪問看護では，現状や今後の経過の見通しを伝え，本人，家族へケアの方法を伝えていく．

③QOL維持の実現：療養生活の中での不安がないかを十分に傾聴し，不安や心理的な負担感の軽減を図る．また，Eさんにできること，望むことを探り，納得いく日々の過ごし方の実現を支援する．

④緊急時の体制整備：家族の受け入れ状態を確認しながら，Eさんの急変，ターミナル期に備え，対処方法をあらかじめ家族に指導し，関係者・機関の連絡先のリストを備える．

問5−4　悲嘆のプロセスとそのケア

　悲嘆のプロセスは，喪失の対象となった人物との愛着の強さやこれまでの関係性，死別時の状況などが大きく影響する．

　グリーフケアは，理不尽と感じられる体験や罪悪感などからくる悲嘆の苦しみを乗り越え，亡くなった人がいない世界で生きがいや自分の役割を見いだし，新たな自分として歩み出せるようにサポートすることである．心に寄り添い，傾聴し，苦労や苦悩，時には喜びを共有

表6.5-1　起こり得る病状・容体の変化と対応のしかた

病状・容体の変化	対応のしかた
● 全身倦怠感の増強 ● 呼吸困難感の増強 ● 腎機能低下（尿量減少，浮腫） ● 肝機能低下（羽ばたき振戦） ● けいれん発作 ● 傾眠傾向，意識低下 ● 呼吸が乱れる 　・努力呼吸 　・シーソー呼吸 　・下顎呼吸 　・死前喘鳴 ● 心機能低下	● 本人にも，今は体力を保つためにゆっくり休んでよい時だと説明し，安楽を重視したケアを提供していることを伝える ● 軽擦法，軽度の圧迫による皮膚へのタッチ，アロマセラピー，リンパケアなどは，倦怠感を軽減する効果がある ● ファウラー位など安楽な体位を確保する ● モルヒネは中止せずに1/4量は維持する ● けいれん発作時はジアゼパム5〜10mgの注腸投与や経静脈投与をすることがある ● 意識低下に伴い，呼吸困難感の自覚は消失するといわれる．本人は苦痛がないことを家族に説明し，気持ちを楽にする ● スコポラミンは気道内分泌物を抑えるので喘鳴が消失，または減少する ● 口腔ケア，整髪，整容，手浴，手足のマッサージなどを家族とともに実施するなど，最期まで本人に寄り添えたという実感をもつことができるよう支援する ● 最期まで聴覚・触覚は機能していることを家族に伝え，本人への言葉掛けやスキンシップを大切にする

し，認め合えることが大切である．

　また，看取りを覚悟したとしても，死を受け入れたとは限らない．したがって，Eさんの体調の変化とともに，家族は不安が強くなったり，本当に在宅で看取ってよいのだろうかと気持ちが揺らいだりすることがある．不安を抱くこと，気持ちが揺らぐことは自然なことであると，家族に寄り添いながら決して結論を急がせないように関わる．その上で，Eさんや家族の状況を踏まえ，タイミングを見計らいながら，看取りの方針を微調整していく．

（➡2章6節5項 p.62参照）

問5-5　補完代替療法

　がん治療の目的で行われている医療（手術，薬物療法，放射線治療など）を補完したり，苦痛を緩和したりする目的で行う療法であり，いわゆる民間療法を指す．具体的には，健康補助食品やサプリメント，マッサージ，アロマセラピー，音楽療法などがある．

（➡4章17節7項 p.180参照）

問5-6　臨死期のケア

　あらかじめ起こり得る事態を予測し，事前に家族へ指導を行っておく．対応マニュアルなどの資料や連絡先リストを作成し，急な事態であっても家族が慌てずに対応できるように段取りをしておく（表6.5-1）．

（➡2章6節 p.60参照）

6　在宅での生活に不安を抱きつつ退院するALS療養者

問6-1　合同カンファレンスの目的，メンバー

〈目的〉

　退院時合同カンファレンスであり，退院に向けた療養方針の確認とFさん・家族の心身の状況確認，在宅での医療や看護の継続，自己負担額と経済状況の確認，介護支援状況（自宅改修，福祉用具など）の確認，もしもの時の対応方法等の確認を行うことである．

〈主な出席者/招集すべきメンバー・役割〉

　Fさん，Fさんの妻と子ども，神経内科医，在宅医，病棟看護師，退院支援看護師，MSW（主に社会福祉士），介護支援専門員，訪問看護師，保健師，理学療法士，介護福祉士，在宅酸素療法の業者，福祉業者などである．

保健関連職種：保健師による介護保険申請や障害者総合支援法の活用支援，介護支援専門員や訪問看護師との連携と支援，患者会の開催や紹介など．

医療関連職種：病院内医療チームによる呼吸管理，栄養管理（摂食嚥下，胃瘻，経管栄養の内容など），服薬管理，運動リハビリテーション，地域医療との連携など．

福祉関連職種：MSWによる介護保険申請や障害者総合支援法の活用支援，保健師との連絡，地域医療や訪問看護ステーション，介護ステーション，患者会，ボランティアの紹介など．

問6-2　在宅療養で利用可能な制度

　医療費については，指定難病医療費助成，高額療養費支給制度，身体障害者手帳で障害者医療費助成制度（重度障害者医療証など）を利用することが可能である．また，40歳以上であるため，介護保険制度（第2号被保険者）も利用可能である．

問6-3　介護負担の軽減と支援

サービスの見直しが必要である．特に，痰の吸引や意思伝達介助ができる介護職に夜間対応してもらえるような調整，ボランティアの協力を得るなどマンパワーの確保，Fさんと家族が安心して休めるようなレスパイト入院先の確保が重要である．

また，ALSの家族会に参加できるような支援も必要である．

問6-4　人工呼吸器装着者の災害対応

Fさんは積極的に外出しようとしているので，停電時や災害時に必要となる知識と技術を得る機会は多い．外出することで，呼吸器のバッテリー量の確認やスペアの準備，自宅外での痰の吸引と管理ができる．そして，避難時に必要な人手を借りることの把握もできる．

（➡4章8節4項p.136，5章1節3項p.189参照）

7　事故により中途障害者となった成人男性

問7-1　福祉サービスの根拠法と申請窓口

障害者総合支援法．身体障害者手帳の取得は，居住している（住民票のある）市区町村（役所）の身体障害担当の福祉窓口（障害福祉課，福祉課など）で申請する．

問7-2(1)　脊髄損傷者の排尿ケア／看護のポイント

脊髄損傷者の排尿障害パターンは，膀胱の反射が亢進し，尿が少したまっただけでも勝手に膀胱が収縮してしまう「過活動膀胱」と，逆に膀胱の収縮が十分にできず，尿を排出できない「低活動膀胱」に二分できる．脊髄損傷レベルや，麻痺が完全か不完全かによってADLも異なるため，本人に適した排尿方法の選択が必要である．

①間欠的自己導尿：残尿が多い場合に行う（➡p.139 図4.9-3参照）．

②膀胱留置カテーテル：留置が長期に及ぶと尿路感染のリスクが非常に高い．長期にわたってカテーテルを留置する場合は膀胱瘻を造設する．

③膀胱瘻

（➡3章2節p.78，4章9節p.137参照）

問7-2(2)　脊髄損傷者の排便ケア／看護のポイント

頸髄損傷や高位胸髄損傷者では，排便による自律神経過反射によって，排便後に急激に血圧が低下して，気分不良を起こしやすいため，注意が必要である．また，一度に大量の排便を行うとこれらの症状が強く出やすいので，規則正しい排便管理が特に重要となる．

①便秘の予防

②下剤（瀉下薬）の服用：処方されている下剤の作用と副作用，効果発現時間に配慮して効果的な服用を促す必要がある．

③腹部マッサージ：右下腹部から時計回りに腹部の外側をマッサージする．30分以上経過しても排便がない場合は，摘便・坐薬・浣腸を検討する．

④摘便：➡3章2節3項p.82参照．

⑤坐薬：使用して30分たっても効果がない場合は，追加の使用が可能である．何個まで使用してよいか，あらかじめ確認しておく．

⑥浣腸

⑦その他：排便の習慣付けは，社会参加のために非常に重要である．いったん排便習慣が崩れると，再調整にはずいぶん時間がかかることもあるので，規則正しい生活を維持できるよう検討が必要である．

（➡3章2節3項p.81参照）

問7-3　うつ熱・熱中症の予防／看護のポイント

脊髄損傷では，血管を収縮・拡張させるといった自律神経系の調節機能が損なわれ，体温調整に関わる発汗や放熱などに支障を来す場合があるため，以下の点に注意する．

①除湿機・扇風機・エアコンを用いるなど，環境を整備し，室内の温度・湿度を適正に保つ．

②日ごろから積極的に水分を摂取できる環境を整える．

③うつ熱や熱中症を疑う症状が出たら，すぐ訪問看護ステーションに連絡，または医療機関を受診するよう，日ごろから連絡先とともに伝える．

問7-4　褥瘡の予防／看護のポイント

個人の状況によって異なるが，大まかな目安として，座っているときは10〜20分ごとにプッシュアップ（座った状態で椅子の座面に左右の手をつき，お尻を浮かせる動作）を，寝ている間は2〜4時間ごとに体位変換を行う．褥瘡予防用具としてエアクッション，睡眠時には褥瘡予防用のマットレスやエアマットを使用する．マットによっては自動で体位変換を行ってくれるものもあり，本人の機能や状態に合わせて選定するが，どうにか車椅子などへの移乗ができる人に，安易に厚みのあるエアマットを導入すると，移乗が困難なこともあるので注意が必要である．

Gさんは，自立するために1人暮らしに挑戦しているところなので，褥瘡予防のためだけに，日常生活や社会参加を制限することはできるだけ避けたい．しかし，褥瘡の発生は，現在の生活の継続を中断させてしまう恐れもあるため，褥瘡の発生予防や早期の対処に努める．具体的には，訪問時は，褥瘡の好発部位や，発赤などの徴候を写真撮影し，Gさん自身に生活と褥瘡発生の関連性を考えてもらう．その上で，どのようにして，望む生活とコンディション調整の折り合いをつけるか，共に考えるとよい．

（➡4章13節 p.155参照）

問7-5 自律神経過反射のケア／看護のポイント

自律神経過反射（autonomic dysreflexia：AD）は，T6レベル以上の脊髄損傷者のほとんどにみられる合併症である．麻痺域からの刺激によって誘発される発作性高血圧を主徴とする一連の反応を呈する反射現象で，場合によっては生命の危険を伴うこともある．また，人によってはこの反射を目安として排便や排尿のコントロールに利用している場合もある．自律神経過反射の症状としては，高血圧のほか，激しい頭痛，目の前に「点」が見える，視界がぼやける，徐脈，損傷部位より上の発汗や紅潮，損傷レベルより下の部位の鳥肌（立毛筋収縮による），鼻づまりがある．

原因として多いのは，①膀胱の充満あるいは拡張（カテーテルが栓をされている，あるいはねじれていることに起因することが多い），②宿便（重度の便秘），③尿路感染や尿管結石など，④検査や処置（膀胱鏡検査，婦人科診察），⑤褥瘡，⑥外傷による苦痛（深い切り傷

または骨折），⑦高温または低温，⑧日焼け，⑨きつい衣服，⑩精巣または陰茎への圧迫，⑪強い月経痛，陣痛（子宮の収縮），⑫胃潰瘍，⑬薬剤（強心薬のジゴキシンなど），⑭射精である．

対応としては，①横になっている場合は体を起こす，②原因の検索と除去，③原因がある程度わかっていて医師の処方がある場合は，損傷レベルより上の皮膚にニトログリセリン軟膏をつけるか，ヒドララジンまたはニフェジピンを服用する，④原因が見つからない場合は医療機関を受診する．その場合，自律神経過反射は特殊な病態であるため，すべての医療従事者が対処法を心得ているとは限らないので「自律神経過反射についての医学的警告カード」（図6.7-3）を提示することが望ましい．

自律神経過反射についての医学的警告カード

このカードの所有者（氏名：　　　　　　　　）は，自律神経過反射のリスクがあり，それはT7レベル以上の脊髄損傷者の生命を危険な状況にするものです．
それは交感神経系の亢進によるもので，損傷レベル以下の有害な刺激に対する反応です．一般に自律神経過反射の原因は，膀胱の充満，腸の膨張，衣類の締め付け，足の陥入爪などによります．
症状は，血圧の上昇，頭痛，顔面紅潮，発汗，鼻づまり，吐気，徐脈，鳥肌などです．自律神経過反射を解決できなければ，心筋梗塞，脳卒中，網膜出血などのリスクがあり，命までも危険な状態となり得ます．
原因を特定する必要があります．血圧の上昇をすぐに解決してください．

別府重度障害者センター（看護部門 2015）．在宅生活ハンドブックNo.25：自律神経過反射の対処法．別府重度障害者センター，2015．http://www.rehab.go.jp/beppu/book/pdf/livinghome_no25.pdf，（参照2023-07-20）．より作成．

図6.7-3　自律神経過反射についての医学的警告カード

8　在宅での生活を希望する精神障害者

問8-1　退院前指導で訪問する目的

精神障害者の退院前の訪問指導は，退院や社会復帰に対して計画的に準備をし，患者が疑問や不安に思っていることを見いだし，対応することを目的とする．

Hさんは5年間という長期の入院生活からの退院であり，服薬管理をはじめセルフケア能力を維持しながら社会生活を送れるよう，以下のような対応をする．

①住居がすぐに生活できる状態であるか確認し，環境を整備する．

②生活に必要な商店や銀行の所在地，食材の購入や調理が自宅でできるか確認する．

③近隣との関係調整や，ゴミ出しの日などの地域ルールの確認を行う．

④通院やデイケアの交通経路，交通機関の利用方法の確認を行う．

⑤状態が悪化したときや再発したときの連絡先を確認する．

⑥在宅で生活を送るに当たり，「居宅介護」などの必要とされる福祉サービスはないか，必要であれば提供する機関との仲介をする．

可能であれば家族に対して当事者の症状を説明し，治療やリハビリテーションに協力してもらい，再発の予防を図る．

問8-2（1）　精神障害者保健福祉手帳の利用

① 所得税や住民税などにおいて，税制上の優遇措置（障害者控除・税の減免）を受ける．

② 電気・ガスなどの公共料金の減免を受ける．

③ 自治体にもよるが，交通機関の運賃や各種施設の利用料金が割引になる．

　現在Hさんの経済状況に問題はないが，就労しておらず，今後1人で生活していくことを考慮すると，これらの経済上の負担が軽減されることは大きい．また，生活保護受給となった場合は障害者加算となる．将来的に就職を希望しているので，手帳を保持することによって障害者雇用で就職・転職活動ができる．

問8-2（2）　障害者総合支援法の利用

　今後，Hさんは以下のような福祉サービスを利用することが考えられる．

① 介護給付〔居宅介護（ホームヘルプ）〕

　　洗濯，掃除，食事の準備など，日常生活上のセルフケアが不十分であるようなら利用する．

② 訓練等給付〔**自立訓練**生活訓練〕

　　地域生活への移行を図る上で，生活能力の維持・向上などを目的とした訓練を受ける．

● **就労移行支援**または**就労継続支援**

　　在宅での生活が順調に進めば，就労に必要な知識や能力の向上のための訓練を受ける．

③ 地域生活支援事業（地域活動支援センター）

　　地域において自立した日常生活・社会生活を営むことができるよう，創作的活動・生産活動を行うことができる．

問8-2（3）　障害年金の利用

　Hさんは障害年金2級を受給していることから「必ずしも他人の助けを借りる必要はないが，日常生活は極めて困難で労働により収入を得ることができない程度」であると予測される．また，Hさんは服薬により症状は安定しているものの，幻聴は続いている．新しい生活を開始することによって心身のストレスも生じると考えられ，またいつ症状が悪化するかわからない．障害年金を受給していると治療に専念することができ，無理せず休養しながら自分のペースで仕事を調整できる．

問8-3　訪問看護目標・計画

〈訪問看護目標〉

　Hさんの精神症状や苦痛が軽減し，セルフケア能力を維持しながら在宅での生活を継続することができる．

〈訪問看護計画〉

① 再度服薬の必要性を理解してもらい，服薬を再開することができるよう支援する．

② 生活リズムを整え，病院受診やデイケアに出掛けられるようサポート体制を築く．

③ Hさんの現状や将来に対する不安，つらさを理解する．

問8-4　Hさんに適したサービス

　服薬管理が定着し，症状が落ち着くまでは，訪問看護の回数を週に3回程度に増やす．2週間に1回のかかりつけ医の受診や週2回のデイケアも少しずつ再開する．介護サービスを導入して，毎日誰かが生活を見守り，支援してくれるサポート体制を築く．

問8-5　療養者の自立支援とQOLの維持・向上のための在宅療養支援

　症状が軽減し，日常生活のリズムを取り戻せるようになれば，さらに交流の場を広げるために，**地域活動支援センター**や**自助グループ・ボランティア**の交流などの地域の資源を活用して社会参加を勧める．就労意欲があれば，就労継続支援事業の参加を勧める．いずれもかかりつけ医や外来看護師，訪問看護部の看護師，デイケアスタッフ，訪問看護ステーションの看護師など，Hさんに関わる関連職種が情報交換し，病状や生活状況をアセスメントしながら進めていく．

9　地域で生活する重症心身障害児

問9-1　在宅療養する小児の訪問看護

　小児の在宅療養の場合，その多くは母親が主介護者となる．在宅療養児の場合，疾病や障害の影響で子どもの成長発達が不順であったり，日常的なケアが加わったりと，心身共に非常に負担が大きい．そのため，以下のような場合に，積極的に訪問看護の導入・活用を勧める．

● 子どもの体調が不安定で定期的な健康観察が必要．

● 継続的，かつ生命維持に不可欠な医療ケアが日常的に必要．

● 療育など，子どもの成長発達を促すためのケアが必要．

● 主介護者や家族がケアに不安がある．

● 子どもと親の間に愛着関係がうまく築けていない，または支援が必要，など．

　また，小児の訪問看護では，医療保険が使用される，

障害者総合支援法や児童福祉法に基づくサービスの利用も可能である.

問9-2 療養者の自立支援とQOLの維持・向上のための在宅療養支援

在宅で，継続した医療的な管理や相談・指導，リハビリテーションなどが必要な児が訪問看護の対象となる.

訪問看護では，症状や一般状態の観察を行い，経管栄養の実施や指導などの栄養への対応や，人工呼吸器を装着した児の入浴介助など日常生活の看護，呼吸リハビリテーションなどの排痰ケア，関節可動域訓練やポジショニング，座位や歩行訓練などのリハビリテーション，自宅の環境や装具・器具等に関する相談，療育の相談などを行う.

問9-3(1) 在宅療養継続のための療養者の健康危機管理

小児の場合は，気道が輪状軟骨部で生理的に狭窄していることや，気管組織が細く弱いため容易に浮腫や肉芽を形成することから，カフなしの細い径のチューブを使用することが多い.そのため，体位によってチューブの位置が大きく動いて，自己抜管や片肺挿管，食道挿管を起こしやすく，注意が必要である.また，チューブの屈曲や閉塞にも注意する.潰瘍の形成，腕頭動脈の穿孔（気管腕頭動脈瘻），肉芽などが出現する.

気管チューブは深すぎると片肺挿管になり，浅すぎると抜管されてしまう危険性があり，小児ではその安全域が狭く管理が難しい.昨今では，カフ付き気管チューブの性能向上やその利点に関する知見の蓄積により，カフ付き気管チューブの使用も推奨されているが，その場合はカフの圧やカフの位置にも配慮する.

（➡4章5節p.123参照）

問9-3(2) 重症心身障害児の呼吸ケア／人工呼吸器管理

小児の場合はカフのない気管チューブを用いることが多くエアリークが多いため，連続流（定常流）方式を応用した圧規定方式設定およびタイムサイクル方式での間欠的強制換気（intermittent mandatory ventilation：IMV）で行うことが多い.このため子どもの状態によって人工呼吸器からの送気量が変わりやすい.胸郭の上昇などをよく観察して，十分な換気が得られているか確認する必要がある.小児の気管チューブは細く動きやすく，屈曲や閉塞も起こりやすい.在宅では病院と異なり湿度や温度の調整が難しいことが多い.気管切開では直接空気が気管に入るため加湿への配慮が必要になる.人工呼吸器は水に弱いため，入浴時には浴室に持ち込まないなどの対応が必要となる.

（➡4章8節p.135参照）

問9-4 重症心身障害児の経管栄養とケア

小児では，将来，訓練によって摂食が可能となることがあるので，胃瘻を造設せず経鼻胃管を長期間使用する場合も多い.特に嚥下障害が強い，また遷延性意識障害のある児などでは，胃管の誤挿入に注意が必要である.在宅療養では両親も交換方法を習得して行うことになるが，気管に誤挿入して栄養剤を注入するなどの大きな事故につながる危険性が高く，十分な注意が必要である.万一事故となった場合の対応方法も明示することが大切である.また，長期にわたって経管栄養となることも多く，成長に合わせて適宜栄養素や必要量の見直しも必要となる.

（➡4章11節p.145参照）

問9-5 訪問学級

訪問学級は，重度の障害や疾病により，通学することが困難な児童・生徒のために，特別支援学校の教師が定期的に子どもの居場所である家庭あるいは病院に出向き，教育活動を行うものである.

問9-6 在宅療養継続のための家族支援

Iちゃんの体調の安定は，母親の心身の安寧に最も直結する.

一般に，重症心身障害児は体調が不安定であり，働き掛けに対する反応が乏しく，成長・発達を日常的に実感しにくい.そのため，母親は接し方に戸惑ったり，育児に自信をもてなくなったりし，虐待のリスクが高くなる.そこで，訪問看護では，Iちゃんへの接し方などをさりげなく母親に助言したり，Iちゃんの反応や成長・発達をポジティブにフィードバックしたりするなど，育児のサポーターの役割も求められる.

Iちゃんのケースで必要性が高い支援を二つ挙げる.
①母親のレスパイト
②兄弟姉妹が利用できる支援や制度

各自治体が行う育児支援事業や子育て支援事業で，兄弟姉妹児の通学・通園の送迎の依頼や，地域や団体によっては兄弟姉妹児への支援サービスを行っているところもある.障害のある児の兄弟姉妹が，寂しい思いから心身症になったり，いじめにあって悩んでいたりすることも多いので，援助者は兄弟姉妹にも注意を払い，必要時には児童相談所の相談機能などを利用して，問題が深刻化しないように配慮することが必要である.

今日では，このように日常的に医療的ケアが必要な児を「医療的ケア児」として，児童発達支援や放課後等デイサービスや学校での医療的ケアなどへの配慮がなされるようになってきている.

10 誤嚥性肺炎を生じた超高齢者

問10- 1 緊急性と重症度を考えるポイント

　訪問時の情報から，Ｊさんの緊急性と重症度を考えるポイントは次の通り.

　Ｊさんの状態は，咳，発熱，頻呼吸，呼吸異常音がみられており，呼吸器疾患を疑わせる状態である. 特に，Ｊさんは93歳と高齢であり，かつ脳梗塞後遺症があることから，肺炎のリスクが高い. 肺炎であった場合，重症化すると急性呼吸窮迫症候群（acute respiratory distress syndrome：ARDS）を発症する恐れがあるが，その徴候は頻呼吸，努力呼吸，チアノーゼ，異常呼吸音（副雑音）である. Ｊさんには，頻呼吸，異常呼吸音が認められているが，チアノーゼまでは認められていないので，救急車を呼ぶのではなく，医師への連絡が必要と判断する.

緊急性と重症度のアセスメント

　感冒様の症状（発熱，咳嗽・痰，鼻汁など）は，かぜ症候群の場合もあれば，インフルエンザや感染症，肺炎などの前駆症状である恐れもある. 在宅療養者は体調不良時や急変時に受診できない場合も多いため，疾患の知識をしっかりと身に付け，療養者本人や家族に異常の徴候を日ごろから伝えるとともに，訪問時の観察，主治医との連携が欠かせない.

状態に合わせた対応・調整

　在宅では，療養者の状態に変化があったときには，予定にかかわらず，臨機応変な対応が求められる. 例えば，入浴の予定であっても，療養者が発熱していた場合には全身清拭にするなど，できるだけ当初の目的に沿うように方法を変更したり，別の日にサービスを組み直したりするなど，調整が必要である.

問10- 2 特別訪問看護指示書

　特別訪問看護指示書は，急性増悪や終末期など頻繁な訪問看護が必要と主治医が認めた際に交付される. これにより，14日間に限り，介護保険から医療保険に切り替え，頻回な訪問看護を受けることができる. Ｊさんは肺炎を発症しており，急性増悪に該当する状態であり，服薬管理や1日1回の点滴を要することから，特別訪問看護指示書が交付されたと考えられる.

問10- 3 超高齢者における急性症状の対処

　訪問看護では，療養者が急性増悪や感染症などを生じた場合，病状を悪化させないよう，日ごろから健康状態を観察する. 万一，異常の徴候を認めた際にはフィジカルアセスメントを重ね，病因を早期発見することが望ましい. また，早期回復を促すため，病状に応じ，適切な治療を継続できるよう，頻回な訪問などによりサポートを行う.

　しかし，高齢になるほど感染や急性症状が顕在化しにくく，気付いた時には進行，重篤化しているという場合がある. 事例のように，急性症状が顕在化する前に，食欲，意識，排泄など日常生活に変調を来す場合もあるので，本人の訴えだけでなく，家族からの療養者の些細な変化の情報も確認することが大切である.

11 回復期にある高次脳機能障害療養者

問11- 1 退院前合同カンファレンス

　退院前合同カンファレンスとは，療養者やその家族のニーズを踏まえ，多職種が共同で支援の目標や方法を検討する会議である. カンファレンスでは，療養者の状況と問題点を認識し，医療とケアの目標を設定しながら方向性を確認するとともに，解決策や役割分担までトータルに話し合う. また，治療やケアの実施後には評価を行い，以後の計画や目標の修正に役立てる.

問11- 2 高次脳機能障害の症状

記憶障害

　記憶を思い出せない，新たなことを覚えられないとい

う，記憶に関する障害の総称. 記憶は記銘（符号化），貯蔵（保持），想起（検索）の3過程からなり，記銘は情報を覚える過程，貯蔵は情報を保持する過程，想起は思い出す過程である. 記憶は，記銘から想起までの貯蔵時間の長さの時間区分，記憶される情報内容により分類される[29].

注意障害

　注意とは，同時に起こっている情報を選択して処理する過程のことで，注意障害では集中力を持続できない，二つのことを同時にできないなどの症状を呈する[29].

遂行機能障害

遂行機能とは，日常生活活動を円滑にするための言語，行為，認知，記憶などを統合する機能で，前頭葉機能と同義である．遂行機能障害は目的に向かって活動するために計画し，開始し，行動を持続することができない状態で，失認，失行などの障害がなくても起こり得る[29]．

社会的行動障害

意欲や発動性が低下する，情動コントロールの障害により突然興奮して大声で怒鳴り散らす，看護者などに対する暴力や性的行為などの反社会的な行動が現れる，対人関係に障害が起こる，依存的行動や固執がみられるなど，多様な障害が出現する[29]．

問11-3　在宅療養での高次脳機能障害の支援

高次脳機能障害の場合，本人が事故なく認識しやすいように，①環境を整えること，また，②生活や介護の支援，③家族への支援，④社会生活の維持のための支援（外出，社会参加，就労など）の観点から，本人と家族の状態や希望を踏まえ，支援を組み立てることが大切となる．

12　独居で終末期を迎える療養者

問12-1　ターミナル期に生じやすい身体症状

がんの進行に伴って疼痛，全身倦怠感，食欲不振，便秘，不眠などの症状が出現する．特に死の4週間前ごろからこれらの症状に加え，呼吸困難，悪心・嘔吐，不穏，腸閉塞などさまざまな症状の頻度が高くなる．これらの症状の緩和を図ることが終末期のケアとして大切である．

問12-2　サービス担当者会議

介護保険におけるサービス担当者会議については，厚生労働省「指定居宅介護支援等の事業の人員及び運営に関する基準」[30]で，①ケアプラン原案の作成後，②利用者の状態変化の際やケアプランを変更する場合，利用者や家族とともに，サービス担当者ほかを招集し，会議を開催することが，介護支援専門員の責務として義務付けられている．

問12-3　在宅看取りの場合の死亡診断

医師法第20条によれば，息を引き取る（死亡）の瞬間に医師がいなくても，24時間以内に医師の診察を受けた者は，異状死（同法第21条）と見なさず，医師は推定時間で死亡診断書を作成してよい．また近年，在宅ケアを推進するに当たり，24時間以内に限らず，定期的な医師の管理下にあれば，受診後24時間以上を経過した場合でも，情報通信機器（ICT）を用いての作成も認められるようになった（表6.12-1）．

13　マルトリートメントが疑われる医療的ケア児

問13-1　医療的ケア児の定義

2021（令和3）年に「医療的ケア児及びその家族に対する支援に関する法律（医療的ケア児支援法）」が成立した．この中で，「医療的ケア」とは，人工呼吸器による呼吸管理，喀痰吸引その他の医療行為を指し，「医療的ケア児」とは，日常生活及び社会生活を営むために恒常的に医療的ケアを受けることが不可欠である児童をいう．

表6.12-1　在宅での看取りにおける死亡診断に関わる手続の整備（厚生労働省）

在宅での穏やかな看取りが困難な状況に対応するため，受診後24時間を経過していても，以下のa〜eの全ての要件を満たす場合には，医師が対面での死後診察によらず死亡診断を行い，死亡診断書を交付できるよう，早急に具体的な運用を検討し，規制を見直す．
a　医師による直接対面での診療の経過から早晩死亡することが予測されていること
b　終末期の際の対応について事前の取決めがあるなど，医師と看護師の十分な連携が取れており，患者や家族の同意があること
c　医師間や医療機関・介護施設間の連携に努めたとしても，医師による速やかな対面での死後診察が困難な状況にあること
d　法医学等に関する一定の教育を受けた看護師が，死の三兆候の確認を含め医師とあらかじめ取り決めた事項など，医師の判断に必要な情報を速やかに報告できること
e　看護師からの報告を受けた医師が，テレビ電話装置等のICTを活用した通信手段を組み合わせて患者の状況を把握することなどにより，死亡の事実の確認や異状がないと判断できること

内閣府. 規制改革実施計画（平成28年6月2日閣議決定）. https://www.8.cao.go.jp/kisei-kaikaku/suishin/publication/160602/item1.pdf,（参照2023-07-20）.

問13-2　児童虐待のリスク要因

厚生労働省では，児童虐待に至る恐れのある要因（リスク要因）を次のように明示している．

保護者側のリスク要因

- 妊娠そのものを受容することが困難（望まぬ妊娠，10代の妊娠）
- 子どもへの愛着形成が十分に行われていない（早産や長期入院など，なんらかの問題が発生したことで胎児の受容に影響がある）
- マタニティーブルーズや産後うつ病など精神的に不安定な状況
- 元来性格が攻撃的・衝動的
- 医療につながっていない精神障害，知的障害，慢性疾患，アルコール依存，薬物依存などがある
- 被虐待経験
- 育児に対する不安やストレス（保護者が未熟など）など

子ども側のリスク要因

- 乳児期の子ども
- 未熟児
- 障害児
- なんらかの育てにくさをもっている子ども　など

養育環境のリスク要因

- 未婚を含む単身家庭
- 内縁者や同居人がいる家庭

- 子連れの再婚家庭
- 夫婦関係をはじめ人間関係に問題を抱える家庭
- 転居を繰り返す家庭
- 親族や地域社会から孤立した家庭
- 生計者の失業や転職の繰り返しなどで経済不安のある家庭
- 夫婦不和，配偶者からの暴力など不安定な状況にある家庭
- 定期的な健康診査を受診しない　など

問13-3　児童虐待が疑われる事例の相談窓口

児童虐待対策というと児童相談所を思い浮かべやすいが，まずは身近な機関として，母子保健活動を担う保健所，市町村の保健センターや子育て世代包括支援センター，ネウボラ*などを一次窓口とするとよい．市町村の家庭児童相談室（福祉事務所）も，課題のある子育て世帯に対する専門的な部門である．

児童に限らず，不適切な関わりや虐待などが疑われる事例では，訪問看護師だけで問題を抱えるのではなく，複数で関わり，支援していくことが大切である．

相談先に迷う，通報する場合など，管轄の児童相談所，または#189（児童相談所虐待対応ダイヤル）を知っておくとよい．

用語解説 *

ネウボラ

フィンランド語で「相談の場」を意味する．行政が妊娠や出産，子育てを支援する拠点．あらゆる相談にワンストップで応じるしくみ．

■ 引用・参考文献

1) 諏訪さゆりほか. 認知症高齢者のADLとケア. 理学療法ジャーナル. 2011, 45 (10), p.837-843.
2) 厚生労働省老健局. 認知症高齢者等にやさしい地域づくりに係る関係省庁連絡会議資料：厚生労働省の認知症施策等の概要について. 2013. https://www.mhlw.go.jp/file/05-Shingikai-12301000-Roukenkyoku-Soumuka/0000031337.pdf,（参照2023-07-20）.
3) 小林敏子ほか. 行動観察による痴呆患者の精神状態評価尺度（NMスケール）および日常生活動作能力評価尺度（N-ADL）の作成. 臨床精神医学. 1988, 17 (11), p.1653-1658.
4) 加藤伸司ほか. 改訂長谷川式簡易知能評価スケール（HDS-R）の作成. 老年精神医学雑誌. 1991, 2 (11), p.1339-1347.
5) 厚生労働省「認知症予防・支援マニュアル」分担研究班. 認知症予防・支援マニュアル（改訂版）2009. https://www.mhlw.go.jp/topics/2009/05/dl/tp0501-1h_0001.pdf,（参照2023-07-20）.
6) 東京都福祉保健局. 高齢者虐待防止と権利擁護：いつまでも自分らしく安心して暮らし続けるために. 2009. https://www.fukushi.metro.tokyo.lg.jp/zaishien/gyakutai/torikumi/doc/pamphlet_2009.pdf,（参照2023-07-20）.
7) 警察庁生活安全局人身安全・少年課. 令和4年における行方不明者の状況. 2023. https://www.npa.go.jp/safetylife/seianki/fumei/R04yukuefumeisha.pdf,（参照2023-07-20）.
8) 厚生労働省. 社会保障審議会介護保険部会（第47回）資料：認知症施策の推進について. 2013. https://www.mhlw.go.jp/file/05-Shingikai-12601000-Seisakutoukatsukan-Sanjikanshitsu_Shakaihoshoutantou/0000021004.pdf,（参照2023-07-20）.
9) 認知症サポーターキャラバンホームページ. http://www.caravanmate.com,（参照2023-07-20）.
10) 厚生労働省. 仕事と介護の両立のための制度の概要. https://www.mhlw.go.jp/bunya/koyoukintou/ryouritsu04/dl/gaiyou.pdf,（参照2023-07-20）.
11) 最後までよい人生を支えるには：多死時代の終末期医療. 臨床雑誌内科. 2013, 112 (6).
12) 武田文和ほか監訳. 渡辺孝子翻訳責任. 埼玉県立がんセンター医師・看護婦訳. 緩和ケア実践マニュアル. 第2版. 医学書院, 1996.
13) 日本医師会. 人生の最終段階における医療・ケアに関するガイドライン. 2020. https://www.med.or.jp/dl-med/doctor/r0205_acp_guideline.pdf,（参照2023-07-20）.
14) 岩谷力編. 車椅子ツインバスケットボール競技指導書：頸髄損傷者を対象に. リハビリテーションマニュアル16. 国立身体障害者リハビリテーションセンター, 2005.
15) M.C.ハモンドほか. YES, YOU CAN！ 脊髄損傷者の自己管理ガイド. 日本せきずい基金訳. 増補改訂版, 全国頸髄損傷者連絡会, 2003. https://www.jscf.org/wp-content/uploads/2021/09/publish_2002.pdf,（参照2023-07-20）.
16) 厚生労働統計協会編. 国民衛生の動向. 厚生の指標. 2022/2023, 69 (9). 増刊, 一般財団法人厚生労働統計協会, 2022.
17) 井上新. 訪問看護師の初回訪問. 面接の上達法：初診・インテーク時の面接. 精神科臨床サービス. 2006, 6 (3), p.315-318.
18) 日本肢体不自由児協会編. 障害児の療育ハンドブック. 社会福祉法人日本肢体不自由児協会, 2004.
19) 川崎市障害者地域自立支援協議会. 平成24年度川崎市障害者地域自立支援協議会くらし（短期入所）部会：障害のある方の短期入所利用に係る調査・検討報告書. 2013. https://www.city.kawasaki.jp/350/cmsfiles/contents/0000093/93351/243siryo4-1.pdf,（参照2023-07-20）.
20) 全国訪問看護事業協会. 平成22年度厚生労働省障害者総合福祉推進事業：医療ニーズの高い障害者等への支援策に関する調査報告書. 2011. https://www.mhlw.go.jp/bunya/shougaihoken/cyousajigyou/dl/seikabutsu19-2.pdf,（参照2023-07-20）.
21) 加藤令子編. 小児のリハビリテーション. 小児看護. 2006, 29 (8).
22) 事業推進検討委員会編. 在宅人工呼吸療法を実施する小児とその家族のためのケアマネジメントプログラム（第2版）. 全国訪問看護事業協会, 2002. https://www.zenhokan.or.jp/wp-content/uploads/guide08.pdf,（参照2023-07-20）.
23) 中原保裕. 処方がわかる医療薬理学2022-2023. 学研メディカル秀潤社, 2022.
24) 田中総一郎ほか編. 重症児者の防災ハンドブック：3.11を生きぬいた重い障がいのある子どもたち. クリエイツかもがわ, 2012.
25) 谷みどり. 障がい児の子育て支援ムック. 豊かな地域療育を考える連絡会. 2010.
26) 道又元裕ほか監修. やってはいけない！人工呼吸管理50. 第2版. 日本看護協会出版会, 2008.
27) 厚生労働省インフルエンザ脳症研究班. インフルエンザ脳症ガイドライン改訂版, 2009. https://www.mhlw.go.jp/kinkyu/kenkou/influenza/hourei/2009/09/dl/info0925-01.pdf,（参照2023-07-20）.
28) 全国重症心身障害児（者）を守る会. 重症心身障害児とは：いのちゆたかに. https://www.normanet.ne.jp/~ww100092/network/inochi/page1.html,（参照2023-07-20）.
29) 国立障害者リハビリテーションセンター 高次脳機能障害情報・支援センター. 生活支援について知りたい. http://www.rehab.go.jp/brain_fukyu/how06-1/,（参照2023-07-20）.
30) 厚生労働省. 指定居宅介護支援等の事業の人員及び運営に関する基準. 1999. https://www.mhlw.go.jp/web/t_doc?dataId=82999405&dataType=0&pageNo=1,（参照2023-07-20）.

重要用語

インスリン自己注射	ケアへの家族参加	自立支援医療
試験外泊	療養危機的状況	自立訓練
退院支援看護師	グリーフケア	就労移行支援
介護力	人工呼吸器	就労継続支援
レスパイトケア	気管切開	地域活動支援センター
サービス付き高齢者向け住宅（サ高住）	脊髄損傷	自助グループ
地域包括支援センター	頸髄損傷	家族会
主任介護支援専門員	障害者総合支援法	重症心身障害児
アルツハイマー型認知症	褥瘡	けいれん
訪問介護員（ホームヘルパー）	相談支援専門員	インフルエンザ脳症
訪問リハビリテーション	共同生活援助（グループホーム）	超重症児
疼痛コントロール	精神障害者保健福祉手帳	

◈ 学習参考文献

❶ 堀内ふきほか編. 高齢者看護の実践. 第6版, メディカ出版, 2023, （ナーシング・グラフィカ：老年看護学2）.
　認知症ケアや終末期ケアなど在宅療養をする高齢者に多い疾患を丁寧に解説している.

❷ 野嶋佐由美ほか編. 在宅での家族への看護. 日本看護協会出版会, 2012, （家族看護選書4）.
　在宅介護で重要な家族の力に焦点を当て, 精神・認知症患者の在宅ケア, 看取りのケアなどについて家族看護の視点で解説している.

❸ 岡本充子ほか編著. 高齢者看護すぐに実践トータルナビ：成人看護とはここがちがう！おさえておきたい身体機能の変化と慢性疾患. メディカ出版, 2013.
　高齢者特有の状態とその看護について, 現場で必要な知識と技術がトータル的にまとめられている.

❹ 上野創. がんと向き合って. 朝日新聞社, 2007, （朝日文庫）.
　26歳の筆者が, 突然, がんの告知を受け, その後のつらい闘病生活, 再発, そしてまた闘病という過酷な体験を細やかに語っている. 告知後結婚した妻, 家族, 人, 取り巻く環境も含め, 療養者への理解を深めることができる.

❺ 中村伸一. 自宅で大往生：「ええ人生やった」と言うために. 中央公論新社, 2010, （中公新書ラクレ）.
　総合医の立場から, 地域コミュニティーを保健・医療・福祉の連携の下に行政とともに再建し, 看取りの場を在宅へ多く移行した体験を紹介している. また, 大往生を遂げた方々の事例から, その人らしさと, その人らしさを支えることについて, 学ぶことができる.

❻ 川口有美子. 逝かない身体：ALS的日常を生きる. 医学書院, 2009.
　「ロックトインシンドローム」というまばたきさえできない状態で生きたALSの実母を, 娘である著者が介護した日々の体験録である. 著者の表現力豊かで臨場感あふれる詳細な記述により, 読み終えたときにはALSの家族として何年も生きていたような気持ちになる.

❼ 「生きる力」編集委員会編. 生きる力：神経難病ALS患者たちからのメッセージ. 岩波書店, 2006, （岩波ブックレット）.
　さまざまな理由から「生きる」ために人工呼吸器の装着を選択し, 「今を生きる」ALS療養者の思いを中心に, 多くの療養者本人や家族の言葉で記されている. その人らしく「今を生きる」姿を学ぶことができる.

❽ 立岩真也. ALS 不動の身体と息する機械. 医学書院, 2004.
　多くのALS療養者や家族の言葉が現象学的に課題ごとにまとめられた本である. 人工呼吸器の装着の選択は, 社会保障制度の整備に関わるところが大きいが, 療養者の語りが年ごとに記されており, ALSの歴史書ともなり得る. 社会学的かつ哲学的にまとめられた辞書のような本である.

❾ 大川弥生. 新しいリハビリテーション. 講談社, 2004, （講談社現代新書）.
　生活レベル（活動）, 人生レベル（参加）, 生命（身体機能）レベルという観点があることを念頭において, 実際のリハビリテーションを行うことの大切さがよくわかる.

⑩ 大川弥生．目標指向的介護の理論と実際：本当のリハビリテーションとともに築く介護．中央法規出版，2000．

日常生活の中で，実際に行う動作（「できる」「している」，そして「する」ADL）を通して，目標を立てていくことの大切さが書かれている．文献9と似た面が多いが，さらに理解が深まる．

⑪ 上田敏．ICF（国際生活機能分類）の理解と活用：人が「生きること」「生きることの困難（障害）」をどうとらえるか．萌文社，2005，（KSブックレットNo.5［第2版入門編］）．

ICFの入門書として適している．

⑫ 奥井識仁ほか．在宅でみる排尿介護のコツ．地域医療振興協会監修．南山堂，2002．

在宅での排泄，主として排尿の問題について，さまざまなケースについて，わかりやすく解説されている．

⑬ 真田弘美ほか監修．実践に基づく最新褥瘡看護技術．改訂版，照林社，2009．

褥瘡のケアについて，観察のしかた，写真撮影方法も含めて，評価や記録のしかたから治療の実際まで丁寧に解説されている．

⑭ 相澤和美ほか編著．これで大丈夫！精神科訪問看護はじめてBOOK．精神看護出版，2010．

ビギナーの訪問看護師，学生向けに，精神科訪問看護に必要な視点・技術・知識・心構えについて事例を織り交ぜながらわかりやすく紹介している．

⑮ あみうと一緒に歩いていこう．http://amikaimama.blog.fc2.com/，（参照 2023-07-20）．

急性脳症の子をもつ母親のブログ．人工呼吸器を装着したまま退院し，在宅での生活を送る様子を綴り，家族の思いなどがよく伝わってくる．

⑯ 日本小児神経学会社会活動委員会ほか編．新版医療的ケア研修テキスト［CD-ROM付］：重症児者の教育・福祉・社会的生活の援助のために．クリエイツかもがわ，2012．

重症児の栄養や呼吸に関する病態やケアについて，大変わかりやすく解説されている．

⑰ 江川文誠責任編集．いのちが育まれるとき：障害のある子どもと歩みつづけるために．http://special.kanafuku.jp/#book-inochi，（参照 2023-07-20）．

子どもの発達に不安を感じる，また，障害があると告げられた子どもの両親からの質問に，医療や福祉の関係者が答えている．同名のタイトルの本のウェブページで，全文のダウンロードができる．

⑱ 臺有桂ほか監修．ナーシング・グラフィカDVDシリーズ　在宅看護技術①〜⑤．メディカ出版，2018/2019．

本書ナーシング・グラフィカ『地域・在宅看護論② 在宅療養を支える技術』の姉妹編．在宅看護に必要な技術を映像でわかりやすく具体的に解説している．

⑲ 宮田乃有編．カラービジュアルで見てわかる！はじめてみよう訪問看護．メディカ出版，2020．

訪問看護の実際やアセスメントの視点，事例を通しての学習など，わかりやすく解説されている．

6

事例で学ぶ在宅看護の技術

7 やってみよう！訪問看護演習

学習目標

◉ これまでの学習をもとに，訪問看護の初回訪問をロールプレイすることができる．

◉ 在宅療養者と家族の状況を理解し，訪問看護師との信頼関係を考えて，実践できる．

◉ 訪問看護師として，また社会人として，マナーを意識しながら振る舞うことができる．

◉ 事例をもとに医療保険と介護保険の調整を理解できる．

◉ 初回訪問から療養者と家族の状態をアセスメントし，支援計画を立案できる．

◉ その後の療養者の状況を踏まえて，サービスの調整を計画できる．

◉ サービス計画書を作成し，計画書をもとにロールプレイすることができる．

1 演習Ⅰ　テーマ：初回訪問

訪問看護ステーションの訪問看護師が以下の事例の初回訪問をすることになった．訪問看護計画および看護師の行動計画を立て，初回訪問の脚本を作成し，ロールプレイをしてみよう．

事例紹介

鈴木太郎さん（82歳）は，6カ月前に救急車で総合病院に入院し，脳梗塞と診断された．左半身麻痺があるため，4カ月前にリハビリテーションの目的で温泉病院へ転院．3日前に退院し，以前の住宅に居住している．現在の主治医は，開業の家庭医である．

温泉病院入院中に，病院のメディカルソーシャルワーカーから介護保険の認定申請を市町村へするように言われ，1カ月前に要介護3の認定を受けた．

妻と長女が温泉病院の紹介状を自宅近隣の開業医である家庭医に持参した．家庭医から，次の三つの理由で訪問看護ステーションからの訪問看護を受けたほうがよいと言われた．①退院時は血圧が不安定になることがあるので週1回くらいは血圧測定し，医療的な管理を頻回にしたほうがよい．通院できないときは月1回くらい，往診可能である．②老夫婦2人暮らしなので，脳梗塞後遺症をもちながらの生活のしかたや心情を相談できる看護師の訪問があったほうがよい．③在宅になると，温泉病院でしていたリハビリテーションもしなくなり，動かせるようになった麻痺の足も動かさずにいると動かなくなることもある．訪問看護師に依頼して，医師や理学療法士と連携をとってリハビリテーションの支援をしてもらうほうがよい．

介護認定の通知を受けて，ケアマネジャーをXに依頼した．Xは，主治医の意見と鈴木太郎さんとその家族の申し出により，ケアプランに訪問看護ステーションによる週1回の訪問看護を組み入れた．

温泉病院の退院前に病院で行われたケア会議に，訪問看護ステーションの所長と担当の訪問看護師であるあなたは出席し，鈴木太郎さん，妻，長女，温泉病院の主治医，ケアマネジャーXとともに，退院後の生活とケアについて話し合った．そこで，退院3日目に初回訪問の約束をした．なお介護認定の意見書は，温泉病院の医師が記載したが，退院後は家庭医が主治医となる．

● やってみよう！訪問看護演習〈動画〉

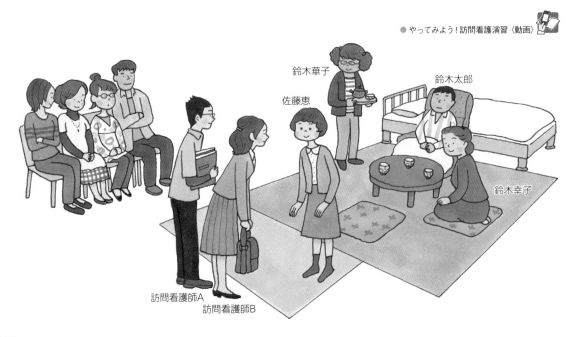

鈴木華子

佐藤恵

鈴木太郎

鈴木幸子

訪問看護師A
訪問看護師B

療養者

鈴木太郎（82歳）：定年前の職業は小学校教諭．75歳まで町内会の役員をしていた．妻と2人暮らし．既往歴は高血圧，脂質異常症．脳梗塞発症前は近隣の家庭医において服薬治療していた．趣味は囲碁である．公民館で行われている囲碁クラブに参加していた．

家族の状況

鈴木幸子（76歳）：妻．主婦．特に基礎疾患はないが，丈夫なほうではない．

佐藤　恵（48歳）：長女．会社員．太郎夫婦宅から車で2時間弱の所に居住．夫50歳，長男18歳，長女14歳の4人で暮らす．

鈴木華子（50歳）：長男の妻．主婦．太郎さんの長男である夫（52歳）と2人で海外で暮らす．義父の入院を聞き，一時帰国した．

　あなたが訪れると，佐藤恵さんが玄関に出てきて，室内へ案内された．和室の居間には，中央に和室用のテーブルと座布団がある．障子で仕切られている隣の部屋に鈴木太郎さんのベッドが置かれている．太郎さんは，パジャマを着たままでベッド上に座って，やや緊張して看護師を待っていた．屋内での生活はおおむね自立しているが，入浴や排泄時に介助を行っている．退院以降，昨日家庭医に挨拶に行き，診察を受けてきたのみで，それ以外は外出していない．日中はパジャマで過ごしている．

　鈴木幸子さんは，今日まで恵さんが，今週末まで鈴木華子さんがいて家事やお風呂の介助をしてもらえるのでよいが，来週から夫と2人でやっていけるか心配であると話す．

　太郎さんのバイタルサインを測定した結果，脈拍数64回/分，血圧165/92mmHgであった．

1 学習目標

　訪問看護導入のプロセスと在宅療養者および家族との信頼関係成立の方法を，グループによるロールプレイを通して理解する．

2 行動目標

　訪問看護師としてのマナー（社会人としてのマナーを含む）に留意しながら，訪問看護師の「訪問看護」導入のプロセス行動を理解できる（表7-1）.

①家を確認し，玄関先で挨拶する．

②居室に入る．

③自己紹介をし，在室者を確認する．

④訪問目的を伝える．

⑤初回訪問時には，訪問看護の必要性と役割を話し，看護内容の確認をする．

⑥療養者のバイタルサインの測定を進め，身体・心理の健康状態や地域環境と社会参加・活動状況を確認する．

⑦主介護者および家族の身体・心理の健康状態を確認しながら，家族関係，家庭環境などを観察する．

⑧療養者と家族の相談を受けながら，人生における大切な思いや療養に関わる期待を引き出す．

表7-1 訪問看護職としてのマナー（社会人としてのマナーを含む）リスト

☐ コート類は，大雨や大雪時以外は玄関の外で脱ぐ（ただし，拒否的な対象者・療養者や精神疾患の場合は，あえて脱がないこともある）．
☐ 療養者の家か確認した後に，簡単な自己紹介をする．
☐ 靴を脱ぐときは，部屋のほうに背を向けずに脱ぎ，玄関の上がり口にしゃがみ，靴の向きを変える．靴は邪魔にならないところ（端）に置く．
☐ 療養者の部屋に入ったらすぐに，和室の場合は入ってすぐのところで座って挨拶する．
☐ 療養者や家族から勧められたら，テーブルに着く．家族の定位置を避けて療養者の様子がわかる位置に座る．
☐ 客ではなく仕事としてうかがっているので，座布団には原則として座らない（勧められたら座ってもよい）．
☐ 家族だけでなく，療養者にもきちんと自己紹介し，訪問の目的を伝える．看護師は，療養者の視界に入るところに自らの顔が入るように語り掛け，目線は療養者の目の高さ以下にする．
☐ 部屋の中をきょろきょろ見ない．しかし，療養者の趣味を表すものや孫の写真や絵など家族関係を示すものがないかを失礼にならない程度に観察し，あったら話題にする．
☐ 移動するとき，座布団や療養者の布団，敷居を踏まない．
☐ 療養者が寝ている頭の上は，原則として通らない．
☐ 訪問かばんの上をまたがない．
☐ お茶やお菓子は辞退する．茶菓のもてなしは，原則として受けない．
☐ 手帳などに記載するときは，療養者や家族に断って記載する．学生が看護師と同行訪問する場合は，療養者宅で記載するときも同様である．基本的には，血圧などのデータ類のみとする．
☐ 洗面所などで手を洗うときに，ついでに家の中（トイレや風呂場など）を覗き見したりしない．必要なら，その理由を述べ了解を得てから見る．
☐ 洗面所などに取り付けてあるタオルは使用せず，持参したものを使用する．
☐ 部屋を退出するときには，挨拶してから退出する．
☐ コート類は，原則として玄関を出てから着る．雨や雪のため玄関内でコートを着る場合は，断ってから着る．
☐ 「ご苦労さま」は，目上や上位の人が目下や下位の人へ使う言葉なので使用しない．
☐ 「お疲れさま」は，ねぎらいの言葉であり挨拶の言葉ではない．仕事をした後に使用する言葉であるため，朝の挨拶としては不適切である．「おはようございます」と挨拶する．
☐ 療養者および家族から，個人的に金品を受け取ってはならない（学生は，金品を断った場合も，そのことを実習先の看護師および指導教員へ報告する）．

⑨療養者と家族の思いや期待を妨げる看護問題をアセスメントし，解決のための行動計画を療養者と家族に確認する．

⑩次回の訪問看護までの訪問看護ステーションとの連絡方法（保健・医療・福祉サービスの利用方法）を確認する．

⑪療養者・家族が聞き残している問題はないか確認する．

⑫挨拶して退出する．

3 学習方法

|1| 事前課題

学生が個別に紙上事例をアセスメントする．

|2| 1講時

①個別のアセスメントを持ち寄りグループ内で検討し，ロールプレイの事例イメージづくりを行う．

②事例の初回訪問看護計画，および看護師の行動計画を検討する．

③ロールプレイの脚本を作成する．

④配役を決める．訪問看護師A，訪問看護師B，鈴木太郎さん，鈴木幸子さん，鈴木華子さん，佐藤恵さんを配役する．

⑤脚本は，訪問看護師が療養者宅を訪問し，玄関のチャイムを鳴らすところから開始し，訪問看護を終了して玄関を出るところまでとする．

⑥役を割り当てられた学生はそれぞれの役づくりをし，配役のない学生も，

脚本づくりの担当やロールプレイの演出担当など役割を決めて，全員がロールプレイに参加する．

|3| 2〜3講時

① グループで脚本に従ってリハーサルし，不適切な部分を修正し，レベルアップに向けて意見交換しながら完成度を高める（畳，テーブル，訪問かばんなどを使用して実施する）．

② スマートで，清潔・不潔を念頭に置いた訪問かばんのバッグテクニックを実施できるように各人が交代で演習する．

③ 演習に必要な聴診器，エプロンは各自持参する．

|4| 4講時

① ロールプレイは，訪問看護師2名が，療養者宅を訪問するという設定で行う．

② ロールプレイ終了後に配役者とギャラリーの学生で意見交換し，評価する．

③ グループ発表の所要時間は，30分とする．ロールプレイに20分として，時間が来た時点までとする．その後意見交換10分とする．

|5| 5講時

訪問看護演習のまとめを行う．

2 演習Ⅱ　訪問看護における医療保険と介護保険の調整

図7-1を用いながら，次の事例1〜3が利用できる保険制度を確認しよう．

事例で確認してみよう

事例1 75歳，脳梗塞による半身麻痺，障害高齢者の日常生活自立度「ランクB」相当
ステップ1：75歳であり，年齢は介護保険法の「第1号被保険者」に該当する．
ステップ2：半身麻痺で日常生活自立度「ランクB」相当であり，介護保険法における「要介護状態」とみなされる．
　　　　　　→訪問看護サービスは「介護保険」による利用となる．

事例2 45歳，脳梗塞による半身麻痺，障害高齢者の日常生活自立度「ランクB」相当
ステップ1：45歳であり，年齢は介護保険法の「第2号被保険者」に該当する．
ステップ2：脳血管疾患（事例の場合は脳梗塞）は，第2号被保険者が介護保険法を利用できる条件である16の「特定疾病」に該当する．
ステップ3：半身麻痺で日常生活自立度「ランクB」相当であり，介護保険法における「要介護状態」とみなされる．
　　　　　　→訪問看護サービスは「介護保険」による利用となる．

➡ 障害高齢者の日常生活自立度については，p.247 表6.4-1も参照．

➡ 介護保険法で定める特定疾病については，ナーシング・グラフィカ『地域療養を支えるケア』4章4節も参照．

事例3 45歳，筋萎縮性側索硬化症，障害高齢者の日常生活自立度「ランクB」相当

ステップ1：45歳であり，年齢は介護保険法の「**第2号被保険者**」に該当する．

ステップ2：**筋萎縮性側索硬化症**は，第2号被保険者が介護保険法を利用できる条件である16の「**特定疾病**」に該当する．

ステップ3：日常生活自立度「ランクB」相当であり，介護保険法における「**要介護状態**」とみなされる．
　　　　　→「**介護保険**」の対象となる．

ステップ4：**厚生労働大臣の定める疾病等**
　　　　　筋萎縮性側索硬化症は，「**厚生労働大臣の定める疾病等**」に該当する．この場合は，介護保険の認定を受けていても，訪問看護サービスは「医療保険」での利用となる（福祉系のサービスは，介護保険による利用が可能）．
　　　　　→訪問看護サービスは「**医療保険**」による利用となる．

ステップ5：**難病医療費助成制度**
　　　　　筋萎縮性側索硬化症は，難病対策の難病医療費助成制度の該当疾患であるため，申請して「特定医療費（指定難病）受給者証」を受ければ，**公費負担医療**の対象となり，医療保険による自己負担が軽減される場合がある．

※事例1〜3は，介護保険を申請している介護保険適用者であることを前提としている．しかし，介護保険の申請は任意であることから，対象者が申請をしない場合は，訪問看護に関する費用は医療保険での対応となる．

➡ 厚生労働大臣の定める疾病等については，ナーシング・グラフィカ『地域療養を支えるケア』4章4節5項も参照．

➡ 難病医療費助成制度・公費負担については，ナーシング・グラフィカ『地域療養を支えるケア』4章7節も参照．

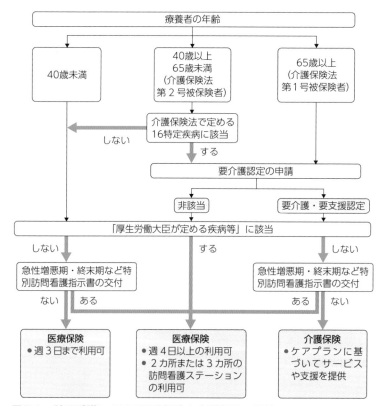

図7-1 訪問看護における医療保険と介護保険の調整

plus α
精神科訪問看護

2014（平成26）年の診療報酬制度改定で，精神科訪問看護指示書で実施する訪問看護は，65歳以上の高齢者・介護保険対象者であっても，医療保険での対応となった．精神科訪問看護指示書は，精神科を標榜する保険医療機関における精神科医師のみが発行できる．訪問看護の対象は，認知症を除く入院中以外の精神疾患の療養者と家族である．

3 演習Ⅲ　テーマ：在宅看護過程

1 学習目標

在宅看護における看護過程のプロセスを，演習を通して理解する．

2 行動目標

①事例の情報を系統的に整理することができる．

②療養者および家族の在宅療養生活上の看護問題をアセスメントすることができる．

③療養者および家族のニーズ，状況を踏まえ，抽出した看護問題の解決・軽

減のための看護上の方針・目標を明確化できる．

④設定した在宅看護の方針・目標に応じた支援計画を立案することができる．

⑤評価計画を立案することができる．

3 学習方法

初回訪問で得られた情報

1　療養者の状況

1）概要

　鈴木太郎さん（82歳），定年前の職業は小学校教諭．75歳まで町内会の役員をしていた．妻と2人暮らし．既往歴は，65歳ごろから高血圧，脂質異常症．脳梗塞になる前から近所の家庭医で内服治療を受けていた．趣味は囲碁である．公民館で行われる囲碁クラブに参加していた．身の回りのことはできるだけ自分でできるようになりたい，家でずっと暮らしたいとの希望がある．

2）主要な日常生活自立度

　移動・移乗：妻の介助で，ベッドと車椅子間の移乗をする．移動は基本，車椅子である．つかまり立ちは可能．支えれば2，3歩，歩ける程度である．

　食事：座位で摂取．右手で自力摂取．

　排泄：トイレまで車椅子で移動し，妻の介助で便座に移動する．

　清潔：2日に1回，妻が介助をし，シャワー浴をしている．それ以外の日は妻が清拭をしている．

　睡眠：夜にトイレに2回ほど起きるため，本人も妻も朝起きた時に不眠感がある．

2　家族の状況・思い

　鈴木幸子（妻）：本人の在宅療養に対しては，家で在宅サービスを受けながら，できる限り，自宅での暮らしを続けさせてあげたい．病院で一通り介護の技術や方法は習ったが，自宅に帰ってからもできるかどうか不安がある．

　佐藤恵（長女）：両親には，住み慣れた自宅での生活を続けさせてあげたい．しかし，介護に当たる母の健康を心配しており，自分も休みの日には顔を出して介護の手伝いをしたいと思っている．

3　経済状況：年金の受給と貯蓄があり，生活に困ることはない．

|1| 1〜2講時

①グループで，事例に関する当初および追加の情報を熟読し，情報の整理をする．この際，療養者だけでなく，家族にも目を向けるように留意する．

②整理した情報をアセスメントし，療養者および家族の看護問題を抽出し，優先順位を検討する．

|2| 3〜4講時

①抽出した看護問題に対し，支援の方針，目標（長期，短期）を検討し，設

定する．

②設定した方針，目標に沿って，以下の視点を踏
　まえ，支援計画を立案する．

● 療養者と家族の1日（24時間），週，月単位で
　の生活を尊重する．

● 支援策は，療養者および家族のセルフケアを促
　す内容とする．

● 社会資源の活用を検討する．

● 誰が，いつ，何のケアを実施するのか，療養者
　本人，家族も含め，関係者・関係機関の役割を
　明確にする．

③方針・目標，支援計画に応じた評価計画（評価
　時期，評価指標，評価方法）を立案する．

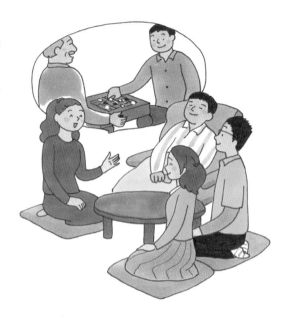

| 3 | 5 講時

①グループで検討した在宅看護過程について，各グループの発表（支援方針・
　目標，支援計画，評価計画）により，内容を共有し，意見交換を行う．各
　グループの発表時間は，10分程度とする．

②全体で演習のまとめを行う．

4 演習Ⅳ　テーマ：ケアマネジメント（サービスの調整）

1 学習目標

　療養者と家族が望む暮らしの確保や継続のためのケアマネジメントについ
て，演習を通して理解する．

2 行動目標

①療養者と家族の思いや身体・心理・社会状況，地域の状況などから，療養
　者と家族の強み・弱み，顕在的ニーズと潜在的ニーズを導き出すことがで
　きる．

②サービス担当者会議の参加者，使用可能なサービス，費用の目安をすべて
　提示した後，ケアマネジャーの立場でケアプランの見直し案を提示するこ
　とができる．

3 学習方法

在宅療養開始3カ月の追加情報

　鈴木太郎さん（82歳）が在宅で過ごし始めて3カ月が経過した．

　太郎さんは，服薬をきちんと継続し，血圧は安定している．訪問看護師の訪問時以外にも，自宅内で積極的に
リハビリテーションに取り組んでいる．「最近では，妻が疲れ気味なのが気になる．トイレや風呂など，厄介をかけ
ているからなぁ…妻の負担を減らせるように，自分でできることを増やしたいので，リハビリを頑張っている
んだ」「最近はトイレまでゆっくり伝い歩きができるようになった．でも夜中は，冷たくて暗い廊下を歩いてトイ
レまで行くので，2人で転びやすいか，寒さで血圧が上がらないかと毎晩はらはらしているよ」と語った．

主介護者の妻は，在宅でのケアを3カ月やってみて，「本人がこのままの安定した状態ならば，なんとかやっていけるかなと最近ようやく思えるようになってきた」「本人がリハビリに積極的なのはよいが，張り切りすぎて転ばないか心配です．何しろ，私1人では，転んだ主人を助け起こせそうにないですから」「夜中に何回かトイレに行くのは，寒いし，変に目が覚めてしまってね．寝不足になっちゃうのよね．腰痛がひどくて歩くのがやっとのときも…．ちょっと先行きが心配なの」と語った．

これらの状況を踏まえ，担当ケアマネジャーであるあなたは，ケアプランの見直しをすることにした．

現在使用しているサービスは，訪問看護ステーションからの訪問看護が週1回（30分以上60分未満，毎水曜日14：00～15：00）と，3wayモーター付き電動ベッド貸与（月1,200単位）である．

➡ 居宅サービス計画書，週間サービス計画表，サービス利用（提供）票・利用（提供）票別表については，ナーシング・グラフィカ『地域療養を支えるケア』3章5節（6版3章4節）も参照．

|1| 1講時

① グループで追加情報を熟読し，状況を理解する．

② 特定の地域を定め，地域特性を明らかにする．

③ ケアマネジャーの視点で，「居宅サービス計画書（1）」（図7-2）を参考に，情報の整理をする．

情報の整理では，「居宅サービス計画書（2）」（図7-2）「週間サービス計画表」（図7-3）を用いてもよい．

太郎さんに関わる人々との関係性についての情報を，エコマップを用いてまとめる．

|2| 2～3講時

① 太郎さんと妻の思い・希望を再確認し，希望をかなえるために活用できる強みをアセスメントするとともに，希望をかなえることが難しくなる顕在的問題と潜在的問題を，身体・心理・社会状況と地域の状況などからアセスメントする．

② 太郎さんと妻の思い・希望をかなえるために使用可能な社会資源（フォーマル，インフォーマル）をすべて抽出する．この時，地域特性を生かした視点を入れる．

③ 太郎さんと妻の経済的状況と価値観などから，どのようなサービスの選択がふさわしいか，検討する．

④ 太郎さんと妻の希望がかない，自分たちらしい暮らしを確保し継続するために必要な，新たなケアプラン案を検討する．この時，「週間サービス計画表」（図7-3）を準備する．「サービス担当者会議の要点」（図7-3）をまとめておくとよい．

|3| 4講時

① 3グループごとに集まり，順番でサービス担当者会議のロールプレイを行う．サービス担当者会議では，グループメンバーが太郎さん，妻，ケアマネジャー，訪問看護師ほか，参加メンバーの役割を担う．1グルー

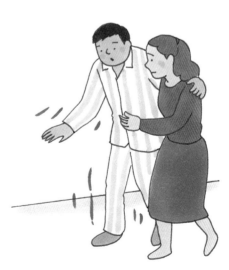

居宅サービス計画書（1）　　　　　　　作成年月日　　　年　　月　　日

第1表

	初回・紹介・継続	認定済み・申請中

利用者名　鈴木太郎様　　　　　　生年月日　　　年　　月　　日　　　住所
居宅サービス計画作成者氏名
居宅介護支援事業者・事業所名及び所在地　東日本訪問看護ステーション
居宅サービス計画作成（変更）日　　　年　　月　　日　　　初回居宅サービス計画作成日　　　年　　月　　日
認定日　　　年　　月　　日　　　認定の有効期間　　　年　　月　　日～　　　年　　月　　日

要介護状態区分	要介護1　要介護2　要介護3　要介護4　要介護5
利用者及び家族の生活に対する意向を踏まえた課題分析の結果	
介護認定審査会の意見及びサービスの種類の指定	サービスの種類の指定：訪問看護（病状観察，服薬管理，リハビリテーション）その他（療養者，家族の状況に応じ検討すること）
総合的な援助の方針	
生活援助中心型の算定理由	1. 一人暮らし　2. 家族等が障害，疾病等　3. その他（　　　　　　　　　　　）

第2表

利用者名　鈴木太郎様　　　　　　　　　居宅サービス計画書（2）　　　　　　　作成年月日　　　年　　月　　日

生活全般の解決すべき課題（ニーズ）	目標				援助内容					
	長期目標	（期間）	短期目標	（期間）	サービス内容	※1	サービス種別	※2	頻度	期間
例）ベッド上から車椅子への移乗が不安でベッド上での寝たきりの時間が多くなっている。	寝たきりの生活から，座位中心の生活に戻れる。	6カ月後	日中車椅子で過ごすことができる。	3カ月後	・移動介助を安全に行う。		訪問介護　朝・昼・夜　巡回型　身体1		毎日	
例）寝たきりの生活で楽しみが見いだせないので，何か楽しみを見つけたい。	生活の中に楽しみを見つけることができる。	6カ月後	以前の趣味であった写真撮影が行えるようにする。	2カ月後	・金沢八景・金沢文庫周辺まで写真撮影を含めた外出を促す。		ボランティアサークル「サポートネット」の利用		月2回	
ニーズ1.本人の残存機能の維持，ADLの自立を目指し，生活の場を広げたい。										
ニーズ2.主介護者の介護による疲れが蓄積してきており，腰痛など健康障害が悪化しないようにしたい。										

（週間サービス計画表，サービス提供票・別表の様式を活用し計画を立案する。）

※1「保険給付の対象となるかどうかの区分」について，保険給付対象内サービスについては○印を付す。
※2「当該サービス提供を行う事業所」について記入する。

図7-2　居宅サービス計画書（第1表・第2表：演習用）

プの発表は20分とする。地域特性についても言及する。

② ロールプレイの終了後は，意見交換をする。

③ 演習Ⅲの見直しをグループごとに行う。

④ 全体で演習のまとめを行う。

第3表

週間サービス計画表

作成年月日　　　年　　　月　　　日

利用者名　　　　　　　　殿

		月	火	水	木	金	土	日	主な日常生活上の活動
深夜	0:00								
	2:00								
	4:00								
早朝	6:00								
	8:00								
午前	10:00								
	12:00								
午後	14:00								
	16:00								
夜間	18:00								
	20:00								
	22:00								
深夜	24:00								

週単位以外のサービス	

第4表

サービス担当者会議の要点

作成年月日　　　年　　　月　　　日

利用者名　　　　　　　　殿　　　　　　居宅サービス計画作成者(担当者)氏名

開催日　　　年　月　日　　開催場所　　　　　　　　開催時間　　　　　　　　開催回数

会議出席者	所 属(職種)	氏 名	所 属(職種)	氏 名	所 属(職種)	氏 名
利用者・家族の出席 本人：【 】 家族：【 】 (続柄：) ※備考						
検討した項目						
検討内容						
結論						
残された課題 (次回の開催時期)						

図7-3　居宅サービス計画書（第3表・第4表）

271

※以下に掲載のない出題基準項目は，他巻にて対応しています．

＊該当ページの①は『地域療養を支えるケア』，②は『在宅療養を支える技術』のページを示しています．

必修問題

目標Ⅰ．健康および看護における社会的・倫理的側面について基本的な知識を問う．

大項目	中項目（出題範囲）	小項目（キーワード）	本書該当ページ
3．看護で活用する社会保障	A．医療保険制度の基本	医療保険の種類	①-p.145
		国民医療費	①-p.145
		高齢者医療制度	①-p.149
		給付の内容	①-p.146
	B．介護保険制度の基本	保険者	①-p.150
		被保険者	①-p.150
		給付の内容	①-p.150
		要介護・要支援の認定	①-p.150
		地域支援事業	①-p.98，157
4．看護における倫理	B．倫理原則	自律尊重	①-p.47
		善行	①-p.47
		公正，正義	①-p.47
		誠実，忠誠	①-p.47
		無危害	①-p.47

目標Ⅱ．看護の対象および看護活動の場と看護の機能について基本的な知識を問う．

大項目	中項目（出題範囲）	小項目（キーワード）	本書該当ページ
8．看護の対象としての患者と家族	A．家族の機能	家族関係	①-p.67
		家族構成員	①-p.67
	B．家族形態の変化	構成員の変化	①-p.67
9．主な看護活動の場と看護の機能	A．看護活動の場と機能・役割	訪問看護ステーション	①-p.205
		介護保険施設	①-p.156
		地域包括支援センター	①-p.101，158
		市町村，保健所	①-p.198

目標Ⅳ．看護技術に関する基本的な知識を問う．

大項目	中項目（出題範囲）	小項目（キーワード）	本書該当ページ
14．日常生活援助技術	A．食事	食事の環境整備，食事介助	①-p.255　②-p.73
	B．排泄	摘便	②-p.82
	D．清潔	入浴，シャワー浴	①-p.258　②-p.86
		清拭	①-p.258　②-p.86
		口腔ケア	②-p.87
		洗髪	②-p.86
		手浴，足浴	①-p.258　②-p.86
15．患者の安全・安楽を守る看護技術	B．医療安全対策	誤嚥・窒息の防止	①-p.240，255　②-p.74
	C．感染防止対策	標準予防策＜スタンダードプリコーション＞	①-p.241　②-p.54
16．診療に伴う看護技術	A．栄養法	経管・経腸栄養法	①-p.270　②-p.147
		経静脈栄養法	①-p.271　②-p.152
	G．皮膚・創傷の管理	褥瘡の予防・処置	①-p.272　②-p.157

健康支援と社会保障制度

目標Ⅰ．社会生活を視点とした個人・家族・集団の機能や変化について基本的な理解を問う．

大項目	中項目（出題範囲）	小項目（キーワード）	本書該当ページ
1．社会・家族機能と生活基盤の変化	A．生活単位の変化	人口構造	①-p.21-22

目標Ⅱ．社会保障の理念，社会保険制度および社会福祉に関する法や施策について基本的な理解を問う．

大項目	中項目（出題範囲）	小項目（キーワード）	本書該当ページ
3．社会保障制度の基本	B．社会保障制度	地域包括ケアシステム	①-p.94
4．社会保険制度の基本	B．医療保険制度	公費医療制度	①-p.145
	C．介護保険制度	保険者，被保険者	①-p.150，151
		要介護認定と給付の仕組み	①-p.150-157
		地域包括支援センター	①-p.101，158
		介護予防・日常生活支援総合事業	①-p.150，157
5．社会福祉の基本	E．障害者（児）に関する制度	障害者基本法	①-p.175
		障害者の日常生活及び社会生活を総合的に支援するための法律＜障害者総合支援法＞	①-p.167
		発達障害者支援法	①-p.173
		障害者虐待の防止，障害者の養護者に対する支援等に関する法律＜障害者虐待防止法＞	①-p.175

目標Ⅲ．公衆衛生の基本，保健活動の基盤となる法や施策および生活者の健康増進について基本的な理解を問う．

大項目	中項目（出題範囲）	小項目（キーワード）	本書該当ページ
6．健康と公衆衛生	A．公衆衛生の理念	ヘルスプロモーション	①-p.46
9．保健活動の基盤と制度	E．その他の保健活動の基盤となる法や施策	難病の患者に対する医療等に関する法律＜難病法＞	①-p.57，176

目標Ⅳ．人々の健康を支える職種に関する法や施策およびサービス提供体制について基本的な理解を問う．

大項目	中項目（出題範囲）	小項目（キーワード）	本書該当ページ
11．人々の健康を支える職種やサービス提供体制に関する法や施策	C．サービスの提供体制	訪問看護ステーション	①-p.199，205
		在宅医療	①-p.142-195

老年看護学

目標Ⅱ．さまざまな健康状態にある高齢者と家族の生活および健康を支える看護についての基本的な理解を問う．

大項目	中項目（出題範囲）	小項目（キーワード）	本書該当ページ
6．さまざまな健康状態や受療状況に応じた高齢者の看護	E．終末期にある高齢者と家族への看護	家族の参加と家族への支援	②-p.216
8．治療・介護を必要とする高齢者の家族の看護	A．疾患や障害をもつ高齢者の家族への支援	介護状況と介護力の評価	①-p.60
		高齢者や家族の特徴に応じた家族への支援	①-p.101，158

目標Ⅲ．多様な生活の場で高齢者の健康を支える看護について基本的な理解を問う．

大項目	中項目（出題範囲）	小項目（キーワード）	本書該当ページ
9．多様な場で生活する高齢者を支える看護	B．介護保険施設に入所する高齢者の暮らしと看護	介護保険施設の種類と特徴	①-p.156

小児看護学

目標Ⅳ．健康課題をもつ子どもと家族への看護について基本的な理解を問う．

大項目	中項目（出題範囲）	小項目（キーワード）	本書該当ページ
8．慢性的な疾患・障害がある子どもと家族への看護	C．医療的ケアを必要とする子どもと家族への看護	多職種との連携と社会資源の活用	②-p.232

精神看護学

目標Ⅳ．精神疾患・障害がある者の生物・心理・社会的側面に注目した，多角的なアセスメントに基づく看護について基本的な理解を問う．

大項目	中項目（出題範囲）	小項目（キーワード）	本書該当ページ
4．精神疾患・障害がある者とその家族への看護	G．精神保健医療福祉に関する社会資源の活用と調整	精神科訪問看護，訪問看護	①-p.158
	H．社会資源の活用とケアマネジメント	自立支援医療	①-p.171
		居宅介護＜ホームヘルプ＞，同行援護および行動援護	①-p.170
		生活介護	①-p.170
		短期入所＜ショートステイ＞	①-p.170
		生活訓練	①-p.170
		就労移行支援	①-p.170
		就労継続支援A型・B型	①-p.170
		共同生活援助＜グループホーム＞	①-p.170
		地域生活支援事業	①-p.171
		精神障害者保健福祉手帳	①-p.166

在宅看護論／地域・在宅看護論

目標Ⅰ．地域・在宅看護における対象と基盤となる概念，安全と健康危機管理について基本的な理解を問う．

大項目	中項目（出題範囲）	小項目（キーワード）	本書該当ページ
1．地域・在宅看護の対象	A．在宅療養者の特徴と健康課題	子どもの在宅療養者	①-p.57，63 ②-p.232，242，252，255
		成人の在宅療養者	①-p.57，246 ②-p.216，220，224，238，248-252，254
		高齢の在宅療養者	①-p.57，81，136，192，227 ②-p.206-215，236，239，245-248，254，255
		疾病や障害をもつ在宅療養者	①-p.57-61，81，136，192，227，246 ②-p.203-259
	B．在宅療養者のいる家族の理解と健康課題	家族の定義	①-p.67
		家族の機能	①-p.68
		キーパーソン	①-p.73，215
		家族発達論	①-p.69
		家族システム論	①-p.69
		生活様式	①-p.63，64

2．地域・在宅看護における基盤となる概念	A．在宅療養者を取り巻く環境の理解と健康課題	在宅療養者を取り巻く地域の特徴と健康課題	①-p.17，18，88-94
		暮らしの場で看護する基本姿勢	①-p.16-19，61，90，252 ②-p.18-31
	B．在宅療養者の権利の保障	在宅療養者の権利擁護 ＜アドボカシー＞	①-p.43，183，184
		虐待の防止	①-p.188　②-p.256
		個人情報の保護と管理	①-p.50
		サービス提供者の権利の保護	①-p.50
	C．在宅療養者の自立支援	価値観の尊重と意思決定支援	①-p.49
		QOLの維持・向上	①-p.33，41　②-p.23
		セルフケア	①-p.36
		社会参加への援助	①-p.41
		閉じこもりの予防	①-p.242　②-p.46，130
	D．地域・在宅看護の目的と特徴	パートナーシップ	①-p.36，45
		多職種・多機関の連携によるアプローチ	①-p.35，121　②-p.27
		意思決定支援	①-p.42，65
		自立支援	①-p.36，41，65 ②-p.106
		ケアマネジメント	①-p.121　②-p.268
3．地域・在宅看護における安全と健康危機管理	A．在宅療養者の日常生活における安全管理	家屋環境の整備	①-p.238，259　②-p.47，91
		転倒・転落の防止	①-p.239，259　②-p.47，91
		誤嚥・窒息の防止	①-p.240　②-p.73
		熱傷・凍傷の防止	①-p.240　②-p.46
		熱中症の予防	①-p.241　②-p.46，250
	B．災害による暮らしへの影響	在宅療養者・家族が行う災害時の備え	①-p.237，243 ②-p.189，193，244
		発災時の対応と環境の変化	①-p.244　②-p.189，193
4．地域・在宅看護実践をめぐる制度の概要	A．訪問看護制度の理解	訪問看護の対象と提供方法	①-p.200
	B．地域・在宅看護におけるサービス体系の理解	訪問系サービス	①-p.152，154，155，157，188
		通所系サービス	①-p.152，154，155，157，188
		施設系サービス（入所，短期入所）	①-p.152，156，157
		複合型サービス（看護小規模多機能型居宅介護）	①-p.152，156，157
		在宅看護に関連する法令	①-p.145，149，164，176，188　②-p.49

目標Ⅱ．在宅療養者の病期や症状，暮らし方に応じて展開する在宅看護実践について基本的な理解を問う．

大項目	中項目（出題範囲）	小項目（キーワード）	本書該当ページ
5．療養の場に応じた地域・在宅看護	A．病期に応じた在宅療養者への看護	慢性期にある在宅療養者と家族の看護	①-p.58，61，83 ②-p.204，206，213，244，245，247
		急性増悪した在宅療養者と家族の看護	②-p.236，254
		終末期にある在宅療養者と家族の看護	①-p.58，63　②-p.60，216，239，248，255
	B．療養の場の移行に伴う看護	入退院支援	①-p.103　②-p.18，247
		退院前カンファレンス	①-p.103　②-p.254
		意思決定支援	①-p.103
		地域連携クリニカルパス	①-p.103

6. 症状・疾患・治療に応じた地域・在宅看護	A. 主な症状に応じた在宅看護	発熱	②-p.138, 254
		消化器症状	②-p.146, 151
		疼痛	②-p.175, 218, 239
		呼吸困難感	②-p.94, 127, 220
	B. 主な疾患等に応じた在宅看護	医療的ケア児	②-p.232, 242, 252, 255
		認知症	①-p.61, 137 ②-p.210, 246
		精神疾患	①-p.63 ②-p.228, 251
		難病	①-p.62 ②-p.220, 249
		がん	①-p.63 ②-p.113, 175, 216, 239, 248, 255
		脳血管疾患	①-p.61 ②-p.213, 238, 247, 254
		呼吸器疾患	②-p.93, 117, 123, 127, 132, 236, 254
		心不全	②-p.127, 132
		糖尿病	②-p.165, 204
	C. 主な治療等に応じた在宅看護	薬物療法	①-p.262 ②-p.109, 112
		化学療法, 放射線療法	①-p.263 ②-p.115, 117
		酸素療法	①-p.265 ②-p.127
		人工呼吸療法	①-p.266 ②-p.132, 135
		人工的水分・栄養補給法<AHN>	①-p.270, 271 ②-p.145, 150
		褥瘡予防・管理	①-p.272 ②-p.91, 155, 226, 250
		感染予防対策	①-p.241 ②-p.54
7. 在宅療養生活を支える看護	A. 在宅療養者の生活機能のアセスメント	日常生活動作<ADL>	①-p.126, 259 ②-p.24, 46, 88, 245
		手段的日常生活動作<IADL>	①-p.126, 259 ②-p.24, 46, 245
	B. 在宅療養者の食事・栄養を支えるケア	食事摂取能力のアセスメント	①-p.126, 255 ②-p.70
		食事内容の選択	①-p.255 ②-p.73, 77
		栄養を補う食品の種類と選択方法	①-p.255 ②-p.73, 77
		嚥下を促すケア	①-p.255 ②-p.70
		口腔ケア	①-p.255, 258 ②-p.87
	C. 在宅療養者の排泄を支えるケア	排尿・排便のアセスメント	①-p.256 ②-p.78
		排泄ケア計画の立案	②-p.78
		排泄補助用具の種類の選択と使用	①-p.256 ②-p.83
		ストーマケア用品の種類と使用	①-p.269 ②-p.142
		尿道カテーテル管理	①-p.268 ②-p.137
	D. 在宅療養者の清潔を支えるケア	清潔のアセスメント	①-p.258 ②-p.85
		清潔ケア計画の立案	②-p.85
		清潔保持のためのケア	①-p.258 ②-p.86
	E. 在宅療養者の移動を支えるケア	移動能力のアセスメント	①-p.259 ②-p.88
		ノーリフトケア	②-p.102
		移動補助用具の種類の選択と使用	①-p.259 ②-p.91
		移動時の安全確保	①-p.259 ②-p.91
	F. 在宅療養者のコミュニケーションを支えるケア	コミュニケーション能力のアセスメント	②-p.35
		対象のコミュニケーション能力に応じた対応	②-p.35
		補助機器の種類の選択と使用	②-p.36, 38

目標Ⅲ．地域包括ケアシステムにおける在宅看護の位置づけと看護の役割について基本的な理解を問う．

大項目	中項目（出題範囲）	小項目（キーワード）	本書該当ページ
8．地域ケアシステムにおける多職種連携	A．行政との連携	機関・職種の役割と機能	①-p.114
		双方向で行う連携の目的	①-p.114
		ケアマネジメント	①-p.124, 134, 136
		看護の役割	①-p.114
	B．地域包括支援センターとの連携	機関・職種の役割と機能	①-p.114
		双方向で行う連携の目的	①-p.114
		ケアマネジメント	①-p.134, 136
		看護の役割	①-p.114, 138
	C．居宅介護支援事業所との連携	機関・職種の役割と機能	①-p.117, 285
		双方向で行う連携の目的	①-p.117
		ケアマネジメント	①-p.124, 132
		看護の役割	①-p.117
	D．介護サービス事業所との連携	機関・職種の役割と機能	①-p.117
		双方向で行う連携の目的	①-p.117
		ケアマネジメント	①-p.124, 132
		看護の役割	①-p.117
	E．医療機関との連携	機関・職種の役割と機能	①-p.103, 111
		双方向で行う連携の目的	①-p.103, 111
		ケアマネジメント	①-p.124, 134
		看護の役割	①-p.103, 111
	F．その他の機関や住民との連携	機関・職種の役割と機能	①-p.114
		双方向で行う連携の目的	①-p.114
		ケアマネジメント	①-p.121-124, 134
		看護の役割	①-p.114
9．地域包括ケアシステムにおける在宅看護	A．地域包括ケアシステムの概要	目的と考え方	①-p.28, 94, 98, 101
		構成要素	①-p.98
		介護予防	①-p.94, 98, 101
		生活支援	①-p.98, 101
		社会参加	①-p.98, 101
	B．地域包括ケアシステムにおける看護職の役割	地域の多様な場における看護職の役割	①-p.40, 98
		訪問看護の役割	①-p.35

▶ 看護の統合と実践

目標Ⅱ．災害看護の基本的な知識を問う．

大項目	中項目（出題範囲）	小項目（キーワード）	本書該当ページ
2．災害と看護	A．災害時の医療を支えるしくみ	災害時の医療体制	①-p.244 ②-p.188-192
	B．災害各期の特徴と看護	災害各期における要支援者を含むすべての被災者への看護	①-p.243 ②-p.193

INDEX

在宅療養を
支える技術

▶ 数字，A—Z

2Wayフォーリーカテーテル ……… 140
5期モデル …………………………… 71
AAC …………………………………… 37
ABI ………………………………… 160
ACP …………………………… 61，217
ADL ……………………………… 26，245
ADL・IADLの評価ツール ………… 245
ALS療養者 ………………………… 220
ALS療養者からのメッセージ ……… 220
APD ………………………………… 171
BCP ………………………………… 195
CAM ……………………………… 180
CAPD ……………………………… 171
CAPDの機序と特徴 ……………… 171
CAPDバッグの交換 ……………… 173
CAPDを行うことによる合併症とトラ
　ブル ……………………………… 172
CIC ………………………………… 139
CKDステージによる食事療法基準
　…………………………………… 174
CO₂ナルコーシス ………………… 130
COPD ……………………… 130，132
COPD患者の栄養 ………………… 94
CSCATTT ………………………… 190
CVポート ………………………… 153
DASC-21 …………………………… 245
DESIGN-R®2020 ………………… 156
DHEAT …………………………… 188
DIBキャップ ……………………… 140
DMAT …………………………… 188
DPAT …………………………… 188
EMIS ……………………………… 188
EPS ……………………………… 172
ESS ………………………………… 97
FGM ……………………………… 168
FIM ……………………………… 245
Fletcher-Hugh-Jonesの分類 …… 93

FT …………………………………… 70
HEN ……………………………… 145
HMV ……………………… 132，135
HOT ……………………………… 127
HPN ……………………………… 146
IADL …………………………… 26，245
ICF ……………………………… 24，25
ICFを用いた情報の統合 …… 25，28
ICTを活用したヘルスモニタリング
　…………………………………… 45
IMV ……………………………… 253
KTバランスチャート® …… 70，71
KTバランスチャート®における観察・ア
　セスメント視点 ………………… 72
Lawtonの尺度 …………………… 245
Miller&Jonesの5段階分類 ……… 118
MMT ……………………………… 89
MSW ……………………………… 108
MWST ……………………………… 70
NPPV ……………………………… 132
NPPV機器 ……… 132，133，134
NPPVに使用するマスク ………… 133
NPPVの利点 ……………………… 132
OHスケール ……………………… 156
OSA睡眠調査票 …………………… 97
PD ………………………………… 171
PDファーストとPDラスト ……… 171
PEG …………………… 146，147
PEGの適応 ……………………… 147
PICC ……………………………… 152
PPN ……………………………… 151
PSQI ……………………………… 97
PTSD …………………………… 192
ROM-t …………………………… 89
ROM訓練 ………………………… 90
RSST ……………………………… 70
SF-36 …………………………… 117
SGRQ …………………………… 117
SMBG …………………………… 167
SSS ………………………………… 97
TPPV ……………………………… 135
VE ………………………………… 70
VF ………………………………… 70
WHOによる緩和ケアの定義 …… 64
WHOの3段階除痛ラダー ……… 178

WHOの3段階除痛ラダー別疼痛緩和薬
　と副作用 ………………………… 178
WHO方式がん疼痛治療指針 …… 178
WOCナース ……………… 144，159

▶ あ

アウトリーチ ……………………… 194
悪性新生物により死を迎える療養者への
　ケア ……………………………… 63
アクセシビリティ ………………… 38
足関節上腕血圧比 ……………… 160
足切断に至る経緯 ……………… 161
足の観察ポイント ……………… 160
足病変 …………………………… 159
足病変のケア …………………… 159
足病変の発生機序 ……………… 161
アセスメント ……………………… 23
アセスメントのポイント …… 24，26，27
アドバンス・ケア・プランニング
　…………………………… 61，217
アドヒアランス ………………… 115
アドボカシー ……………………… 61
アルコール ………………………… 98
アロマセラピー ………… 99，180
安定ヨウ素剤 …………………… 192
安楽な姿勢と体位の工夫 ………… 94

▶ い

意識のアセスメント ……………… 45
意思伝達装置 ……………………… 37
医師法 …………………… 63，255
萎縮膀胱 ………………………… 138
胃食道逆流 ………………………… 76
衣生活 …………………………… 87
痛みの悪循環 …………………… 176
痛みの種類 ……………………… 176
移動 ……………………………… 88
移動補助用具 …………………… 91
いびき様音 ……………………… 120
医療依存度の高い療養者 ………… 190
医療器具の消毒 ………………… 56
医療ケア ………………………… 106
医療ケアの対象者 ……………… 106
医療的ケア ……………………… 255
医療的ケア児 ………… 242，253，255

医療的ケア児コーディネーター ‥‥‥‥‥‥‥‥‥‥‥‥‥ 234
医療的ケア児支援法 ‥‥‥‥‥‥‥ 234
医療保険 ‥‥‥‥‥‥‥‥‥‥‥‥ 108
医療保険と介護保険の調整 ‥‥‥‥‥‥‥‥‥‥‥‥ 265, 266
医療用麻薬の服薬指導 ‥‥‥‥‥ 178
胃瘻 ‥‥‥‥‥ 146, 147, 149, 222
胃瘻造設をめぐる議論 ‥‥‥‥‥ 150
胃瘻法の種類 ‥‥‥‥‥‥‥‥‥ 148
インスリン自己注射 ‥‥‥‥‥‥‥ 165, 169, 204, 205
インスリン自己注射を継続するための社会資源 ‥‥‥‥‥‥‥‥‥‥ 244
インスリン製剤の管理 ‥‥‥‥‥ 167
インスリン注射器具 ‥‥‥‥‥‥ 168
インスリン注射の部位 ‥‥‥‥‥ 168
インソール ‥‥‥‥‥‥‥ 162, 164
陰部洗浄 ‥‥‥‥‥‥‥‥‥‥‥‥ 87
インフルエンザ脳症 ‥‥‥‥‥‥ 232

▶ う
ウィーズ ‥‥‥‥‥‥‥‥‥‥‥‥ 120
うつ熱・熱中症の予防 ‥‥‥‥‥ 250

▶ え
エアーエントリーの改善 ‥‥‥‥ 120
エアロゾル感染 ‥‥‥‥‥‥‥‥‥ 55
栄養剤の注入方法 ‥‥‥‥‥‥‥ 149
絵カード ‥‥‥‥‥‥‥‥‥‥‥‥ 37
液化酸素装置 ‥‥‥‥‥‥ 128, 129
エコマップ ‥‥‥‥‥‥‥‥‥‥‥ 23
エプワース眠気尺度 ‥‥‥‥‥‥‥ 97
遠隔看護 ‥‥‥‥‥‥‥‥‥‥‥‥ 45
遠隔死亡診断 ‥‥‥‥‥‥‥‥‥‥ 64
嚥下造影 ‥‥‥‥‥‥‥‥‥‥‥‥ 70
エンゼルケア ‥‥‥‥‥‥‥‥‥‥ 62
エンド・オブ・ライフケア ‥‥‥‥ 60

▶ お
嘔気・嘔吐 ‥‥‥‥‥‥‥‥‥‥ 115
嘔吐物処理 ‥‥‥‥‥‥‥‥‥‥‥ 58
大浦・堀田スケール ‥‥‥‥‥‥ 156
大島分類 ‥‥‥‥‥‥‥‥‥‥‥ 235
オピオイド ‥‥‥‥‥‥‥‥‥‥ 177

オピオイドの服薬指導 ‥‥‥‥‥ 178
おむつ ‥‥‥‥‥‥‥‥‥‥‥ 81, 83

▶ か
介護職員等による経管栄養の実施 ‥‥‥‥‥‥‥‥‥‥‥‥‥‥‥ 149
介護職の喀痰吸引 ‥‥‥‥‥‥‥ 137
介護による離職 ‥‥‥‥‥‥‥‥ 212
介護保険 ‥‥‥‥‥‥‥‥‥‥‥ 108
介護保険制度 ‥‥‥‥‥‥‥‥‥‥ 49
介護保険認定の申請先 ‥‥‥‥‥ 244
介護マーク ‥‥‥‥‥‥‥‥‥‥‥ 84
疥癬 ‥‥‥‥‥‥‥‥‥‥‥‥‥‥ 59
咳嗽の評価 ‥‥‥‥‥‥‥‥‥‥ 120
改訂水飲みテスト ‥‥‥‥‥‥‥‥ 70
外泊中の入院患者に対する訪問看護 ‥‥‥‥‥‥‥‥‥‥‥‥‥‥‥ 213
外来化学療法 ‥‥‥‥‥‥‥‥‥ 113
化学療法 ‥‥‥‥‥‥‥‥‥‥‥ 113
過活動膀胱 ‥‥‥‥‥‥‥‥‥‥ 250
学生実習 ‥‥‥‥‥‥‥‥‥‥‥‥ 21
拡大・代替コミュニケーション ‥‥ 37
喀痰吸引 ‥‥‥‥‥‥‥‥‥‥‥ 137
喀痰レオロジー ‥‥‥‥‥‥‥‥ 120
家系図 ‥‥‥‥‥‥‥‥‥‥‥‥‥ 23
加湿管理 ‥‥‥‥‥‥‥‥‥‥‥ 126
下肢の筋力低下に対する工夫 ‥‥ 89
家族 ‥‥‥‥‥‥‥‥‥‥‥‥‥‥ 23
カッツインデックス ‥‥‥‥‥‥ 245
家庭訪問 ‥‥‥‥‥‥‥‥‥‥‥‥ 18
家庭訪問の意義・目的 ‥‥‥‥‥‥ 18
カテーテル周囲からの尿漏れ ‥‥ 138
カニューレ ‥‥‥‥‥‥‥‥‥‥ 128
カニューレ交換 ‥‥‥‥‥‥‥‥ 126
カニューレの種類と特徴 ‥‥‥‥ 125
カフ ‥‥‥‥‥‥‥‥‥‥‥‥‥ 126
カフ圧 ‥‥‥‥‥‥‥‥‥‥‥‥ 126
カフェイン ‥‥‥‥‥‥‥‥‥‥‥ 98
カフ付き気管チューブ ‥‥‥‥‥ 253
下部尿路機能障害 ‥‥‥ 79, 80, 137
下部尿路機能障害への援助 ‥‥‥ 81
カフの空気量 ‥‥‥‥‥‥‥‥‥ 126
カプノメーター ‥‥‥‥‥‥‥‥ 118
カルシウム ‥‥‥‥‥‥‥‥‥‥ 108
カルシウム拮抗薬 ‥‥‥‥‥‥‥ 110

カルバマゼピン ‥‥‥‥‥‥‥‥ 110
簡易懸濁法 ‥‥‥‥‥‥‥‥‥‥ 147
がん外来化学療法 ‥‥‥‥‥‥‥ 113
がん化学療法における曝露対策 ‥‥ 115
がん患者の主要な身体症状と生存期間 ‥‥‥‥‥‥‥‥‥‥‥‥‥‥‥ 64
環境因子 ‥‥‥‥‥‥‥‥‥ 25, 28
環境整備 ‥‥‥‥‥‥‥‥‥‥‥‥ 46
環境整備に活用できる社会資源 ‥‥ 49
間欠的強制換気 ‥‥‥‥‥‥‥‥ 253
看護過程 ‥‥‥‥‥‥‥‥‥‥‥‥ 22
患者会 ‥‥‥‥‥‥‥ 116, 170, 222
関節可動域訓練 ‥‥‥‥‥‥‥‥‥ 90
関節可動域の測定方法 ‥‥‥‥‥‥ 89
関節可動域の評価 ‥‥‥‥‥‥‥‥ 89
関節可動域表示 ‥‥‥‥‥‥‥‥‥ 90
感染症を発症した療養者への訪問看護 ‥‥‥‥‥‥‥‥‥‥‥‥‥‥‥ 57
感染症が発症した場合の対応 ‥‥ 57
感染症発症時のケア ‥‥‥‥‥‥‥ 58
感染症法 ‥‥‥‥‥‥‥‥‥ 57, 188
感染症流行期・地域における訪問看護 ‥‥‥‥‥‥‥‥‥‥‥‥‥‥‥ 59
感染性廃棄物の処理方法 ‥‥‥‥ 58
感染性廃棄物の取り扱い ‥‥‥‥ 55
感染予防 ‥‥‥‥‥‥‥‥‥‥‥‥ 54
感染ルート ‥‥‥‥‥‥‥‥‥‥‥ 54
がん相談センター ‥‥‥‥‥‥‥ 248
灌注排便法 ‥‥‥‥‥‥‥‥‥‥ 143
浣腸 ‥‥‥‥‥‥‥‥‥‥‥‥‥‥ 82
がん疼痛 ‥‥‥‥‥‥‥‥‥ 177, 178
がんと就労 ‥‥‥‥‥‥‥‥‥‥ 116
陥入爪 ‥‥‥‥‥‥‥‥‥‥ 163, 164
がんにより死を迎える療養者へのケア ‥‥‥‥‥‥‥‥‥‥‥‥‥‥‥ 63
がんの療養者や家族が利用できる相談窓口 ‥‥‥‥‥‥‥‥‥‥‥‥‥ 116
がん療養者 ‥‥‥‥‥‥‥‥‥‥ 216
緩和ケア ‥‥‥‥‥‥‥‥‥ 60, 64
緩和ストーマ ‥‥‥‥‥‥‥‥‥ 142

▶ き
記憶障害 ‥‥‥‥‥‥‥‥‥‥‥ 254
基幹型相談支援センター ‥‥‥‥ 226
気管カニューレ ‥‥‥‥‥‥ 123, 135

気管カニューレ管理 ………………… 123
気管カニューレ装着中の観察ポイントと
　考えておくべき合併症 …………… 124
気管カニューレの管理方法 ………… 125
気管カニューレの種類 ……………… 125
気管支拡張閾値圧 …………………… 120
気管支喘息治療薬 …………………… 110
気管切開 ……… 124, 135, 222, 233
気管切開下間欠的陽圧換気療法
　……………………………………… 135
義歯 …………………………………… 111
義肢装具士 …………………………… 165
基本的ADL …………………………… 245
虐待 …………………………… 21, 210
吸引 …………………………………… 122
急性呼吸不全 ………………………… 132
吸入療法 ……………………………… 122
球麻痺 ………………………………… 220
教育入院 ……………………………… 204
共同生活援助 ………………………… 228
居住環境 ……………………………… 46
居住環境のアセスメント …………… 46
居宅サービス計画書 ………… 270, 271
居宅療養管理指導 …………………… 112
筋萎縮性側索硬化症 ………… 220, 266

▶ く

空気感染 ……………………… 54, 55
空気塞栓 ……………………………… 151
口から食べる ………………………… 70
口から食べるための包括的評価視点と支
　援スキルの要素 …………………… 71
口すぼめ呼吸 ………………………… 95
口文字 ………………………………… 37
靴 ……………………………………… 164
靴型装具 ……………………………… 165
靴の履き方 …………………………… 163
熊本地震 ……………………………… 202
グラインダー ………………… 163, 164
グリーフケア ………… 62, 219, 248
グループホーム ……………………… 228
クロックポジション ………………… 36
グローブ ……………………………… 92
クロルプロマジン …………………… 110

▶ け

ケアプランの見直し ………………… 268
ケアマネジメント …………………… 268
計画立案におけるポイント ………… 30
鶏眼 …………………………………… 162
経管栄養法 …………………………… 146
経口感染 ……………………………… 55
経口血糖降下薬 ……………………… 205
経口摂取の段階的ステップアップ … 73
頸髄損傷 ……………………… 224, 250
継続看護 ……………………………… 216
携帯型酸素濃縮装置 ………………… 129
経腸栄養剤 …………………………… 147
経腸栄養剤の種類と特徴 …………… 148
経腸栄養の方法 ……………………… 146
経鼻経管栄養法 ……………… 146, 147
経鼻法での経管栄養チューブの固定
　……………………………………… 148
下剤 …………………………………… 82
血圧に関する情報収集項目 ………… 44
血栓症 ………………………………… 151
血糖自己測定 ………………… 167, 168
下痢 …………………………………… 80
下痢の予防と援助 …………………… 82
健康関連QOL ………………………… 117
健康危機 ……………………………… 188
言語障害 ……………………………… 35
言語障害のある療養者の特徴と支援のポ
　イント ……………………………… 37
言語聴覚士 …………………………… 36
顕在的・潜在的ニーズ ……………… 18
顕性誤嚥 ……………………………… 76
権利擁護 ……………………………… 61

▶ こ

誤飲 …………………………………… 76
降圧薬 ………………………………… 110
広域災害救急医療情報システム …… 188
更衣の生活リハビリテーション …… 52
構音障害 ……………………………… 35
抗がん薬の副作用 …………………… 114
抗凝固薬 ……………………… 108, 110
抗菌薬 ………………………………… 110
口腔ケア ……………………………… 87
高血糖 ………………………………… 152

高次脳機能障害 ……………………… 35
高次脳機能障害の支援 ……………… 255
高次脳機能障害の症状 ……………… 254
高次脳機能障害療養者 ……………… 238
抗精神病薬 …………………………… 110
抗てんかん薬 ………………………… 110
口内炎 ………………………………… 115
抗不安薬 ……………………………… 110
効用の原則 …………………………… 21
高齢者に起こりやすい食の問題と予防
　……………………………………… 76
高齢者の薬物代謝 …………………… 108
誤嚥性肺炎 …………………… 76, 236
誤嚥・窒息の防止のための安定した姿勢
　……………………………………… 74
五感を使った情報収集 ……………… 42
呼気圧迫法 …………………………… 122
呼吸 …………………………………… 93
呼吸音の聴取部位 …………………… 43
呼吸が楽になる体位 ………………… 94
呼吸器機能障害の身体障害者手帳の等級
　分類 ………………………………… 131
呼吸器障害 …………………………… 35
呼吸器の打診・聴診部位と順序 …… 44
呼吸筋のストレッチ ………… 94, 95
呼吸訓練 ……………………………… 96
呼吸ケア ……………………… 93, 94
呼吸困難感 …………………………… 93
呼吸に関するアセスメント ………… 93
呼吸に関する情報収集項目 ………… 44
呼吸のフィジカルアセスメント …… 118
呼吸法 ………………………………… 95
呼吸補助装置 ………………………… 222
国際生活機能分類 …………………… 25
個人因子 ……………………… 25, 27, 28
コースクラックル …………………… 120
骨粗鬆症治療薬 ……………………… 108
骨盤底筋訓練 ………………………… 81
コミュニケーション ………… 24, 34
コミュニケーション支援ツール …… 38
コミュニケーション障害 …………… 35
ゴール ………………………………… 22
ゴール設定における優先順位のポイント
　……………………………………… 28
混合性疼痛 …………………………… 176

▶ さ

災害関連死 ················ 202
災害救助法 ················ 188
災害サイクル ················ 189
災害サイクル別にみた在宅療養者支援の
　ポイント ················ 190
災害時健康危機管理支援チーム ······ 188
災害時に支援が必要となる在宅療養者
　················ 190
災害時要援護者・要配慮者 ········ 189
災害対策 ················ 188
災害対策基本法 ················ 188
災害派遣医療チーム ············ 188
災害派遣精神医療チーム ·········· 188
災害前看護 ················ 195
災害有事・重大健康危機 ·········· 188
細菌性腹膜炎 ················ 172
最期を迎える場所 ············ 60
最大咳流量 ················ 120
在宅CAPD管理 ················ 171
在宅移行に向けての環境整備 ······ 53
在宅看護過程 ················ 267
在宅患者訪問薬剤管理指導 ········ 112
在宅気管切開患者指導管理料 ······ 137
在宅経管栄養法 ················ 145
在宅酸素療法 ················ 127
在宅酸素療法の対象者と疾患別内訳
　················ 127
在宅自己導尿指導管理料 ·········· 141
在宅人工呼吸療法 ········ 132, 135
在宅成分栄養経管栄養法指導管理料
　················ 150
在宅中心静脈栄養 ············ 146
在宅中心静脈栄養法 ············ 150
在宅中心静脈栄養法指導管理料
　················ 155
在宅での看取りにおける死亡診断に関わ
　る手続の整備 ············ 255
在宅におけるアセスメント
　················ 23, 24
在宅における感染防止の基本 ······ 54
在宅におけるヘルスアセスメント
　················ 24
在宅におけるヘルスアセスメントの視点
　················ 25

在宅におけるヘルスアセスメントのポイ
　ントとその方法 ············ 42
在宅寝たきり患者処置指導管理料
　················ 141
在宅版K式スケール ············ 156
在宅避難 ················ 200
在宅療養環境 ················ 46
在宅療養における看護過程 ········ 22
在宅療養における健康危機・災害対策
　················ 188
在宅療養における災害対策 ········ 188
サ高住 ················ 246
サービス担当者会議
　················ 226, 241, 255
サービス付き高齢者向け住宅 ······ 246
サルコペニア ················ 76
酸素供給装置 ········ 128, 129, 130
酸素チューブ ················ 128
酸素濃縮装置 ················ 130
酸素ボンベ ············ 128, 129
酸素ボンベ使用可能時間の計算方法
　················ 131
残薬の問題 ················ 111

▶ し

次亜塩素酸ナトリウム溶液 ········ 56
ジアゼパム ············ 110, 249
肢位の保持 ············ 88, 91
ジェノグラム ················ 23
視覚障害 ················ 35
視覚障害のある療養者の特徴と支援のポ
　イント ················ 36
事業継続計画 ················ 195
試験外泊 ············ 206, 247
嗜好品 ················ 98
自己導尿 ········ 137, 139, 224, 250
自助具 ················ 52
視診 ················ 44
自然災害 ················ 188
自然死を迎える療養者へのケア ······ 63
死体検案書 ················ 63
舌体操 ················ 246
シックデイ ············ 169, 206
シックデイ対策の指導 ·········· 244
失語症 ················ 35

児童虐待が疑われる事例の相談窓口
　················ 256
児童虐待のリスク要因 ·········· 256
児童発達支援・放課後等デイサービス
　················ 236
自閉症スペクトラム障害 ·········· 35
死亡診断 ················ 255
死亡診断書 ············ 63, 64, 255
社会資源の活用・調整 ·········· 108
社会的行動障害 ················ 255
煮沸消毒 ················ 56
シャワーチェア ················ 86
シャワー浴 ················ 86
住環境整備 ················ 47
重症心身障害児 ················ 232
重症心身障害児・者 ············ 234
重症心身障害児の栄養 ·········· 235
重症心身障害児のエネルギー必要量
　················ 235
重症心身障害児のケア ·········· 235
重症心身障害児の経管栄養 ········ 253
重症心身障害児の適切な体位 ······ 236
修正Borgスケール ············ 94
修正MRC質問票 ················ 94
住宅改修 ············ 47, 49
住宅改修のポイント ············ 48
終末期 ················ 239
手段的ADL ················ 245
手浴 ················ 86
障害高齢者の日常生活自立度 ······ 245
障害高齢者の日常生活自立度判定基準
　················ 247
障害者総合支援法 ········ 50, 108
症状別アセスメントのポイント ······ 42
消毒方法 ················ 56
消毒用アルコール ············ 56
小児のインスリン自己注射 ········ 170
小児の気管カニューレ管理 ········ 125
小児の訪問看護 ················ 252
情報収集 ················ 22
情報収集の項目 ········ 24, 26, 27
上腕周囲長の測定 ············ 76
初回訪問 ············ 18, 262
食支援における地域連携 ·········· 77
食事環境 ················ 73

食事・調理動作の生活リハビリテーション ………… 52
食事の援助 ……………… 73
触診 ……………… 44
食生活 ……………… 70
食生活を支援するためのアセスメント視点 ……………… 72
褥瘡 ……………… 226, 228
褥瘡アセスメント ……………… 156
褥瘡管理 ……………… 155
褥瘡危険因子評価票 ……………… 156
褥瘡処置 ……………… 158
褥瘡の危険因子 ……………… 156
褥瘡の予防的ケア ……………… 157
褥瘡発生後のケア ……………… 157
褥瘡予防 ……………… 159, 250
食に関するトラブル ……………… 75
食に関する包括的アセスメント … 70
自律神経過反射 ……………… 251
自律の原則 ……………… 20
侵害受容性疼痛 ……………… 176, 177
新型コロナウイルス感染症 ……………… 54, 59, 188
新型コロナウイルス感染症への訪問看護の対応 ……………… 196
新型コロナウイルス感染症蔓延時の訪問看護 ……………… 59
寝具・枕の調整 ……………… 99
神経障害性疼痛 ……………… 176, 177
人工呼吸器 ……………… 221, 233
人工呼吸器管理 ……………… 253
人工呼吸器使用者の口腔ケアのポイント ……………… 87
人工呼吸器装着者の災害対応 …… 250
人工鼻 ……………… 125, 126, 127
深呼吸の効果 ……………… 95
人生の最終段階における意思決定支援 ……………… 61
身体状態のアセスメント ……………… 43
身長 ……………… 45
心的外傷後ストレス障害 ……………… 192
浸軟 ……………… 160
シンボルカード ……………… 37

す

遂行機能障害 ……………… 255
水泡音 ……………… 120
睡眠 ……………… 96
睡眠援助 ……………… 98
睡眠時間 ……………… 96
睡眠と服薬 ……………… 97
睡眠日誌 ……………… 97
睡眠のアセスメント ……………… 96
睡眠のアセスメントツール ……………… 97
睡眠のための環境づくり ……………… 98
睡眠のための生活リズム ……………… 98
睡眠薬 ……………… 97, 110
スキン-テア ……………… 158, 160, 161
スクイージング ……………… 122
スタンダードプリコーション ……………… 54
スタンフォード眠気尺度 ……………… 97
スチームでの消毒 ……………… 56
ストーマ ……………… 142
ストーマ管理 ……………… 142
ストーマゲージ ……………… 142
ストーマ装具 ……………… 143
ストーマのトラブルの原因と対応 ……………… 143
スフィア基準 ……………… 202
スプリンギング ……………… 122
スプーン操作 ……………… 75
滑り止めマット ……………… 86
スライディングシート ……………… 92
図を用いた情報の統合 ……………… 28, 29

せ

生活からみるヘルスアセスメント ……………… 42
生活機能 ……………… 50
生活不活発病 ……………… 29, 76
生活リハビリテーション …… 50, 215
正義の原則 ……………… 20
清潔 ……………… 84
清潔間欠導尿 ……………… 139, 141
清潔ケア ……………… 86
清潔行為 ……………… 84
清潔のアセスメント ……………… 85
清潔の援助方法と自立支援 ……………… 85
清拭 ……………… 86

誠実の原則 ……………… 21
聖ジョージ呼吸器疾患質問票 …… 117
精神科訪問看護 ……………… 266
精神障害 ……………… 35, 37
精神障害者 ……………… 228
精神障害者保健福祉手帳 ……………… 252
脊髄損傷 ……………… 224
脊髄損傷者の排尿ケア ……………… 250
脊髄損傷者の排便ケア ……………… 250
咳による排痰 ……………… 121
咳の評価 ……………… 120
摂食嚥下機能評価 ……………… 70
摂食嚥下障害に関連したリスクマネジメント ……………… 76
摂食嚥下障害への食物形態選択 …… 75
摂食嚥下障害を有する人々への食事の支援 ……………… 70
摂食嚥下のプロセス ……………… 71
接触感染 ……………… 54, 55
絶食状態 ……………… 76
設置型酸素濃縮装置 ……………… 128, 129
セルフケアが困難な人の口腔ケアのポイント ……………… 87
セルフメディケーション …… 108, 180
セルフメディケーション税制 …… 108
善行の原則 ……………… 20
全身状態 ……………… 42
全人的苦痛 ……………… 176
セントジョンズワート ……………… 180
洗髪 ……………… 86
専門看護師 ……………… 107

そ

爪甲のケア ……………… 163
相談支援専門員 ……………… 224
足底装具 ……………… 165
足浴 ……………… 86, 162
ソーシャルキャピタル ……………… 108

た

体位排痰法 ……………… 120
体位保持クッション ……………… 91
退院支援 ……………… 18
退院支援看護師 ……………… 18, 247
退院調整 ……………… 18

退院前合同カンファレンス ………… 254
退院前の訪問指導 ………… 107
体温 ………… 45
体重 ………… 45
耐震シェルター ………… 192
大腸癌のステージ ………… 216
多剤併用 ………… 110
多職種チームのコミュニケーション
………… 34
打診 ………… 44
ダスク ………… 245
立ち上がり動作の観察 ………… 89
タッチケア ………… 180
タッチング ………… 180
脱毛 ………… 115
食べ続けるためのリスク管理 ……… 77
ターミナル期 ………… 216
ターミナル期に生じやすい身体症状
………… 255
ターミナル期に適した制度 ……… 61
ターミナル期の身体的な苦痛
………… 60
ターミナル期の輸液 ………… 63
ターミナルケア ………… 60
断続性ラ音 ………… 120

▶ち

地域活動支援センター ………… 252
地域ケア会議のメンバー ………… 247
地域生活支援事業 ………… 252
地域で生きる ………… 231
地域包括ケアシステムにおける健康危
機・災害対策 ………… 193
地域包括ケアシステムにおける災害対策
………… 193
地域包括支援センター ………… 50
蓄尿バッグ ……… 139, 140, 141
窒息 ………… 76
知的障害 ………… 35, 37
注意障害 ………… 254
忠誠の原則 ………… 21
中途障害者 ………… 224
聴覚障害 ………… 35
聴覚障害のある療養者の特徴と支援の
ポイント ………… 36

腸管 ………… 146
超高齢者 ………… 236
超高齢者における急性症状の対処
………… 254
超重症児 ………… 233
聴診 ………… 44
腸瘻 ………… 147
鎮痛薬 ………… 108
鎮痛薬使用の基本原則 ………… 178

▶つ

爪の切り方 ………… 163
爪白癬 ………… 163, 164
爪白癬の爪甲ケア ………… 164
爪用ゾンデ ………… 163

▶て

手上げ方式 ………… 192
低栄養 ………… 76
低栄養の評価 ………… 76
低活動膀胱 ………… 250
低血糖 ……… 151, 166, 169
低血糖の症状 ………… 167
低血糖の誘因 ………… 167
低酸素血症 ………… 135
テオフィリン ………… 110
摘便 ………… 82
笛様音 ………… 120
出口部感染 ………… 172
出口部ケア ………… 174
手すり ………… 49, 86
テトラサイクリン系薬 ………… 110
テレナーシング ………… 45
転倒 ………… 91
転倒・転落防止策 ………… 48
殿部洗浄 ………… 87

▶と

トイレの環境 ………… 83
トイレマーク ………… 84
トイレまでの経路 ………… 83
トイレ用手すり ………… 53
統合失調症 ………… 228
同行訪問 ………… 21
動作の観察 ………… 89

動作を安定させる工夫 ………… 90
透析液バッグの接続・交換 ………… 173
透析液バッグの保管・管理 ………… 174
透析効率 ………… 171
疼痛 ………… 176
疼痛管理 ………… 175
疼痛緩和薬の投与経路の変更 ……… 178
疼痛コントロール ………… 216
疼痛の種類 ………… 176
糖尿病 ……… 165, 204
糖尿病足病変 ……… 159, 244
糖尿病患者用IDカード ………… 169
糖尿病神経障害 ………… 244
糖尿病の合併症 ………… 166
糖尿病の自己管理ノート ………… 167
糖尿病の薬物療法 ………… 205
透明文字盤 ………… 37
特定認定看護師 ………… 107
特別訪問看護指示書 ……… 57, 254
徒手筋力テスト ………… 89
トリアゾラム ………… 110
ドレッシング材 ………… 158

▶な

中敷き ……… 162, 164

▶に

日常生活動作 ………… 245
ニトログリセリン ………… 110
入退院支援加算 ………… 18
入浴 ………… 86
入浴時の生活リハビリテーション
………… 52
尿失禁 ………… 80
尿失禁の予防と援助 ………… 81
尿道下裂 ………… 138
尿道損傷 ………… 138
尿道皮膚瘻 ………… 138
尿閉への対処 ………… 81
尿漏れ ………… 138
尿路感染症 ………… 138
尿路感染発生経路 ………… 138
認知行動療法を応用したリハビリテー
ション ………… 53
認知症 ……… 35, 37, 210

認知症カフェ ……………………… 211
認知症サポーター ………………… 211
認知症地域支援推進員 …………… 211
認知症の行方不明者 ……………… 210
認知症療養者の訪問看護計画 …… 246
認知症老人徘徊感知器 …………… 210
認定看護師 ………………………… 107

▶ ね

ネウボラ …………………………… 256
捻髪音 ……………………………… 120

▶ の

脳梗塞 ………………………… 213, 265
脳性麻痺 …………………………… 242

▶ は

排泄 ………………………………… 78
排泄援助 …………………………… 80
排泄環境の整備 …………………… 83
排泄障害 …………………………… 79
排泄のアセスメント …………… 78, 79
排泄の生活リハビリテーション … 53
排泄補助用具 ……………………… 84
バイタルサイン …………………… 43
バイタルサインの測定 …………… 44
排痰ケア …………………………… 117
排痰ケアで生じやすい合併症・トラブル
 …………………………………… 123
排痰体位 …………………………… 121
排尿ケア …………………………… 137
排尿困難 …………………………… 80
排尿日誌 ………………………… 79, 80
排尿誘導 …………………………… 81
肺の位置 …………………………… 119
肺のランドマークポイント ……… 118
排便障害 ………………………… 79, 80
排便障害への援助 ………………… 81
排便日誌 ………………………… 79, 80
排便の援助 ………………………… 83
廃用症候群 ……………………… 29, 76
パーキンソン病 …………………… 206
パーキンソン病の治療薬 ………… 208
バスボード ………………………… 86
バーセルインデックス …………… 245

発達障害 ……………………… 35, 37
ハフィング ………………………… 122
パフォーマンスステータス ……… 113
バリアフリー ……………………… 25
パルスオキシメーター …………… 128
半固形化栄養剤 …………………… 148
半側空間無視 ……………………… 248
パンデミック ……………………… 188
反復唾液嚥下テスト ……………… 70

▶ ひ

皮下埋め込み式 …………………… 152
皮下埋め込み式中心静脈ポート
 …………………………………… 153
東日本大震災 ……………………… 200
ピークフローメーター …………… 120
非侵襲的陽圧換気療法 …………… 132
ビスホスホネート製剤 …………… 108
悲嘆のプロセス …………………… 248
ピッツバーグ睡眠質問票 ………… 97
ビデオ嚥下内視鏡検査 …………… 70
ヒートショック …………………… 46
避難行動要支援者 ………………… 189
避難行動要支援者名簿
 ………………………… 190, 192, 193
皮膚 ………………………………… 45
被嚢性腹膜硬化症 ………………… 172
皮膚のアセスメント ……………… 86
皮膚・排泄ケア認定看護師 … 144, 159
皮膚保護剤 ………………………… 144
飛沫感染 ………………………… 54, 55
ヒューバー針 ………………… 152, 155
評価の項目 ………………………… 30
標準予防策 ………………………… 54
頻尿 ………………………………… 80
頻便 ………………………………… 80

▶ ふ

ファインクラックル …………… 119, 120
フィジカルアセスメント
 ……………………………… 23, 24, 25
フィジカルイグザミネーション
 ………………………… 23, 24, 43, 44
フォーリーカテーテル …………… 139
深爪 ………………………………… 163

副雑音の分類 ……………………… 120
副作用への対応 …………………… 115
腹式呼吸 ………………………… 95, 96
福祉避難所 ………………………… 193
福祉用具 ………………………… 49, 53
福祉用具導入の観点 ……………… 49
腹膜透析 …………………………… 171
服薬カレンダー …………………… 110
服薬管理 …………………………… 110
服薬支援機器 ……………………… 112
服薬補助製品 ……………………… 111
服薬ボックス ……………………… 110
服用のタイミング ………………… 110
不顕性誤嚥 ………………………… 76
不審死 ……………………………… 21
プッシュアップ ………………… 226, 250
フットケア ……………………… 159, 164
フットケア指導士 ………………… 165
フードテスト ……………………… 70
部分浴 ……………………………… 86
フラッシュグルコースモニタリング
 …………………………………… 45, 168
ブレーデンスケール ……………… 156

▶ へ

平均睡眠時間 ……………………… 96
ヘルスアセスメント
 ……………………… 23, 24, 25, 41
ヘルスアセスメントの視点 ……… 24
便失禁 ……………………………… 80
便失禁の予防と援助 ……………… 82
胼胝 ………………………………… 162
便秘 ………………………………… 80
便秘の予防と援助 ………………… 81

▶ ほ

放課後等デイサービス …………… 236
膀胱結石 …………………………… 138
膀胱刺激症状 ……………………… 138
膀胱洗浄 ………………………… 138, 140
膀胱留置カテーテル …… 137, 141, 250
膀胱留置カテーテル管理 ………… 139
膀胱留置カテーテルの合併症と対応
 …………………………………… 138
膀胱瘻 ……………………………… 250

防災教育 ················· 195
防災訓練 ················· 192
防災対策の指導 ············ 244
放射線治療に関するケア ······ 216
放射線療法 ··············· 117
訪問学級 ················· 253
訪問看護事業所における災害時の事業継
　続計画 ················· 195
訪問看護事業所のBCPの内容・視点
　···················· 197
訪問看護・指導体制充実加算 ··· 107
訪問看護師による健康危機・災害時対応
　···················· 194
訪問看護ステーションの災害対策・対応
　···················· 194
訪問看護導入時の療養者と家族 ··· 18
訪問看護における医療保険と介護保険の
　調整 ············· 265，266
訪問看護における災害別の特徴と対応
　···················· 197
訪問看護の対象 ············· 18
訪問時の必要物品 ············ 20
訪問の順序 ················ 21
訪問の手順 ················ 19
訪問薬剤管理指導 ··········· 112
補完代替療法 ·········· 180，249
補完代替療法の分類 ········· 180
保健所 ·················· 188
歩行 ··················· 88
歩行の評価 ················ 88
捕食介助 ················· 75
補聴器 ·················· 36
ポート式 ················· 152
ポートへの穿刺と薬液の注入方法
　···················· 153
ポートを装着しての入浴 ······ 155
ポリファーマシー ··········· 110

ま

マインドフルネス ··········· 180
巻き爪 ·············· 163，164
マッサージ ··············· 180
末梢静脈栄養法 ············ 150
末梢神経障害 ·············· 115
マットレス ················ 91

間取り図 ·················· 46
マナー ·············· 263，264
麻薬の紛失や盗難 ··········· 179
マルトリートメント ·········· 242
慢性呼吸不全 ·············· 132
慢性腎臓病ステージによる食事療法基準
　···················· 174
慢性閉塞性肺疾患 ······· 130，132

み

ミキサー食 ··············· 148
看取り ··················· 63
看取りの援助と調整 ··········· 61
脈拍に関する情報収集項目 ······ 44

む

無害の原則 ················ 20
六つの倫理 ················ 21

め

メディカルソーシャルワーカー ··· 108

も

問診 ·············· 24，43，44

や

薬液消毒 ················· 56
薬剤の種類 ··············· 109
薬剤の相互作用 ········· 108，110
薬剤の保管上の留意点 ········ 109
薬物療法 ················· 108
薬物療法に関するトラブル ····· 111

ゆ

輸液 ··················· 63
輸液管理 ················· 150
輸液管理方法の利点・欠点 ····· 152
輸液注入法の選択 ··········· 153
ユニバーサルデザイン ········· 50
ユニバーサルトイレ ··········· 84
ユマニチュード ············· 38

よ

浴室の環境整備 ············· 86
浴槽移動用手すり ············ 86

ら

ラ音の分類 ··············· 120
ラップ療法 ··············· 158

り

リスクマネジメント ······ 21，106
リハビリテーション ··········· 67
リフト機器 ··············· 92
リポハイパートロフィー ······· 166
療育センター ·············· 232
療養環境が引き起こす障害の予防
　····················· 46
療養危機的状況 ············ 218
療養方針の明確化 ············ 19
臨死期のケア ·············· 249
鱗屑 ·················· 160
倫理 ··················· 20

れ

レジメン ················· 114
レジリエンス ··············· 25
レスキュー・ドーズの投与方法
　···················· 179
レスキュー薬 ·············· 179
レスパイトケア ············· 245
レッグバッグ ·············· 140
レデューサー ·········· 162，163
連続携行式腹膜透析 ········· 171
連続性ラ音 ··············· 120

ろ

老研式活動能力指標 ········· 245
老衰死 ·················· 63
老衰による機能低下 ··········· 63
老老介護 ················· 206
ロボット技術開発がもたらす在宅療養支
　援の未来 ················ 67
ロンカイ ············· 118，120

わ

ワクチン ················· 54
ワルファリン ·········· 108，110

表紙デザイン：株式会社金木犀舎

本文デザイン・組版：クニメディア株式会社

図版・イラスト：有限会社デザインスタジオEX
清水みどり，八代映子

ナーシング・グラフィカの内容に関する「更新情報・正誤表」「看護師国家試験出題基準対照表」は下記のウェブページでご覧いただくことができます。

更新情報・正誤表
https://store.medica.co.jp/n-graphicus.html
教科書のタイトルをクリックするとご覧いただけます．

看護師国家試験出題基準対照表
https://ml.medica.co.jp/rapport/#tests

ナーシング・グラフィカ 地域・在宅看護論②

在宅療養を支える技術

2018年1月5日発行　第1版第1刷
2022年1月20日発行　第2版第1刷©
2024年1月20日発行　第2版第3刷

編　者　臺 有桂　石田 千絵　山下 留理子
発行者　長谷川 翔
発行所　株式会社メディカ出版
　　　　〒532-8588
　　　　大阪市淀川区宮原3－4－30
　　　　ニッセイ新大阪ビル16F
　　　　電話　06-6398-5045（編集）
　　　　　　　0120-276-115（お客様センター）
　　　　https://store.medica.co.jp/n-graphicus.html
印刷・製本　株式会社広済堂ネクスト

デジタル看護教科書®
DIGITAL
NURSINGRAPHICUS

デジタル ナーシング・グラフィカ

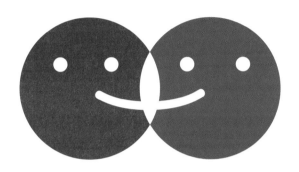

観る
動画がオフラインで
さくさく再生！

読む
いつもの本を
読むように！

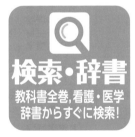

検索・辞書
教科書全巻,看護・医学
辞書からすぐに検索！

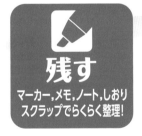

残す
マーカー,メモ,ノート,しおり
スクラップでらくらく整理！

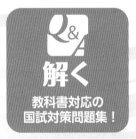

解く
教科書対応の
国試対策問題集！

きっとあなたを新しい知の世界へいざないます

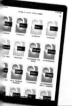

for iPad ／ for Windows

iPad 版と Windows 版は別商品です．ご注文の際はそれぞれご指定ください．

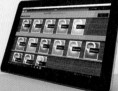

「ナーシング・グラフィカ」で学ぶ、自信

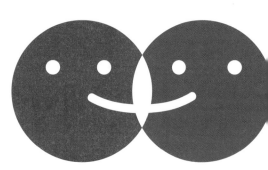

看護学の新スタンダード
NURSINGGRAPHICUS

独自の視点で構成する「これからの看護師」を育てるテキスト

人体の構造と機能	① 解剖生理学 ② 臨床生化学
疾病の成り立ちと回復の促進	① 病態生理学 ② 臨床薬理学 ③ 臨床微生物・医動物 ④ 臨床栄養学
健康支援と社会保障	① 健康と社会・生活 ② 公衆衛生 ③ 社会福祉と社会保障 ④ 看護をめぐる法と制度
基礎看護学	① 看護学概論 ② 基礎看護技術Ⅰ 　コミュニケーション／看護の展開／ヘルスアセスメント ③ 基礎看護技術Ⅱ 　看護実践のための援助技術 ④ 看護研究 ⑤ 臨床看護総論
地域・在宅看護論	① 地域療養を支えるケア ② 在宅療養を支える技術
成人看護学	① 成人看護学概論 ② 健康危機状況／セルフケアの再獲得 ③ セルフマネジメント ④ 周術期看護 ⑤ リハビリテーション看護 ⑥ 緩和ケア

老年看護学	① 高齢者の健康と障害 ② 高齢者看護の実践
小児看護学	① 小児の発達と看護 ② 小児看護技術 ③ 小児の疾患と看護
母性看護学	① 概論・リプロダクティブヘルスと看護 ② 母性看護の実践 ③ 母性看護技術
精神看護学	① 情緒発達と精神看護の基本 ② 精神障害と看護の実践
看護の統合と実践	① 看護管理 ② 医療安全 ③ 災害看護
疾患と看護 NURSINGGRAPHICUS EX	① 呼吸器 ② 循環器 ③ 消化器 ④ 血液／アレルギー・膠原病／感染症 ⑤ 脳・神経 ⑥ 眼／耳鼻咽喉／歯・口腔／皮膚 ⑦ 運動器 ⑧ 腎／泌尿器／内分泌・代謝 ⑨ 女性生殖器

グラフィカ編集部SNS
@nsgraphicus_mc
ぜひチェックしてみてください！

X(旧Twitter)

Instagram

最新情報はこちら▶▶▶ ●「ナーシング・グラフィカ」オフィシャルサイト●
https://store.medica.co.jp/n-graphicus.html